ବ୍ଲଡ ପ୍ରେ___ ____
ପାଇଁ
201 ଟିପ୍ସ

ଡା. ବିମଲ ଛାଜେଡ

ଡାୟମଣ୍ଡ ବୁକ୍ସ
www.diamondbook.in

ISBN :

ପ୍ରକାଶକ : ଡାୟମଣ୍ଡ ପକେଟ ବୁକ୍ସ (ପ୍ରାଃ) ଲି.
X- 30 , ଓଖଲା, ଇଣ୍ଡଷ୍ଟ୍ରିୟଲ ଏରିଆ, ଫେଜ-II
ନୂଆଦିଲ୍ଲୀ - 110020
ଫୋନ୍ : 011- 40712200
ଇ-ମେଲ : sales@dpb.in
ୱେବସାଇଟ : www.diamondbook.in
ସଂସ୍କରଣ : 2019

ବ୍ଲଡପ୍ରେସର ରୋଗୀଙ୍କ ପାଇଁ 201 ଟିପ୍ସ

Bloodpressure Roginka Paain 201 Tips

By : ଡା. ବିମଲ ଛାଜେଡ

ପରିଚୟ

ମେଡିକାଲ ସମୁଦାୟରେ ଉଚ୍ଚ ରକ୍ତଚାପ (ହାଇବ୍ଲଡପ୍ରେସର) କୁ 'ହାଇପରଟେସନ' ନାମରେ ଜଣାଯାଏ ଯାହାକି କୌଣସି ଧୀମା ମୃତ୍ୟୁଠାରୁ କମ୍ ନୁହେଁ। ବର୍ତ୍ତମାନ ଭାରତରେ ଅନୁମାନତଃ 5 କୋଟି ଲୋକ ହାଇପରଟେନସନ ଦ୍ୱାରା ଗ୍ରସ୍ତ । 120/80 mmHg ରୁ 150/100 mm Hg କୁ ବୃଦ୍ଧି ଆମ ଜୀବନ କାଳକୁ 11.5 ବର୍ଷ ପର୍ଯ୍ୟନ୍ତ କମାଇ ଦିଏ । ଉଚ୍ଚ ରକ୍ତଚାପ ଦ୍ୱାରା ପକ୍ଷାଘାତର ବିପଦ 20 % ପର୍ଯ୍ୟନ୍ତ ଓ ଧମନୀ ରୋଗର ବିପଦ 15% ପର୍ଯ୍ୟନ୍ତ ବଢ଼ିଯାଏ ।

ହାଇପରଟେଶନର ଅନେକ କାରଣ ଅଛି । ଏହା ଅଧିକ ଓଜନ, ଖାଦ୍ୟପେୟର ଭୁଲ ଅଭ୍ୟାସ (ଲୁଣ ଯୁକ୍ତ ଆହାର, କାଲସିୟମର କମ୍ ମାତ୍ରା ନେବା, ଉଚ୍ଚ ଚର୍ବିଯୁକ୍ତ ଆହାର) , ଉତ୍ତେଜନା, ମନୋବୈଜ୍ଞାନିକ କାରକ ଓ ଶାରୀରିକ ଗତିବିଧି ର କମ୍ ଆଦି କାରଣରୁ ହୋଇଥାଏ । ଯଦି ରକ୍ତଚାପ ରୋଗୀକୁ ଧୂମପାନ ଅଭ୍ୟାସ ହୋଇଯାଏ । ତେବେ ହାର୍ଟ ଆଟାକର ବିପଦ ବଢ଼ିଯାଏ । ଉତ୍ତେଜନା ରକ୍ତଚାପର ସବୁଠାରୁ ମହତ୍ତ୍ୱପୂର୍ଣ୍ଣ କାରଣ ଅଟେ ତଥା ରୋଗ ପାଇଁ 50% ପର୍ଯ୍ୟନ୍ତ ଉତ୍ତରଦାୟୀ ଅଟେ ।

ହାଇପର ଟେନଶନ ଏକ ମାରକ ରୋଗ ଅଟେ ଯାହା ଧୀରେ ଧୀରେ ମାରେ । ଏହା ହୃଦୟର ବାଧାବିଘ୍ନ , ହୃଦାଘାତର ଆଶଙ୍କା ଓ ଫେଲ ହେବାର କାରଣ ହୁଏ । ଏଥିରେ ପକ୍ଷାଘାତ ହୋଇପାରେ, ଅଚାନକ ମୃତ୍ୟୁ ହୋଇପାରେ, ମସ୍ତିକ କ୍ଷତିଗ୍ରସ୍ତ ହୋଇପାରେ ତଥା ସ୍ମରଣଶକ୍ତି ବି ଚାଲି ଯାଇପାରେ । ଆଖିରୁ ରକ୍ତ ବାହାରେ ତଥା ରୋଗୀ ଅନ୍ଧ ହୋଇପାରେ । ଶରୀରର ଅନ୍ୟ ଭାଗ ବି ନଷ୍ଟ ହୋଇପାରେ ।

ପ୍ରାୟତଃ ହାଇପରଟେନଶନ ମାମଲାର ସନ୍ଧାନ ଜଣାପଡେ ନାହିଁ । କାରଣ ଏହାର କୌଣସି ଲକ୍ଷଣ ସାମନାକୁ ଆସେ ନାହିଁ । ସାଧାରଣ ଯାଞ୍ଚ ବେଳେ ଡାକ୍ତରଙ୍କୁ ଏହାର ସନ୍ଧାନ ମିଳେ । ସନ୍ଧାନ ମିଳିବା ପରେ ବି ରୋଗୀ ଚିକିତ୍ସା କରାଏ ନାହିଁ କିମ୍ବା ଅଧା ଅଧି ଚିକିତ୍ସା କରାଏ । "ହାଇପରଟେସନର 50% ରୋଗୀଙ୍କ ରୋଗର ସନ୍ଧାନ ମିଳେ ନାହିଁ, ସେଥିରୁ 50% ରୋଗୀ ଚିକିତ୍ସା କରାନ୍ତି ନାହିଁ । ଯେଉଁମାନେ ଚିକିତ୍ସିତ ହୁଅନ୍ତି ସେମାନଙ୍କ ମଧ୍ୟରୁ ପୂରା 50% ଚିକିତ୍ସା କରାନ୍ତି ନାହିଁ । ଏହା ଏକ ଭଲ ସନ୍ଦେଶ ଯେ ଉଚ୍ଚ ରକ୍ତଚାପକୁ ସହଜରେ ବିନା ବ୍ୟସ୍ତତାରେ କିଛି ସେକେଣ୍ଡ ମଧ୍ୟରେ ମପାଯାଇ ପାରିବ । ଏହାକୁ ଶିକ୍ଷାକରି ହୁଏ । ସମସ୍ତ ରୋଗୀଙ୍କ 60% ଜୀବନଶୈଳୀ ଦ୍ୱାରା ସୁଧାରି ହୁଏ । ଅବଶିଷ୍ଟ 40% ଙ୍କୁ ଔଷଧ ଦେଖା

ଦେବାକୁ ପଡେ । ତେବେ ଯାଇ ଏହି ରୋଗ ଆୟତ୍ତକୁ ଆସେ । ଜୀବନଶୈଳୀରେ ସୁଧାର ନ ଆଣି ମଧ୍ୟ ଔଷଧ ନିଜର କମାଲ ଦେଖାଇ ପାରେ ।

ଆଜିକାଲି ଜୀବନ ଉତ୍ତେଜନା ଏବଂ ଚାପରେ ଭରପୂର । ଏପରିକି ଯୁବା ସ୍ତ୍ରୀ -ପୁରୁଷ ବି ଏହି ବିପଦ ଭିତରକୁ ଚାଲି ଆସୁଛନ୍ତି । ସମସ୍ତ ଆରାମ ଦାୟକ ଜୀବନଶୈଳୀ ସହିତ ଗଭୀର ଚାପରେ ବଞ୍ଚି ରହିଛନ୍ତି । 25 ବର୍ଷରୁ ଅଧିକ ଆୟୁର ପ୍ରତ୍ୟେକ ବ୍ୟକ୍ତିଙ୍କୁ ନିୟମିତ ଜାଞ୍ଚ କରିବା ଦରକାର । ମନେ ରଖନ୍ତୁ ସାମାନ୍ୟ ରକ୍ତ ଚାପ 120-80 ରୁ ଅଧିକ ହେବା ଉଚିତ ନୁହେଁ । ଯଦି 3 ଥର ଜାଞ୍ଚ କଲାପରେ 130-85 mmHg ରୁ ଅଧିକ ତେବେ ଚିକିତ୍ସା ଆରମ୍ଭ କରିବା ଉଚିତ ।

ଉଚ୍ଚ ରକ୍ତଚାପ ପାଇଁ ବିଶେଷ ଭାବରେ ଲେଖା ଯାଇଥିବା ଏହି ପୁସ୍ତକରେ ମୁଁ ଶରୀର ଉପରେ ରୋଗର ପ୍ରଭାବ ବତାଇଛି ତଥା ଏହା ବତାଇବାର ଚେଷ୍ଟା କରିଛି ଯେ ଏହି ଘାତକ ରୋଗରେ କିପରି ମୁକ୍ତି ପାଇବେ । ମୁଁ ଔଷଧ ବିନା ଚିକିତ୍ସାର ପରାମର୍ଶ ନେବି ଯଦ୍ୱାରା ଦୀର୍ଘ ସମୟ ପାଇଁ ଔଷଧ ଖାଇବାକୁ ପଡିବ ନାହିଁ । ଆପଣଙ୍କ ଉତ୍ତେଜନା ଉପରେ କାବୁ ପାଇଁ ଜୀବନଶୈଳୀରେ ସୁଧାର କରିବାକୁ ହେବ । ଆହାରରେ ସଂଯମତା ରକ୍ଷା କରିବାକୁ ହେବ, ଯୋଗ ଓ ବ୍ୟାୟାମ ଦ୍ୱାରା ଅତିରିକ୍ତ ଓଜନ କମାଇବାକୁ ହେବ ।

ଏହି ପୁସ୍ତକ ଏଥିପାଇଁ ମହତ୍ତ୍ୱ ରଖେ ଯେ ଭାରତରେ କୋଟି କୋଟି ଉଚ୍ଚରକ୍ତଚାପ ରୋଗୀ ଜାଣନ୍ତି ନାହିଁ ଯେ ସେମାନେ ଏ ବିଷୟରେ ପ୍ରଶିକ୍ଷିତ ହେବାର ସମୟ ନାହିଁ । ହୃଦୟ ରୋଗ ବିଶେଷଜ୍ଞ ରୋଗୀଙ୍କ ପାଇଁ ଆଗ୍ରହ ପ୍ରକାଶ କରନ୍ତି ନାହିଁ ଯେଉଁମାନେ ନିଜର ବି.ପି. ଉପରେ ପାଇବାକୁ ଚାହାନ୍ତି । ସେମାନେ ବାଇପାସ୍ ସର୍ଜରୀ, ଏଞ୍ଜିଓପ୍ଲାଷ୍ଟି କିମ୍ବା ହାର୍ଟ ଆଟାକ ରୋଗୀଙ୍କ ଉପରେ ଅଧିକ ଧ୍ୟାନ ଦିଅନ୍ତି । କାରଣ ସ୍ୱରୂପ ଉଚ୍ଚ ରକ୍ତଚାପ ରୋଗୀଙ୍କୁ ପୂରା ଚିକିତ୍ସା ମିଳେ ନାହିଁ କିମ୍ବା ସେମାନେ କେବଳ ଔଷଧ ହିଁ ନିଅନ୍ତି । ଏହି ପୁସ୍ତକ ଏହି ସଂପର୍କରେ ସଂପୂର୍ଣ୍ଣ ଅଭିଜ୍ଞତା ଦେବ, ଯାହା ସାହାଯ୍ୟରେ ଉଚ୍ଚ ରକ୍ତଚାପ ରୋଗୀ ନିଜର ଜିଜ୍ଞାସା ଶାନ୍ତ କରି ପାରିବେ ।

- ଲେଖକ

ଲେଖକଙ୍କ ବିଷୟରେ

ଡା. ବିମଳ ଛାଜେଡ , ଏମ.ଡି. ଜଣେ ଜଣାଶୁଣା ହୃଦୟରୋଗ ବିଶେଷଜ୍ଞ ଅଟନ୍ତି । ସେ ଭାରତରେ ହୃଦୟର ଉପଯୁକ୍ତ ଦେଖାରଖାଁ ଓ ଚିକିତ୍ସା ସହିତ ଜଡିତ ସାଓଲ (Saaol) ହୃଦୟ ଅଭିଯାନ ବିକଶିତ କରିଛନ୍ତି । ଏହି ଅଭିଯାନରେ ହୃଦୟକୁ ଅପରେସନ ବିନା ଚିକିତ୍ସା କରାଯାଏ । ଡାକ୍ତର ଛାଡେଜଙ୍କ ଜନ୍ମ 1961 ରେ ଏକ ଜୈନ ପରିବାରରେ ହୋଇଥିଲା । ତାଙ୍କର ଜନ୍ମ ରାଜସ୍ଥାନରେ କିନ୍ତୁ ପାଳନପୋଷଣ କଲିକତାରେ ହୋଇଥିଲା । ସେ 1986 ରେ କୋଲକାତାର ଆର.ଜୀ. କାର ମେଡିକାଲ କଲେଜରେ ଏମ.ବି.ବି.ଏସ. ଡିଗ୍ରୀ ନେଲେ । ସେ ହୃଦୟ ରୋଗ ଚିକିତ୍ସା ପାଇଁ କଳା ଏବଂ ବିଜ୍ଞାନ ସହିତ ଜଡିତ ଯଥା ସମ୍ଭବ ଉପାୟର ବିକାଶ କଲେ । ଏହି ଉପାୟ ବଳରେ ଆଜି ହଜାର ହଜାର ହୃଦୟ ରୋଗୀ ବାଇପାସ ସର୍ଜରୀ ତଥା ଏଞ୍ଜିଓପ୍ଲାଷ୍ଟି ବିନା ନିଜର ଚିକିତ୍ସା କରିବାରେ ସଫଳ ହେଉଛନ୍ତି ।

25 ବର୍ଷ ବୟସରେ ସେ କୋଲକାତାରୁ ଦିଲ୍ଲୀ ଆସିଲେ । ସେ ନୂଆ ଦିଲ୍ଲୀର ଡା. ରାମ ମନୋହର ଲୋୟିୟା ହସ୍ପିଟାଲର କାର୍ଡିଓଲୋଜୀ ବିଭାଗରେ କାମ କରିବାକୁ ଲାଗିଲେ । ପୁଣି ସେ ଲଖନଉର କିଙ୍ଗ ଜର୍ଜ ମେଡିକାଲ କଲେଜରେ ଏମ.ଡି. ପୂରା କଲେ ସେଠାରେ ସେ ହୃଦୟ ରୋଗୀଙ୍କ ଚିକିତ୍ସା ସହିତ ଜଡିତ ଶୋଧ ଅଧ୍ୟୟନ ବି କଲେ ।

ସେ ଅଖିଳ ଭାରତୀୟ ଆୟୁର୍ବିଜ୍ଞାନ ସଂସ୍ଥାନ (AIMS) ରେ ପ୍ରଫେସର ରୂପେ ଛଅ ବର୍ଷ ପର୍ଯ୍ୟନ୍ତ କାମ କରି ଏହି ଅଭିଯାନକୁ ବିକଶିତ କଲେ । ସେ ଯୋଗ ପ୍ରଶିକ୍ଷଣ ବି ନେଲେ । ସେ ଏକାଦଶ ଆଣ୍ଟାର୍କଟିକା ଅଭିଯାନରେ ଆୟୁର୍ବିଜ୍ଞାନ ସଂସ୍ଥାନର ପ୍ରତିନିଧିତ୍ୱ ବି କରିଥିଲେ ।

ସେହି ସମୟରେ ସେ ଡା. ଜୀନ ଓରନିଶଙ୍କ ଠାରୁ ପ୍ରଶିକ୍ଷଣ ବି ନେଲେ । ଯିଏ ୟୁ.ଏସ.ଏ.ରେ ଜୀବନଶୈଳୀ ଚିକିତ୍ସାର ନେତୃତ୍ୱ କଲେ ତଥା ଜୀବନଶୈଳୀରେ ସୁଧାର ବଳ ଉପରେ ହୃଦୟ ରୋଗରେ ସୁଧାର କଲେ । ଡା. ଛାଜେଡଙ୍କ କ୍ଲିନିକ ମୁମ୍ବଇ, କୋଲକାତା , ଜୟପୁର, ଜୋଧପୁର, ବାଙ୍ଗାଲୋର ଓ ହାଇଦରାବାଦରେ ଅଛି । ତାର ମୁଖ୍ୟାଳୟ ନୂଆଦିଲ୍ଲୀ, ଲାଜପତ ନଗରର ବିକ୍ରମ ବିହାରରେ ଅଟେ ।

ସେ ପୂର୍ବ ପନ୍ଦର ବର୍ଷରେ ପୂରା ଭାରତ ତଥା ବିଶ୍ୱର ଅନେକ ଭାଗରେ ନିଜର ଭାଷଣ ତଥା ବ୍ୟାଖ୍ୟାନ ଦ୍ୱାରା ହୃଦୟରୋଗ ବିଷୟରେ ସତର୍କତା ପ୍ରଚାର କରୁଛନ୍ତି । ସେ ଅନେକ ପୁସ୍ତକ ବି ଲେଖିଛନ୍ତି :-

1. ହୃଦୟ ରୋଗ ନିମନ୍ତ୍ରଣର ପାଞ୍ଚ ସହଜ ପ୍ରଣାଳୀ
2. ହୃଦୟ ରୋଗ ନିୟନ୍ତ୍ରଣ ପାଇଁ ଭୋଜନ
3. ହୃଦୟ ରୋଗରୁ ମୁକ୍ତି
4. ହୃଦୟ ରୋଗକୁ ଚିହ୍ନନ୍ତୁ

5. ହୃଦୟ ରୋଗର ସାମାନ୍ୟ ଅଭିଜ୍ଞତା
6. ଜୀରୋ ଅଏଲ କୁକ୍ ବୁକ୍ (ହିନ୍ଦୀ ତଥା ଇଂରାଜୀ)
7. ଜୀରୋ ଅଏଲ ସାଉଥ ଇଣ୍ଡିଆନ କୁକ୍ ବୁକ୍ (ହିନ୍ଦୀ ତଥା ଇଂରାଜୀ)
8. ଜୀରୋ ଅଏଲ ନମକୀନ ବୁକ୍ (ହିନ୍ଦୀ ଓ ଇଂରାଜୀ)
9. ଜୀରୋ ଅଏଲ ସ୍ୱୀଟ ବୁକ୍ (ହିନ୍ଦୀ ଓ ଇଂରାଜୀ)
10. ହୃଦୟ ରୋଗୀଙ୍କ ପାଇଁ 201 ଆହାର ଟିପ୍ସ (ହିନ୍ଦୀ ତଥା ଇଂରାଜୀ)
11. ମେଦବହୁଳତାରୁ ମୁକ୍ତି ପାଇଁ 201 ଟିପ୍ସ(ହିନ୍ଦୀ ତଥା ଇଂରାଜୀ)
12. ଏ କମ୍ପ୍ଲିଟ ଗାଇଡ ଟୁ ଷ୍ଟ୍ରେସ ମ୍ୟାନେଜମେଣ୍ଟ
13. ଏ କମ୍ପ୍ଲିଟ ମିଲ ଉଇଦାଉଟ ଅଏଲ (ହିନ୍ଦୀ ତଥା ଇଂରାଜୀ)
14. ମଧୁମେହ ରୋଗୀଙ୍କ ପାଇଁ 201 ଟିପ୍ସ
15. ଜୀରୋ ଅଏଲ 151 ସ୍ନାକ୍ସ
16. ହେଲଥ ଇନ୍ ଇୟୋର ହ୍ୟାଣ୍ଡ (ବିଭିନ୍ନ ରୋଗ ଉପରେ ବାର ପୁସ୍ତକର ଶୃଙ୍ଖଳା)
17. ଲର୍ଣ୍ଣ ହ୍ରାସ ଟୁ ରିଭର୍ସ ହାର୍ଟ ଡିଜୀଜ
18. ଏ କମ୍ପ୍ଲିଟ ଗାଇଡ ମ୍ୟାନେଜିଂ ଷ୍ଟ୍ରେସ

ଆଜି 'ସାଓଲ ହୃଦୟ କାର୍ଯ୍ୟକ୍ରମ' ହୃଦୟ ରୋଗ ଉପରେ ନିୟନ୍ତ୍ରଣ ପାଇବା ପାଇଁ ଅଧିକ ପ୍ରସିଦ୍ଧି ପାଇ ସାରିଛି -ଯେଉଁଠି ରୋଗୀମାନଙ୍କୁ ଏଲୋପାଥୀ ଔଷଧ ବ୍ୟତୀତ ସେବା, ଯୋଗ , ଧ୍ୟାନ, ଜୀରୋ ଅଏଲ କୁକିଙ୍ଗ, ଉତ୍ତେଜନା ପ୍ରବନ୍ଧନ, ବ୍ୟାୟାମ ଓ ମେଡିକାଲ ନିପୁଣତାର ବି ପ୍ରଶିକ୍ଷଣ ଦିଆଯାଉଛି ।

ସେ ଏକ ମାସିକ ପତ୍ରିକା 'ସାଓଲ ଟାଇମ୍ସ' ବି ବାହାର କରୁଛନ୍ତି, ଯେଉଁଥିରେ ହୃଦୟ ସମ୍ବନ୍ଧିତ ବିଷୟ ଜଡିତ ଅଛି । ଏବେ 'ସାଓଲ ସମାଚାର' (ହିନ୍ଦୀ) ବି ଉପଲବ୍ଧ ଅଟେ । ସମାଚାର ପତ୍ର ତଥା ପତ୍ରିକା ମାନଙ୍କରେ ତାଙ୍କର ଏହି ସାଓଲ ହୃଦୟ ଅଭିଯାନ ବିଷୟରେ 1000ରୁ ଅଧିକ ଲେଖା ପ୍ରକାଶିତ ହୋଇ କରାଯାଇଛି । ସେ ଯଥା ସମ୍ଭବ ସ୍ୱାସ୍ଥ୍ୟ ବିଷୟ ଉପରେ ସି.ଡି. ଓ ଡି.ଭି.ଡି. ବି ବାହାର କରିଛନ୍ତି ।

ଡା. ଛାଜେଡ ଆୟୁର୍ବିଜ୍ଞାନ ସଂସ୍ଥାନ ସହିତ ମିଶି 'ଜୀବନଶୈଳୀ ଏବଂ ହୃଦୟ' ନାମକ ବିଷୟ ଉପରେ "ଇଣ୍ଡିଆ ହେବିଟେଟ ସେଣ୍ଟର" ରେ ନଭେମ୍ବର ୧୯୯୯ରେ "ଜୀବନ ଶୈଳୀ ଓ ସ୍ୱାସ୍ଥ୍ୟ" ନାମକ ବିଷୟ ଉପରେ ଇଣ୍ଡିଆ ହେବିଟେଟ ସେଣ୍ଟରରେ ଦ୍ୱିତୀୟ ଆୟୋଜନ କରିଛନ୍ତି ।

ସେ ବର୍ତ୍ତମାନ ପର୍ଯ୍ୟନ୍ତ 12000ରୁ ଅଧିକ ହୃଦୟ ରୋଗୀଙ୍କର ବିନା ଅପରେଶନରେ ଚିକିତ୍ସା କରିସାରିଛନ୍ତି । ସେ ଭାରତର ଭୂତପୂର୍ବ ରାଷ୍ଟ୍ରପତି ସ୍ୱର୍ଗୀୟ ଶ୍ରୀ ଶଙ୍କର ଦୟାଲ ଶର୍ମାଙ୍କ ଚିକିତ୍ସା କରିଥିଲେ । ଭୂତପୂର୍ବ ରାଷ୍ଟ୍ରପତି ଶ୍ରୀମତୀ ପ୍ରତିଭା ପାଟିଲ ଓ ତାଙ୍କ ସ୍ୱାମୀ ବି ଡା. ଛାଜେଡଙ୍କ ଦ୍ୱାରା ତିନି ଦିବସୀୟ ହୃଦୟ ପରୀକ୍ଷଣ ପ୍ରଶିକ୍ଷଣ ନେଇଛନ୍ତି । ଡା. ଛାଜେଡଙ୍କୁ ଅନେକ ପୁରସ୍କାରରେ ସମ୍ମାନିତ କରାଯାଇଛି, ଯେଉଁଥିରେ 'ରାଜୀବ ଗାନ୍ଧୀ ଜାତୀୟ ଏକତା ପୁରସ୍କାର ସମ୍ମିଳିତ' ଅଟେ ।

ସାଓଲ ହାର୍ଟ ପ୍ରୋଗ୍ରାମ

ଏହା ଏକ ତିନି ଦିବସୀୟ ପ୍ରଶିକ୍ଷଣ କ୍ୟାମ୍ପ ଅଟେ, ଯେଉଁଠି ସମସ୍ତ ହୃଦୟ ରୋଗୀ ଏକ ସଙ୍ଗରେ ରହି 'ଜୀଇଁବାର କଳା ତଥା ବିଜ୍ଞାନ' ଶିକ୍ଷା କରନ୍ତି । ଅନୁଭବୀ ଡାକ୍ତର, ରୋଗ ବିଶେଷଜ୍ଞ, ପ୍ରଶିକ୍ଷକଙ୍କ ମାର୍ଗ ଦର୍ଶନରେ ସେମାନଙ୍କ ଜୀବନଶୈଳୀ ସହିତ ଜଡିତ ରୋଗ ତଥା ହୃଦୟ ରୋଗର ମେଡିକାଲ ଅଭିଜ୍ଞତା ଦିଆଯାଏ । ଏ ପ୍ରୋଗ୍ରାମ ଉଚ୍ଚରକ୍ତଚାପ ଓ ହୃଦୟ ରୋଗରୁ ରକ୍ଷା ପାଇବାରେ ସହାୟକ ହୁଏ । ଏଠାରେ ଦମ୍ପତି ହୃଦୟର ଦେଖାରହାଁର ସଠିକ ପ୍ରଣାଳୀ ଶିକ୍ଷା କରନ୍ତି ।

ଏହି ଶିବିର ଦେଶର ସମସ୍ତ ବଡ ବଡ ସହରରେ ଆୟୋଜିତ ହୁଏ । ଏହା ଦିଲ୍ଲୀରେ ପ୍ରତି ମାସ ତଥା ମୁମ୍ବାଇ, ବାଙ୍ଗାଲୋର ଓ କଲିକତାରେ ପ୍ରତି ତୃତୀୟ ମାସରେ ଆୟୋଜିତ ହୁଏ । ଏହି ଶିବିରରେ ଭାଗ ନେଇ ଆପଣ ସର୍ଜରୀ, ଏଞ୍ଜିଓପ୍ଲାଷ୍ଟି, ଏଞ୍ଜିଓଗ୍ରାଫି ତଥା ହାର୍ଟ ଆଟାକ ପରି ବିପଦରୁ ନିଜକୁ ରକ୍ଷା କରି ପାରିବେ । ଅଧିକ ଜାଣିବା ପାଇଁ ମାଗଣା ପୁସ୍ତିକା ପାଇଁ ସଂପର୍କ କରନ୍ତୁ-

ସାଓଲ କାର୍ଯ୍ୟାଳୟ

ନର୍ଥଜୋନ : ଦିଲ୍ଲୀ (ମୁଖ୍ୟାଳୟ)

ସାଓଲ ହାର୍ଟ ସେଣ୍ଟର

ବିକ୍ରମ ବିହାର, ଲଜପତ ନଗର IV , ନୂଆଦିଲ୍ଲୀ -110024 ,

ଫୋନ୍ - 001- 26235168, 26283098, 26211908, 65093130

ଫାକ୍ସ - 26212016

ଇ-ମେଲ : info@Saaol.com, ୱେବ ସାଇଟ୍ - www.Saaol.com

ଦକ୍ଷିଣ ଦିଲ୍ଲୀ : 78, ନେଶନାଲ ପାର୍କ,ନୂଆଦିଲ୍ଲୀ

ଫୋନ୍ - 011- 65178530

ପୂର୍ବ ଦିଲ୍ଲୀ : ସାଓଲ ହାର୍ଟ ସେଣ୍ଟର

ସୂର୍ଯ୍ୟ ନିକେତନ , ବିକାଶ ମାର୍ଗ ଏକ୍ସେଟେନଶନ , ଦିଲ୍ଲୀ : 92

ଫୋନ୍ - 011- 22377358, 22377359

ଉତ୍ତର ଦିଲ୍ଲୀ- ସାଓଲ ହାର୍ଟ ସେଣ୍ଟର

B-177, ଲୋକ ବିହାର, ପୀତମପୁରା, ଦିଲ୍ଲୀ - 34

ଫୋନ୍ - 011-27352023, 65158202

ଜୟପୁର କେନ୍ଦ୍ର : ସାଓଲ ହାର୍ଟ ସେଣ୍ଟର
21-ଡି-1, ବରଓ୍ୱାଡା ହାଉସ କଲୋନୀ
(ଆଜମେର ପୁଲିୟା ପାଖରେ) , ଅଜମେର ରୋଡ, ଜୟପୁର - 302006
ଫୋନ- 0141-4007141, ମୋବାଇଲ- 9829060442
ଇମେଲ : Saaolheartceber@yahoo.com

ଜୋଧପୁର ସେଣ୍ଟର : ସନସିଟୀ ହାଇ କେୟାର ସେଣ୍ଟର
ପାମୋଟା , ଜୋଧପୁର (ରାଜସ୍ଥାନ)
ଫୋନ୍ - 0291-2545445, 2546455

ଦକ୍ଷିଣ ଜୋନ : ବାଙ୍ଗାଲୋର
ଶ୍ରୀ ଜୟକର / ଶ୍ରୀମତୀ ସ୍ମିତା
No. 16, 17 'ଏ' କ୍ରାସ -ଭୁବନେଶ୍ୱରୀ ନଗର
କଫି ବୋର୍ଡ ଲେ ଆଉଟ ପ୍ଲେ ଗ୍ରାଉଣ୍ଡ୍ ର ଅପୋଜିଟ୍, ବାଙ୍ଗାଲୋର - 560024
ମୋବାଇଲ - 9343736554, ଫୋନ୍ - 64524482
ଇମେଲ : ssprasada@yahoo.com

ଚେନ୍ନଇ ଅଫିସ : ମି. କମଲ ଛାଜେଡ
C/o ଜୀଂସ ପାର୍କ ଇଣ୍ଡିଆ ପ୍ରାଇଭେଟ ଲି., 566, ଅନ୍ନାସଲାର ଚେନ୍ନଇ-600018
ଫୋନ : 044-22260209 , ମୋବାଇଲ :93809-22206

ହାଇଦରା ବାଦ ଅଫିସ : ସାଓଲ ହାର୍ଟ ସେଣ୍ଟର
3-6-147/2 , ଷ୍ଟ୍ରିଟ ନଂ - 17 , ହିମାୟତ ନଗର
(ବିସାଇଡ ବାସୁ ମେଡିକାଲ ହଲ ଏଚ.ଡି. ଏଫ୍. ସି. ବ୍ୟାଙ୍କର ଅପୋଜିଟ)
ହିମାୟତ ନଗର, ହାଇଦରାବାଦ - 500029
ଫୋନ୍ - 092462- 28104

ପଶ୍ଚିମ ଜୋନ: ସାଓଲ ହାର୍ଟ ସେଣ୍ଟର , ମୁମ୍ବଇ
ମିସ ସୁଧା / ମି. ଗୌରବ ଅଗ୍ରଓ୍ୱାଲ
ସକିଲ ମେଂଶନ , ଗ୍ରାଉଣ୍ଡ ଫ୍ଲୋର, ଫ୍ଲେଟ ନଂ. 2 ଜୁହୁ ତାରାରୋଡ
ଅପୋଜିଟ , ଜେ ଡବ୍ଲୁ ମେରିୟଟ୍ ହୋଟେଲ , ମୁମ୍ବାଇ -49
ଫୋନ- 022- 32094948, ମୋବାଇଲ - 9819809068

ପୂର୍ବଜୋନ : କୋଲକାତା
ମି. ପ୍ରବୀନ
65/4A ଫ୍ଲେଟ ନଂ. - IA , ଭରତ ବୋସ ରୋଡ, କୋଲକାତା - 25
ଫୋନ୍ : 073-32930329, 24545981, ମୋବାଇଲ - 933070713

ବିଷୟ ସୂଚୀ

ଅଧ୍ୟାୟ -1

ରକ୍ତଚାପ ଓ ହାଇପରଟେନଶନର ସମୁଚିତ ଅଭିଜ୍ଞତା

1. କାର୍ଡିଓ ଭାସକୁଲାର ତନ୍ତ୍ରର କାର୍ଯ୍ୟବିଧି

ଅ) କାର୍ଡିଓଭାସକୁଲାର ତନ୍ତ୍ର

1. କାର୍ଡିଓଭାସକୁଲାର ତନ୍ତ୍ରର କାର୍ଯ୍ୟନିଧି
2. ଉଚ୍ଚରକ୍ତଚାପ ପାଇଁ କ୍ଷତିରକାରକ
3. ଉଚ୍ଚରକ୍ତଚାପର ସାମାନ୍ୟ ଅଭିଜ୍ଞତା
4. ଉଚ୍ଚରକ୍ତଚାପର ପ୍ରକାର

କାର୍ଡିଓଭାସକୁଲାର ତନ୍ତ୍ରରେ ହୃଦୟ ଓ ରକ୍ତ ନଳିକା ସାମିଲ ହୋଇଛି , ଯାହା ଶରୀରରେ ବିଭିନ୍ନ ଅଙ୍ଗରେ ରକ୍ତ ପ୍ରବାହିତ କରେ । ହୃଦୟ ଚାରି କକ୍ଷରେ ବଣ୍ଟା ହୋଇଛି । ହୃଦୟର ପ୍ରତ୍ୟେକ ସ୍ପନ୍ଦନ ସହିତ ଏହାର ଚାରିକକ୍ଷରେ ଶୁଦ୍ଧ ରକ୍ତ ପ୍ରବାହିତ ହୁଏ । ଏହି କକ୍ଷକୁ 'ପମ୍ପିଙ୍ଗ ଚାମ୍ବର' ବି କହନ୍ତି । ଏହା ରକ୍ତ ନଳିକା ମାଧ୍ୟମରେ ପୂରା ଶରୀରରେ ପହଂଞ୍ଚେ । ରକ୍ତ ଶରୀରର ସମସ୍ତ ଅଙ୍ଗକୁ ଭୋଜନ ପହଞ୍ଚାଏ ଯଦ୍ୱାରା ଏହି ସବୁ ତନ୍ତ୍ର ନିଜର ନିଜର କାମ କରିପାରିବେ । ସବୁଠାରୁ ବଡ ଧମନୀ 'ଆଓର୍ଟା'(Aorta) ବାମ ଭେଣ୍ଟ୍ରିକଲ ସହିତ ଜଡିତ ତଥା ହୃଦୟରୁ ବାହାରୁଥିବା ରକ୍ତର ମୁଖ୍ୟ ଚ୍ୟନେଲ ଅଟେ । ଏହା ଆଗକୁ ଯାଇ ଛୋଟ ଧମନୀ ମାନଙ୍କରେ ବାଣ୍ଟି ହୋଇଯାଏ । ଯାହାକୁ ଆର୍ଟେରିୟୋଲେସ (Arterioles) କୁହାଯାଏ ।

ଆମ ଶରୀରରେ ଏହିପରି ଛୋଟ ରକ୍ତବାହୀ ନଳୀ ଅଛି, ଯାହାକୁ ଆମେ ଖାଲି ଆଖିରେ ଦେଖି ପାରିବା ନାହିଁ, ଏହାକୁ

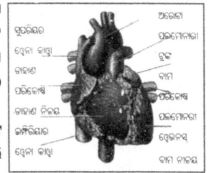

କୈପୀଲରିସ(Capillaries) କୁହାଯାଏ । ଏହାକୁ ସୂକ୍ଷ୍ମଦର୍ଶୀ ଦେଖିପାରିବେ, ଏହା ମହୀନ ଭୋଜନ କଣା ଓ ଅକ୍ସିଜେନକୁ ପହଞ୍ଚାଏ । ଏହା ଶରୀରର ପ୍ରତ୍ୟେକ କୋଶିକାକୁ ଭୋଜନ ଓ ଅକ୍ସିଜେନ ପହଞ୍ଚାଇବା ପରେ ସେମାନଙ୍କ ଠାରୁ ବ୍ୟର୍ଥ ପଦାର୍ଥ ନେଇଯାଏ । ଶିରାଗୁଡିକ ଶରୀରର ସମସ୍ତ ଭାଗରେ ରକ୍ତକୁ ହୃଦୟ ପର୍ଯ୍ୟନ୍ତ ପହଞ୍ଚାଏ । ହୃଦୟରୁ ରକ୍ତ ଫୁସ୍‌ଫୁସରେ ପହଞ୍ଚାଏ, ଯେଉଁଠାରେ ଏହା କାର୍ବନ ଡାଇଅକ୍ସାଇଡ ଛାଡି ଅକ୍ସିଜେନ ଗ୍ରହଣ କରେ । ଏହି ପ୍ରକ୍ରିୟାକୁ 'ଗ୍ୟାସୀୟ ଆଦାନ ପ୍ରଦାନ' କୁହାଯାଏ । ତାଜା ଅକ୍ସିଜେନରେ ଭରପୂର ରକ୍ତ ପୁଣି ଥରେ ହୃଦୟରେ ପହଞ୍ଚି ନୂତନ ମାତ୍ରା ଆରମ୍ଭ କରେ ।

ବ) ଉଚ୍ଚ ରକ୍ତଚାପ ଅଥବା ହାଇପରଟେନଶନ କ'ଣ ?

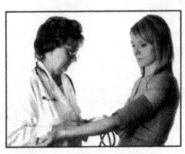

ଯେତେବେଳେ ହୃଦୟରୁ ରକ୍ତ ଶରୀରର ବିଭିନ୍ନ ଅଂଶକୁ ଯାଏ ତାହାର ପ୍ରଭାବର ଚାପକୁ ହିଁ ବ୍ଲଡପ୍ରେସର କୁହାଯାଏ । ରକ୍ତଚାପ ଏବଂ ଶରୀରର ଅଙ୍ଗ ଉପରେ ଏହାର ପ୍ରଭାବକୁ ଜାଣିବା ପାଇଁ ଶରୀରରେ ବ୍ଲଡପ୍ରେସରର ନିୟମନକୁ ଜାଣିବାକୁ ହେବ । ନିମ୍ନ ଅଭିଜ୍ଞତା ଦ୍ୱାରା ଆପଣଙ୍କୁ ଏହାକୁ ବୁଝିବାରେ ସହଜ ହେବ ଯେ ଉଚ୍ଚ ରକ୍ତଚାପ କିପରି ହୁଏ ଏବଂ ତାହା ଏତେ ବିପଜ୍ଜନକ କାହିଁକି ହୁଏ ।

ସ) ବ୍ଲଡପ୍ରେସରର ଆବଶ୍ୟକତା

ଯେ କୌଣସି ଦ୍ରବ ଉଚ୍ଚରୁ ନୀଚ ଆଡକୁ ପ୍ରବାହିତ ହୁଏ । ଯେଉଁଠି ଆମ ଶରୀରର ରକ୍ତପ୍ରଭାବର ପ୍ରଶ୍ନ ଅଟେ , ଏଥିପାଇଁ ଏକ ଭିତର ପ୍ରେସର (ଚାପ) ସୃଷ୍ଟି ହୁଏ । ଯେତେବେଳେ ହୃଦୟର ଚତୁର୍ଥ କକ୍ଷ । ପ୍ରଥମରୁ ଧମନୀରେ ଭରି ରହିଥିବା ରକ୍ତ ପ୍ରବାହିତ କରେ ତେବେ ସେଥିରେ ଏକ ଚାପ ପରି ହୁଏ ଏହି ରକ୍ତକୁ ନିମ୍ନ ଭାଗ ପର୍ଯ୍ୟନ୍ତ ନେଇଯାଏ । ମାତ୍ର ସେତେବେଳେ ଭେଣ୍ଟ୍ରିକଲ ସଂକୁଚିତ ହୁଏ ଏବଂ ଏକ ଅନ୍ୟ ରକ୍ତ ପ୍ରଭାବ ଆସିଯାଏ । ଏହି ପ୍ରକାର ପୂରା ଶରୀରର ରକ୍ତର ନିରନ୍ତର ପ୍ରବାହ ହେଉଥାଏ ।

ରକ୍ତ ପ୍ରବାହକୁ କରାଉଥିବା ଚାପର ମାତ୍ରାକୁ ରକ୍ତଚାପ (ବ୍ଲଡପ୍ରେସର) କୁହାଯାଏ ଯଦ୍ୱାରା ଶରୀରର ସମସ୍ତ ଅଙ୍ଗରେ ରକ୍ତ ପହଞ୍ଚି ପାରିବ ।

ଶରୀରର ମୁଖ୍ୟ ଟ୍ୟୁବରେ ଚାପ ମର୍କରୀରେ 120 ମି.ମି. ହୋଇଥାଏ (mm Hg) ଏହାକୁ ସିଷ୍ଟୋଲିକ ପ୍ରେସର କହନ୍ତି । ଯେତେବେଳେ ଏହି ପ୍ରେସର ରକ୍ତକୁ ହୃଦୟର ଛୋଟ ଛୋଟ ଧମନୀ ଆଡକୁ ପେଲିଦିଏ ତେବେ ଏହା 80 mm Hg ପର୍ଯ୍ୟନ୍ତ ନେଇଯାଏ । ଏହାକୁ ଡାୟଷ୍ଟୋଲିକ ପ୍ରେସର କହନ୍ତି । ସେ ପର୍ଯ୍ୟନ୍ତ ଲେଫଟରଭେଣ୍ଟ୍ରିକଲ ଆହୁରି ରକ୍ତ ପଠାଇ ଦିଏ, ଯାହା ଦ୍ୱାରା ରକ୍ତର ଚାପ ଉଚ୍ଚ ହୋଇଯାଏ । ଏଥିପାଇଁ ଏହା 120 ରୁ 80 ମଧ୍ୟରେ ରହେ ଯାହାକି ହୃଦୟର ସଂକୋଚନ

ତଥା ବିସ୍ତାରିତ ସହିତ ଜଡିତ ଅଟେ । ଆପଣ ଏହାକୁ ମଣିବନ୍ଧର ନାଡିରେ ଉପଲବ୍ଧ କରି ପାରନ୍ତି । ଏହି ପ୍ରେସର ପୂରା ଶରୀରରେ ରକ୍ତକୁ ସଂଚାଳିତ କରେ । ଏହା ଶରୀରର ମାଂସ ପେଶିକୁ ଭୋଜନ ପହଞ୍ଚାଏ ତଥା ଅଶୁଦ୍ଧ ରକ୍ତକୁ ହୃଦୟ ପର୍ଯ୍ୟନ୍ତ ପହଞ୍ଚାଏ ।

ଆମ ଧମନୀ ଓ ଶିରା ମାନଙ୍କରେ ଥରକେ 5 ଲିଟର ରକ୍ତ ହୁଏ ତଥା ପ୍ରତ୍ୟେକ ସଂକୋଚନରେ ବାମ କକ୍ଷ 120 mm Hg ର ତେଜ ଚାପରେ 70 ମି.ଲି. ପର୍ଯ୍ୟନ୍ତ ରକ୍ତ ଫୋପାଡେ । ଆଗାମୀ ମୁହୂର୍ତ୍ତରେ ଏହାକୁ ପୁଣି 70 ମି.ଲି. ରକ୍ତ ମିଳିଯାଏ । ଯାହାଦ୍ୱାରା ଏହାକୁ ପେଲି ନେଇ ହେବ । ଏହି ପ୍ରକ୍ରିୟା ନିରନ୍ତର ଚାଲିଥାଏ । ଏହି ପ୍ରେସର ବିନା ରକ୍ତର ପ୍ରବାହ ହୋଇ ନ ପାରିଲେ ଆମେ ମରିଯାଉ ।

ଦ) ବ୍ଲଡପ୍ରେସରକୁ ନିୟନ୍ତ୍ରଣ କରିବା ଅଙ୍ଗ

ପାଞ୍ଚ ପ୍ରମୁଖ ଅଙ୍ଗ ରକ୍ତଚାପକୁ ନିୟନ୍ତ୍ରଣ ରଖେ- ହୃଦୟ, ବୃକକ, ଧମନୀ, ସ୍ନାୟୁତନ୍ତ୍ର ଓ ହର୍ମୋନ ।

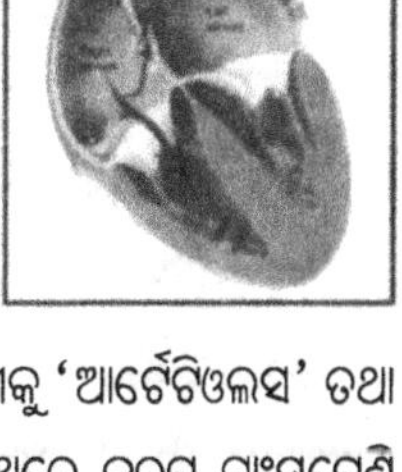

ହୃଦୟ :- ଏହା ଏକ ମାଂସ ପେଶୀୟ ଅଙ୍ଗ ଅଟେ । ଯେତେବେଳେ ମାଂସପେଶି ସଂକୁଚିତ ହୋଇଯାଏ ତେବେ ଚାପଦ୍ୱାରା ରକ୍ତ ମହାଧମନୀ (ଆଓର୍ଟା) ପର୍ଯ୍ୟନ୍ତ ପହଞ୍ଚେ । ଏହି ମାଂସପେଶି ଯେତେ କଠିନ ହେବ, ତାକୁ ସେତେ ଅଧିକ ପରିଶ୍ରମ କରିବାକୁ ପଡିବ ।

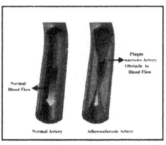

ଧମନୀ :- ଏହା ହୃଦୟର ବିଭିନ୍ନ ଅଙ୍ଗକୁ ରକ୍ତ ପହଞ୍ଚାଏ । ଛୋଟ ଧମନୀକୁ 'ଆର୍ଟେଟିଓଲସ' ତଥା 'କୈପୀଲରୀସ' କୁହାଯାଏ । ଏଥିରେ ନରମ ମାଂସପେଶି ଥାଏ, ଯାହା ରକ୍ତ ପ୍ରବାହିତ ହେବା ସମୟରେ ସଂକୁଚିତ ତଥା ବିସ୍ତାରିତରେ ସହାୟକ ହୁଏ । ଏହା ଯେତିକି ନମନୀୟ ହେବ ତାକୁ ସେତିକି କମବଳ ଲଗାଇବାକୁ ହେବ । ଯେତେବେଳେ ଏହା କଠିନ ଓ ସଂକୀର୍ଣ୍ଣ ହୋଇଯାଏ ତେବେ ରକ୍ତ ପ୍ରବାହିତ କରିବାରେ ଅତିରିକ୍ତ ବଳ ଲଗାଇବାକୁ ପଡେ । ସିମ୍ପେଥେଟିକ ସ୍ନାୟୁ ତନ୍ତ୍ରରେ ଏହାର ଆପୂର୍ତ୍ତି ହୁଏ ।

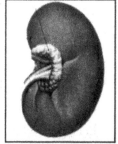

ଏହି ସ୍ନାୟୁ ଧମନୀକୁ କଠିନ କରେ ଯାହାଦ୍ୱାରା ଉଚ୍ଚରକ୍ତଚାପ ହୁଏ ।

ଯକୃତ :- ଏହା ଶରୀରରେ ଜଳର ମାତ୍ରା ଓ ସୋଡିୟମ ମାତ୍ରାର ସ୍ତର ନିୟନ୍ତ୍ରଣ ରଖେ । ଜଳ ସୋଡିୟମ ଉପରେ ନିର୍ଭର କରେ । ଯଦି ସୋଡିୟମ ଅଧିକ ହୁଏ ତେବେ ଶରୀରରେ ଜଳର ମାତ୍ରା

21

ବି ବଢ଼ିବ । ଏହି ଅତିରିକ୍ତ ଦ୍ରବ ରକ୍ତ ସମୁଦାୟ ଉପରେ ବୋଝ ବଢ଼ାଇବେ, ଯାହାଦ୍ୱାରା ରକ୍ତଚାପ ବଢ଼ିବ । ବୃକକ କିଛି ରସାୟନ ବି ସ୍ରାବିତ କରେ ଯାହା ଉଚ୍ଚରକ୍ତଚାପ ନିୟନ୍ତ୍ରଣରେ ପ୍ରମୁଖ ଭୂମିକା ପାଳନ କରେ; ଯେପରି ଏଞ୍ଜିଓଟୋନିସନୋଜନ , ଏ.ସି.ଇ. ଏଞ୍ଜାଇନ ନିର୍ମାଣରେ ସହାୟକ ହୁଏ ।

ସ୍ନାୟୁତନ୍ତ୍ର :- ସ୍ନାୟୁତନ୍ତ୍ରକୁ ମସ୍ତିକ ନିୟନ୍ତ୍ରଣ କରେ ତଥା ସିମ୍ପେଥେଟିକ ସ୍ନାୟୁତନ୍ତ୍ରର ଉଚ୍ଚରକ୍ତଚାପ ସହିତ ଗଭୀର ସମ୍ବନ୍ଧ ଅଛି । ସ୍ନାୟୁତନ୍ତ୍ର ନ୍ୟୁରୋଟ୍ରାନ୍ସଲିଟଣ ପଠାଏ ଯାହା ହାଇପୋଥେଲମସକୁ ଉତ୍ତେଜିତ କରେ । ଏହା ଭାବନାତ୍ମକ ମସ୍ତିଷ୍କକୁ ନିୟନ୍ତ୍ରିତ ରଖେ । ହାଇପୋଥେଲମସ ଉତ୍ତେଜିତ ହେଲେ କେତେକ ହର୍ମୋନ ରକ୍ତ ପ୍ରବାହରେ ମିଶିଯାଏ, ଯାହା ଦ୍ୱାରା ଧମନୀକୁ ରକ୍ତ ପ୍ରବାହରେ ବାଧା ଆସେ ତଥା ଉଚ୍ଚ ରକ୍ତଚାପ ହୁଏ । ସ୍ନାୟୁ ହୃଦୟକୁ ଉତ୍ତେଜିତ କରିବାବାଲା ଅଲଫା ତଥା ବୀଟା ରିସେପ୍ଟର୍ସକୁ ବି ନିୟନ୍ତ୍ରିତ କରେ - ଏହାଦ୍ୱାରା ସଂକୁଚନ ତଥା ହୃଦୟ ଗତିରେ ବୃଦ୍ଧି ହୁଏ ତଥା ଉଚ୍ଚରକ୍ତଚାପ ହୁଏ ।

ସମସ୍ତ ଉତ୍ତେଜନା ଓ ଚାପର ମସ୍ତିଷ୍କ ଓ ସ୍ନାୟୁତନ୍ତ୍ର ସହିତ ସମ୍ବନ୍ଧ ଥାଏ । ଏହିପରି ଏହା ପ୍ରତ୍ୟକ୍ଷ - ଅପ୍ରତ୍ୟକ୍ଷ ରୂପେ -ସ୍ନାୟୁତନ୍ତ୍ର ମାଧ୍ୟମରେ ଉଚ୍ଚରକ୍ତଚାପରେ ବଦଳି ଯାଏ ।

ହାର୍ମୋନ : ହାର୍ମୋନ ବି ହୃଦୟ , ଧମନୀ ଓ ସ୍ନାୟୁ ମାଧ୍ୟମରେ ବି.ପି.କୁ ନିୟନ୍ତ୍ରିତ କରେ । ଏଥିରେ ଉତ୍ତେଜିତ ହର୍ମୋନ ସେଡ୍ରେନାଲିନ ପ୍ରମୁଖ ଅଟେ । ଏହାର ସ୍ରାବ ଦ୍ୱାରା ହୃଦୟ ଗତି ଓ ସଂକୋଚନ ବଢ଼େ ତଥା ଧମନୀ ସଂକୁଚିତ ହୁଏ । ଉତ୍ତେଜନା କମିଗଲେ ବି.ପି.ବି ନିମ୍ନକୁ ଆସିଯାଏ । କୋର୍ଟୀସୋଲ, ଏ.ସି.ଟି.ଏଚ ଏଲଫୋସ୍ଟୀନୋନ , ଥାଇରୋକ୍ସାଇନ ଆଦି ହର୍ମୋନ ବି.ପି. ନିୟନ୍ତ୍ରଣରେ ନିର୍ଦ୍ଦିଷ୍ଟ ଭୂମିକା ତୁଲାଏ । ନଗଦରେ ମେଡିକାଲ ବିଜ୍ଞାନ କେତେକ ନୂତନ ଓ ନ୍ୟୁରୋ ହର୍ମୋନ ଖୋଜି ବାହାର କରିଛନ୍ତି, ଯାହା ରକ୍ତଚାପ ଉପରେ ବିବିଧ ପ୍ରଭାବ ପକାଉଛି ।

ଉଚ୍ଚରକ୍ତଚାପର କାରଣ

ଉଚ୍ଚରକ୍ତଚାପ କୌଣସି ଗୋଟିଏ କାରଣରୁ ହୁଏ ନାହିଁ । ଅନେକ କାରଣ ମିଶି ଏହାପାଇଁ ଉତ୍ତରଦାୟୀ ହୁଏ । ଏହାକୁ ତାର 'ରିସ୍କ ଫାକ୍ଟର' କୁହାଯାଏ । ଏହାକୁ ଆମେ ଦୁଇ ସମୂହରେ ବାଣ୍ଟିପାରିବା ।

(1) ପରିବର୍ତ୍ତନୀୟ (2) ଅପରିବର୍ତ୍ତନୀୟ । ଅପରିବର୍ତ୍ତନୀୟ କାରଣ ବଦଳାଇ ଯାଇ ପାରେ ନାହିଁ କିନ୍ତୁ ପରିବର୍ତ୍ତନୀୟ କାରଣକୁ ନିଜ ପ୍ରୟାସରେ ବଦଳା ଯାଇପାରେ ।

ଅ) ଅପରିବର୍ତ୍ତନୀୟ କାରକ :- ଏହାକୁ ଆପଣ ବଦଳାଇ ପାରିବେ ନାହିଁ । ଏହାକୁ ନିୟନ୍ତ୍ରିତ କରିବା ପାଇଁ କୌଣସି ଔଷଧ ତିଆରି ହୋଇ ନାହିଁ । ତାହା ନିମ୍ନ ପ୍ରକାର ଅଟେ :

(i) ଆୟୁ :- ଆୟୁ ସହିତ ମହିଳା ଓ ପୁରୁଷଙ୍କ ରକ୍ତଚାପ ବଢେ ।

(ii) ଜେନେଟିକ କାରକ : ଉଚ୍ଚ ରକ୍ତଚାପରେ ଜେନେଟିକ କାରକ ବି ଅଧିକ ମହତ୍ତ୍ୱ ରଖେ । ଅଧ୍ୟୟନରୁ ଜଣା ପଡିଲା ଯେ ଯଦି ମାତା-ପିତା ଉଚ୍ଚ ରକ୍ତଚାପ ନ ହୋଇଛି ତେବେ ସେମାନଙ୍କ ପିଲାମାନଙ୍କଠାରେ ଏହାର ବିକାଶର ସମ୍ଭାବନା 3% ହୋଇଥାଏ । ଯଦି ମାତା-ପିତାଙ୍କ ଉଚ୍ଚ ରକ୍ତଚାପର ରୋଗୀ ତେବେ ପିଲାମାନଙ୍କ ଠାରେ ଏହାର ସମ୍ଭାବନା 45% ପର୍ଯ୍ୟନ୍ତ ପହଞ୍ଚି ଯାଏ ।

(ବ) ପରିବର୍ତ୍ତନୀୟ କାରକ : ଏହା ସେହି କାରକ ଅଟେ, ଯାହାକୁ ଆପଣ ବଦଳାଇ ପାରିବେ :

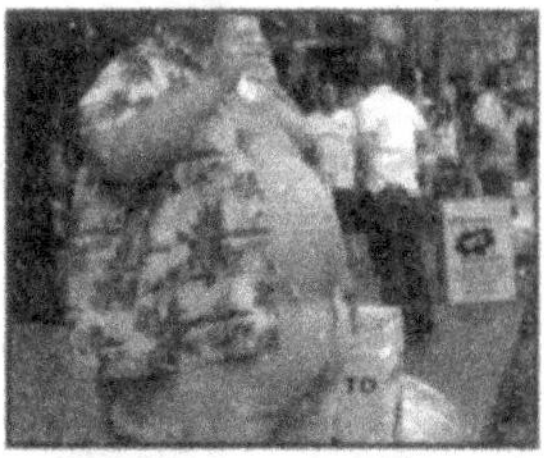

i) ମେଦବହୁଳତା : ମେଦବହୁଳତା ରକ୍ତଚାପର ପ୍ରମୁଖ କାରଣ ଅଟେ । ଓଜନ ବଢ଼ିବା ଦ୍ୱାରା ରକ୍ତଚାପର ବିପଦ ବି ବଢ଼େ । ଅଧ୍ୟୟନ ଦ୍ୱାରା ଜଣାପଡିଲା ଯେ ଓଜନ କମିଲେ ରକ୍ତଚାପ କମିଯାଏ ।

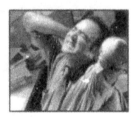

ii) ଚର୍ବି : କୋଲେଷ୍ଟ୍ରଲ ତଥା ଟ୍ରାଇଗ୍ଲିସରାଇଜଡ ଦ୍ୱାରା ଉଚ୍ଚ ରକ୍ତଚାପ ବଢ଼ିପାରେ । ଏ କ୍ଷେତ୍ରରେ ବଢ଼ିଥିବା ସ୍ତରକୁ 'ଆଥେରୋ' ସମ୍ଲେରୋସିସ ହୋଇପାରେ ଯାହା ରକ୍ତଚାପ ବଢ଼ାଇ ଦିଏ ।

iii) ମଦ୍ୟପାନ : ଅଧିକ ମଦ୍ୟପାନ ଦ୍ୱାରା ବି ଉଚ୍ଚ ରକ୍ତଚାପର ବିପଦ ବଢ଼େ । ଅଧ୍ୟୟନରୁ ଜଣାପଡେ ଯେ ଉଚ୍ଚ ସିସ୍ଟୋଲିକ ବି.ପି. ଉଚ୍ଚ ଡାୟସ୍ଟୋଲିକ ବି.ପି. ତୁଳନାରେ ଅଧିକ ବିପଦଜନକ ହୋଇଥାଏ । ଏପରି ଲାଗେ ଯେ ମଦିରାପାନ ଓ ଅନ୍ୟ କାରଣରୁ ରକ୍ତଚାପ ବଢିଯାଏ ।

iv) ଶାରୀରିକ ନିଷ୍କ୍ରିୟତା : ଶରୀର ଓଜନ ବଢ଼ିଲେ ଓ ଅନ୍ୟ କାରଣରୁ ରକ୍ତଚାପ ବଢ଼ିଯାଏ ।

v) ମନୋବୈଜ୍ଞାନିକ ଉତ୍ତେଜନା : ଉତ୍ତେଜନାଗ୍ରସ୍ତ ବ୍ୟକ୍ତିର ସିମ୍ପେଥେଟିକ ସ୍ନାୟୁତନ୍ତ୍ର ପାଇଁ ଅତି ପ୍ରତିକ୍ରିୟା ହେବାରେ ଲାଗେ । ଶରୀରରେ ଏଣ୍ଡ୍ରାଲିନର ସ୍ରାବ ବଢ଼େ । ଯାହାଦ୍ୱାରା ରକ୍ତଚାପ ବି ବଢ଼େ ।

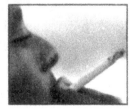

vi) ଲୁଣର ମାତ୍ରା : ପ୍ରମାଣରୁ ଜଣାଯାଏ ଯେ ଲୁଣର ଅଧିକ ମାତ୍ରା ଦ୍ୱାରା ବି ରକ୍ତଚାପ ବଢ଼େ । ଜାପାନରେ ଉଚ୍ଚରକ୍ତଚାପ ରୋଗୀ ଅଧିକ । କାରଣ ଏଠାରେ ଅଧିକ ଲୁଣ ବ୍ୟବହାର କରାଯାଏ ।

vii) ଧୂମପାନ : ଧୂମପାନ ଓ ତମ୍ବାକୁ ବି ଉଚ୍ଚରକ୍ତଚାପ ପାଇଁ ବିପଦ ଅଟେ ।

viii) ଅନ୍ୟ କାରକ- ଗର୍ଭ ନିରୋଧକ ବଟିକା, କୋଳାହଳ, କମ୍ପନ ଓ ତାପମାନ ଆଦି କାରକ ଦ୍ୱାରା ରକ୍ତଚାପ ବଢ଼ିପାରେ ।

ସ) ଉତ୍ତେଜନା ବା ଚାପରୁ ହାଇପରଟେନଶନ ହୁଏ କି ?

ଆପଣ କଣ ଅଫିସରେ ବହୁ ଦୁଃଶ୍ଚିନ୍ତାରେ ରହନ୍ତି ? ଟ୍ରାଫିକରେ ପଶିଲା ପରେ ରାଗରେ ବ୍ୟସ୍ତ ହୋଇ ଯାଆନ୍ତି ? ଛୋଟ ଛୋଟ କଥାରେ ବି ରାଗିଯାଆନ୍ତି ଯାହାକୁ ଲୋକେ ଅଣଦେଖା କରି ଦିଅନ୍ତି ? ତେବେ ଜାଣି ରଖନ୍ତୁ ଆପଣ ବି ଉତ୍ତେଜନା ଗ୍ରସ୍ତ ଅଟନ୍ତି ।

ଉତ୍ତେଜନାର ପ୍ରକ୍ରିୟା :-

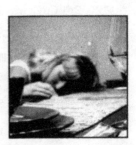

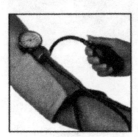

ଆପଣ ଉତ୍ତେଜନାରେ ଅଛନ୍ତି ତେବେ ଶରୀର ଉତ୍ତେଜନା ଦେବାକୁ ଲାଗିବ । ଏହାଦ୍ୱାରା ଏଡ୍ରେନାଲିନର ସ୍ତର ବଢ଼ିଯାଏ । ଏହାଦ୍ୱାରା ମାଂସପେଶିର ଟୋନ ବି ବଢ଼ିଯାଏ । ମାତ୍ର ରକ୍ତ ଚାପ ଧୀରେ ଧୀରେ କମେ । ଯଦି ବାରମ୍ବାର ଏପରି ହୁଏ ତେବେ ଶରୀରରେ ରକ୍ତଚାପର ଉଚ୍ଚସ୍ତର ଲାଗିରହେ ।

ଉତ୍ତେଜନା ଓ ଉଚ୍ଚ ରକ୍ତଚାପ

ଦୀର୍ଘକାଳୀନ ଉତ୍ତେଜନା ଗ୍ରସ୍ତ ବ୍ୟକ୍ତି ପ୍ରାୟଃ ଦୀର୍ଘକାଳୀନ ହାଇପରଟେନଶନର ଶିକାର ହୁଅନ୍ତି । ଆପଣ କିପରି ଜାଣିବେ ଯେ ଆପଣ ଏହି ରୋଗରେ ଗ୍ରସ୍ତ । ଯେଉଁ ବ୍ୟକ୍ତି ଜଲଦି ବ୍ୟସ୍ତ ହୋଇଯାଆନ୍ତି, ସେମାନଙ୍କୁ ଉତ୍ତେଜନାଜନିତ ହାଇପରଟେନଶନ ହେବାର ସମ୍ଭାବନା ଅଧିକ ହୁଏ । ଅନୁମାନତଃ ଉତ୍ତେଜନା 50% ପର୍ଯ୍ୟନ୍ତ ଉଚ୍ଚରକ୍ତଚାପ ପାଇଁ ଉତ୍ତରଦାୟୀ ହୁଏ ।

ଏଡ୍ରେନାଲିନର ଶକ୍ତି

ଏପରି ସମସ୍ତଙ୍କ ସହିତ ହୁଏ । ଏହା ସେତିକି ବେଳେ ଆରମ୍ଭ ହୁଏ ଯେତେବେଳେ ଆପଣ ଅଧିକ ଭୟଭୀତ ବା କ୍ରୋଧିତ ହୁଅନ୍ତି । ଆପଣଙ୍କ ହୃଦୟ ଜୋରରେ ଧକ୍‌ଧକ୍ ହୁଏ । ଜୋରରେ ନିଃଶ୍ୱାସ ପ୍ରଶ୍ୱାସ ଚାଲେ ଏବଂ ଝାଳ ବହିବାକୁ ଲାଗେ । ଆପଣଙ୍କ ଅନ୍ତ୍ର ସଂକୁଚିତ ହୋଇଯାଏ । ଆପଣ ଘବରାଇ ଯାଇ ଉତ୍ତେଜନାଗ୍ରସ୍ତ ହୋଇଯାଆନ୍ତି, ଏବଂ ବିପଦର ପ୍ରତିକ୍ରିୟାଦେବାପାଇଁ ପ୍ରସ୍ତୁତ ହୋଇ ଯାଆନ୍ତି । ଏ ସବୁ ପରିବର୍ତ୍ତନ ପାଇଁ 'ଏଡ୍ରେନାଲିନ' ଉତ୍ତରଦାୟୀ ଅଟେ । ଏହି ହର୍ମୋନ ଆପଣଙ୍କ ଶରୀରରେ ତିଆରି ହୁଏ ଯାହାଦ୍ୱାରା ଆପଣ ବିପଦ ପାଇଁ ସଚେତ ହୋଇଯାଆନ୍ତି ଓ ଲଢ଼ିବାପାଇଁ ତତ୍ପର ହୋଇପାରନ୍ତି ।

ଏହି 'ଫାଇଟ ଏବଂ ଫ୍ଲାଇଟ' ପ୍ରତିକ୍ରିୟା ସେତେବେଳ ପାଇଁ ଆଦର୍ଶ ଥିଲା । ଯେତେବେଳେ ମନୁଷ୍ୟଙ୍କୁ ଶାରୀରିକ ବିପଦର ଅଧିକ ସାମନା କରିବାକୁ ପଡୁଥିଲା ।

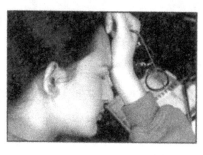

ଲୋକେ ଲଢ଼େଇ କରି ନଚେତ ପଳାଇ ଯାଇ ନିଜର ସମସ୍ୟା ସମାଧାନ କରି ନେଉଥିଲେ ତଥା ହର୍ମୋନରୁ ଉତ୍ପନ୍ନ ଉତ୍ତେଜନା ବି ଦୂର ହୋଇ ଯାଉଥିଲା ।

ଆପଣ ଟ୍ରାଫିକ୍‌ରେ ଫଶିଥାନ୍ତୁ, କୌଣସି କାର୍ଯ୍ୟର ଡେଡ ଲାଇନରେ ଫଶି ଥାନ୍ତୁ ଅଥବା କୌଣସି ପାରିବାରିକ ସଦସ୍ୟ ସହିତ କ୍ଲେଶ ହେଉ ବା ପୁଣି କୌଣସି ସକାରାତ୍ମକ ଉତ୍ତେଜନା ହେଉ; ଯେପରି ଭାବି ବିବାହ ଏସବୁ ଆପଣଙ୍କୁ ପ୍ରଭାବିତ କରେ । ଦୁର୍ଭାଗ୍ୟ ଯେ ଆପଣ ଅଧିକତର ଲଢ଼ି କରି ଉତ୍ତେଜନାରୁ ମୁକ୍ତ ହୋଇପାରିବେ ନାହିଁ ।

ଉତ୍ତେଜନା (ତନାବ) ପାଇଁ କଣ କରି ପାରିବେ :- ଯଦି ଆପଣ ଉତ୍ତେଜନା ଜନିତ ହାଇପରଟେନଶନର ଶିକାର ଅଟନ୍ତି ତେବେ ସାହସ ହାରନ୍ତୁ ନାହିଁ । ଉତ୍ତେଜନା ପ୍ରବନ୍ଧନ କାର୍ଯ୍ୟକ୍ରମ ଆପଣଙ୍କୁ ଉତ୍ତେଜନାରୁ ମୁକ୍ତି ପାଇବା ଓ ବିଶ୍ରାମାବସ୍ଥାକୁ ଯିବାର ଟେକନିକ ଶିଖାଇ ପାରିବେ । ଗଭୀର ଶ୍ୱାସ, ମାଂସପେଶିର ଶିଥିଳତା ଓ ନିୟମିତ ବ୍ୟାୟାମ ବି ଉତ୍ତେଜନା କମାଇବା ପାଇଁ ସହାୟକ ହୋଇପାରେ ।

ନିଜ ରକ୍ତଚାପ ଜାଞ୍ଚ କରାନ୍ତୁ । ଯଦି ଏହା ଉଚ୍ଚ ଅଟେ ବା ଆପଣ ଅଧିକ ଉତ୍ତେଜନାରେ ଅଛନ୍ତି ତେବେ ଡାକ୍ତରଙ୍କୁ ପଚାରନ୍ତୁ ଯେ ଉତ୍ତେଜନା ପ୍ରବନ୍ଧନ କାର୍ଯ୍ୟକ୍ରମ ପାଇଁ କଣ କରିବାକୁ ହେବ । ଆପଣଙ୍କ ଅଫିସରେ ବି ଏହାର ସୁବିଧା ଥାଇପାରେ । ଗଭୀର ଶ୍ୱାସ ନିଅନ୍ତୁ ଏବଂ କାମରେ ଲାଗନ୍ତୁ ।

ଉଚ୍ଚଚାପର ସାମାନ୍ୟ ଅଭିଜ୍ଞତା

ଅ) ସାମାନ୍ୟ ରକ୍ତଚାପ ଅଥବା ଉଚ୍ଚରକ୍ତଚାପ କାହାକୁ କୁହାଯାଏ ?

ସାମାନ୍ୟ ବି.ପି. ରକ୍ତର ଚାପର ସେହି ମାତ୍ରା ଅଟେ ଯାହା ଶରୀରରେ ରକ୍ତକୁ ବିଭିନ୍ନ ଅଙ୍ଗ ପର୍ଯ୍ୟନ୍ତ ପହଁଚାଇବାରେ ସହାୟକ ହୁଏ ।

ବି.ପି. ସବୁବେଳେ 120/80 mm Hg ରୁ କମ ହେବା ଦରକାର ।

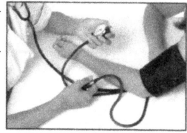

ଫ୍ରେମିଂଧମ ହୃଦୟଷ୍ଟଡିରେ ମିଳୁଥିବା ଅଙ୍କରୁ ଜଣାପଡେ ଯେ ଥରେ ହାର୍ଟଷ୍ଟ୍ରୋକ ହୋଇ ସାରିଥିବା 50% ରୋଗୀ ତଥା ଦୁଇ ତୃତୀୟାଂଶ ରୋଗୀ; ଯାହାଙ୍କୁ ପକ୍ଷାଘାତ ହୋଇ ସାରିଛି ସେମାନଙ୍କ ରକ୍ତଚାପ 160/95 mm Hg ରୁ ଅଧିକ ଥିଲା ।

ନିମ୍ନ ମଧ୍ୟମ ବର୍ଗରେ ହାଇପରଟେନଶନର ଅନୁମାନ ଲଗାଯାଇ ପାରିବ ନାହିଁ । କାରଣ ଏହି ଲୋକ ସେମାନଙ୍କ ମେଡିକାଲ ଚିକିତ୍ସା ଉପରେ ଧ୍ୟାନ ଦିଅନ୍ତି ନାହିଁ ।

ଯଦି ଚିକିତ୍ସା ନହେବ ତେବେ ରକ୍ତ ଚାପ ବର୍ଷ ସାରା ବଢୁଥିବ ତଥା ହୃଦୟ ନିରନ୍ତର ବୋଝ ଉଠାଇ କ୍ଷତିଗ୍ରସ୍ତ ହୋଇଯାଏ । ଚିକିତ୍ସା ନ ହେବା ଦ୍ୱାରା ଉଚ୍ଚରକ୍ତଚାପ କୌଣସି ଅନ୍ୟ ଅଙ୍ଗକୁ କ୍ଷତି ପାଇଁ ବି ଉତ୍ତରଦାୟୀ ହୁଏ ।

ବିଶ୍ୱରେ ଉଚ୍ଚରକ୍ତଚାପ ସହିତ ଜଡିତ ପ୍ରାମାଣିକ ଏଜେନ୍ସି ଅଛି ଜଏଣ୍ଟ ନାଶନାଲ କମିଟି (JNL) । ତାହାର 1997 ରେ ଜାରୀ କରିଥିବା ଷଷ୍ଠ ରିପୋର୍ଟ

ଅନୁସାରେ ଉଚ୍ଚରକ୍ତଚାପର ବର୍ଗୀକରଣ

ଅବସ୍ଥା	ସିସ୍ଟୋଲିକ ଚାପ	ଡାୟସ୍ଟୋଲିକଚାପ
ଶ୍ରେଷ୍ଠ*	120 ରୁ କମ୍	80 ରୁ କମ୍
ସାମାନ୍ୟ	130 ରୁ କମ୍	85 ରୁ କମ୍
ଉଚ୍ଚ ସାମାନ୍ୟ	130 - 139	85 - 99
ଅବସ୍ଥା I	140 - 159	90 - 99
ଅବସ୍ଥା II	160 - 179	100 - 109
ଅବସ୍ଥା III	180 - 209	110 - 119
	210 ଓ ଅଧିକ	120 ଓ ଅଧିକ

* ଅପ୍ଟିମଲ ସ୍ତରରେ ହୃଦୟ ରୋଗର ବିପଦ ଅଛି ମାତ୍ର ଲୋ-ବି.ପି. ବି ହୃଦୟ ଉପରେ ନକାରାତ୍ମକ ପ୍ରଭାବ ପକାଇ ପାରେ । ଏଥିପାଇଁ ଡାକ୍ତରଙ୍କୁ ଅବଶ୍ୟ କୁହନ୍ତୁ ।

ହାଇପର ଟେନଶନକୁ ପ୍ରାୟଃ 'ସାଇଲେଣ୍ଟ କିଲର' ବି କୁହାଯାଏ । କାରଣ ପ୍ରାୟ ହାଲକାରୁ ମଧ୍ୟମ ରୋଗରେ ରୋଗୀ ସେ ପର୍ଯ୍ୟନ୍ତ ଧ୍ୟାନ ଦିଏ ନାହିଁ, ଯେ ପର୍ଯ୍ୟନ୍ତ କୌଣସି ବଡ କ୍ଷତି ହୁଏ ନାହିଁ । ଏଥିପାଇଁ ବୟସ୍କଙ୍କ ପାଇଁ ଉଚ୍ଚଚାପ ଚାପ ମାନଦଣ୍ଡକୁ ସାମାନ୍ୟ ଷ୍ଟେଜ 4 ରେ ରଖାଯାଇଛି । ଏହା ଅତିରିକ୍ତ ଏଠାରେ ମଧୁମେହ ଓ କିଡନୀ ରୋଗରେ ପୀଡିତ ରୋଗୀଙ୍କୁ ବି ସାମିଲ କରାଯିବା ଦରକାର । ଯଦି ଏହି ରୋଗୀଙ୍କ ରକ୍ତଚାପ 130/80 mmHg ରୁ ଅଧିକ ହୋଇଯାଏ ତେବେ ସେମାନଙ୍କୁ ଚିକିତ୍ସାର ଆବଶ୍ୟକତା ହୁଏ ।

ବ) ଉଚ୍ଚରକ୍ତଚାପର ଜାଞ୍ଚ କିପରି ହେବ ?

ଉଚ୍ଚ ରକ୍ତଚାପ ଜାଞ୍ଚ କରିବା ସମୟରେ ଡାକ୍ତର ରୋଗୀର ପୂରା ମେଡିକାଲ ଇତିହାସ ପଚାରନ୍ତି । ଉଦାହରଣ ପାଇଁ ଡାକ୍ତର ପଚାରିବେ ପରିବାରରେ କାହାକୁ ଉଚ୍ଚରକ୍ତଚାପ ଅଛି ଅଥବା ଲୁଣ ସହିତ ଜଡିତ ଖିଆପିଆ ଅଭ୍ୟାସ କଣ । ରୋଗୀକୁ ପୂରା ମେଡିକାଲ ଜାଞ୍ଚ

ପରେ ଦୁଇ ବାହୁରୁ ରକ୍ତ ନିଆଯିବ । ଏହା ଠିଆ ହୋଇ ବା ଶୋଇ ଦୁଇ ମୁଦ୍ରାରେ ହେବ । ଅନେକଥର ଘରେ ବି ବି.ପି. ଜାଞ୍ଚ କରି ରେକର୍ଡ ଆଣିବାକୁ କୁହାଯାଏ ।

ଏହିପରି ଜଣାପଡେ ଯେ ରୋଗୀର ରକ୍ତଚାପର ଢ଼ାଞ୍ଚା କଣ ବା ଏହାକୁ ହ୍ୱାଇଟ କୋଟ ହାଇପର ଟେନଶନ (କେବଳ ଡାକ୍ତରଙ୍କ ପାଖରେ ରକ୍ତଚାପ ବଢ଼ିବା) ନୁହେଁ ତ ।

ରୋଗର ଠିକଣା ଜଣା ପଡିବା ପରେ ତଥା ଗଭୀର ରୋଗର ଅନୁସନ୍ଧାନ ପରେ ଚିକିତ୍ସା ହୋଇପାରେ । ଉଚ୍ଚରକ୍ତଚାପ ଗମ୍ଭୀର ହେଲେ ରୀନଲ ଡାପଲର ସୋନୋଗ୍ରାମ ବା ସ୍କେନ ସାହାଯ୍ୟରେ, ଏହା ବି ଦେଖିବାକୁ ପଡିବ ଯେ ରୋଗୀକୁ 'ରୀନୋଭାସ୍କୁଲାର ହାଇପର ଟେନଶନ' ହୋଇନି ତ । 24 ଘଣ୍ଟାର ମୂତ୍ର ଜାଞ୍ଚ ପରେ ଏଣ୍ଡ୍ରୋକ୍ରାଇନ ଅବ୍ୟବସ୍ଥାର ସନ୍ଧାନ ନିଆଯିବ ଯେପରି କୁଶିଙ୍ଗ ରୋଗ ଅଥବା ଫିଯୋକ୍ରୋମୋସାଇଟାସିସ ।

ହାଇପରଟେନଶନ ବୟସ୍କଙ୍କ ବ୍ୟତୀତ ପିଲାମାନଙ୍କୁ ମଧ୍ୟ ହୋଇପାରେ । କେତେକ ରୋଗୀ ନିମ୍ନ ରକ୍ତଚାପ ଦ୍ୱାରା ବି ଗ୍ରସ୍ତ ହୋଇ ପାରନ୍ତି । ଯଦି ବିପଦର କାରଣର ନାହିଁ ତେବେ ହାଇପରଟେନଶନ ରୋଗୀଙ୍କୁ ଔଷଧ ଆବଶ୍ୟକ ହୁଏ ନାହିଁ । ଉଚ୍ଚ ରକ୍ତ ଚାପର ଗମ୍ଭୀର ମାମଲାରେ ଔଷଧ ସହିତ ଦୀର୍ଘକାଳୀନ ଚିକିତ୍ସାର ଆବଶ୍ୟକତା ହୁଏ ।

ସ) ଉଚ୍ଚ ରକ୍ତଚାପର ଲକ୍ଷଣ କଣ ?

ଅଧିକତର ରୋଗୀ ହାଲକାରୁ ଗମ୍ଭୀର ହାଇପର ଟେନଶନ ହେବାର ସନ୍ଧାନ ବି କହି ନାହିଁ । ତାଙ୍କୁ ଏଞ୍ଜାଇନା, ଶ୍ୱାସ ନେବାରେ ତକଲିଫ ବା ହୃଦୟ ରୋଗ ସହିତ ଜଡିତ ଅନ୍ୟ ଲକ୍ଷଣର ଅନୁଭବ ହୋଇପାରେ । ଯଦି ଆପଣଙ୍କୁ ନିମ୍ନଲିଖିତ ଲକ୍ଷଣମାନଙ୍କ ମଧ୍ୟରୁ କୌଣସି ବ୍ୟସ୍ତତା ଦେଖାଦିଏ ତେବେ ଆପଣଙ୍କୁ ରକ୍ତଚାପ ଜାଞ୍ଚ କରିବା ଆବଶ୍ୟକ ।

ଲକ୍ଷଣ -

1. କ୍ଳାନ୍ତି
2. ଭ୍ରମ
3. ଛାତି ଯନ୍ତ୍ରଣା ଓ ପେଟ ଗଡବଡ
4. ଦୃଷ୍ଟିଶକ୍ତି କମ ହେବା
5. ଅଧିକ ଝାଳ ବୋହିବା
6. ଚର୍ମ ହଳଦିଆ ବା ଲାଲ ପଡିବା
7. ନାକରେ ରକ୍ତ ଆସିବା
8. ଉଦ୍‌ବେଗ ଓ ବ୍ୟସ୍ତତା
9. ହୃଦୟ ଗତି ଅନିୟମିତ
10. କାନରେ ସିଟି ସ୍ୱର ଶୁଣିବା

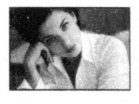

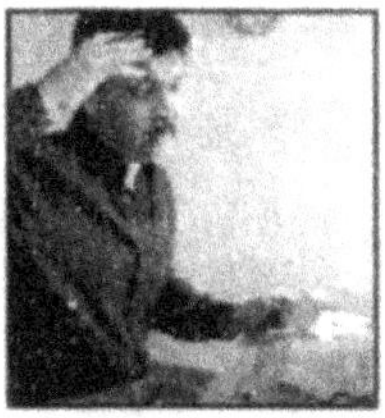

12. ମୁଣ୍ଡ ବିନ୍ଧା

13. ମୁଣ୍ଡ ବୁଲାଇବା

ହାଇ ବି.ପି.ର ଅନୁଭବ ହେଲେ ନିମ୍ନଲିଖିତ ଜାଞ୍ଚ କରାନ୍ତୁ । ଜଣାଯିବ ଏଥି ମଧ୍ୟରୁ କଣ କଣ କ୍ଷତି ହୋଇଛି ।

ଟେଷ୍ଟ ବା ଜାଞ୍ଚ

1. ୟୁରିନ ଏଜେଲାଇଜର ତଥା ରକ୍ତର ଜାଞ୍ଚ (ବୃକକ ରୋଗ ଜାଣିବା ପାଇଁ ଇଲେକ୍ଟ୍ରୋ ଲାଇଟ୍ ତଥା ବେଷ୍ଟ ପ୍ରୋଡକ୍ଟ ଟେଷ୍ଟ, ସିରମ ଲିପିଟ ପ୍ରୋଫାଇଲ)

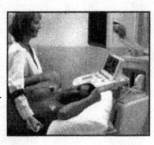

2. ଇଲେକ୍ଟ୍ରୋ କାର୍ଡିଓଗ୍ରାମ (ଇ.ସି.ଜି) : ଏହା ହୃଦୟର ତାନ୍ତ୍ରିକ ଗତିବିଧି ମାପ କରେ । ଏହାର ଫଳାଫଳରୁ ଡାକ୍ତର ରୋଗର ସନ୍ଧାନ କରିପାରନ୍ତି । ଏହା ଯେଉଁ ରକ୍ତଚାପ ସହିତ ଜଡିତ ହୋଇଛି (ଲେଫ୍ଟ ଭେଣ୍ଟ୍ରିକୁଲର ହାଇପରଟ୍ରାଫି)

3. ଇକୋ କାର୍ଡିଓ ଗ୍ରାମରେ ଧ୍ୱନି ତରଙ୍ଗ ମାଧ୍ୟମରେ ହୃଦୟକୁ ଦେଖିବା ତଥା କାର୍ଯ୍ୟ ଦେଖାଯାଏ । ଏଥିରେ ବି ହୃଦୟ ରୋଗର ଜାଞ୍ଚ ହୁଏ ।

4. ଛାତିର ଏକ୍ସରେ : ହୃଦୟର ବିସ୍ତୃତର ସନ୍ଧାନ ଜଣାପଡେ ।

ହାଇପରଟେନଶନର ପ୍ରକାର

ହାଇପର ଟେନଶନ ଅନେକ ପ୍ରକାରର ହୋଇପାରେ । ଯେପରି ପ୍ରାଇମେରୀ, ସେକେଣ୍ଡାରୀ , ରୀନୋଭାସକୁଲାର ଓ ଲୋବାଇଲ ଆଦି । 2000 ମସିହା ପର୍ଯ୍ୟନ୍ତ ସମସ୍ତ ପ୍ରକାର ରୋଗୀଙ୍କୁ ଡାୟସ୍ଟୋଲିକ ରକ୍ତଚାପ ନାମରେ ଜଣା ଯାଉଥିଲା । ଅନ୍ୟ ଶବ୍ଦରେ, ଉଚ୍ଚ ରକ୍ତଚାପର ରୋଗୀଙ୍କୁ ଡାୟସ୍ଟୋଲିକ ହାଇପରଟେନଶନ ହେଉଥିଲା । ବର୍ତ୍ତମାନ ୟୁ.ଏସ୍. ଏ.ର ନାସନାଲ ହାର୍ଟ ଲଙ୍ଗ ଆଣ୍ଡ ବ୍ଲଡ ଇନଷ୍ଟିଚ୍ୟୁଟର ଅନୁଶଂସା ଯେ ସ୍ୱାସ୍ଥ୍ୟ ବ୍ୟବସାୟମାନଙ୍କୁ କେବଳ ସିସ୍ଟୋଲିକ ବ୍ଲଡପ୍ରେସର ବରଂ ଡାୟସ୍ଟୋଲିକ ପ୍ରେସର ବି ଜାଞ୍ଚ କରିବା ଦରକାର । ଆଜିକାଲି ସିସ୍ଟୋଲିକ ରକ୍ତଚାପକୁ ଅଧିକ ମହତ୍ତ୍ୱ ଦିଆଯାଇଛି ।

ଅଧିକତର ଉଚ୍ଚରକ୍ତଚାପ ରୋଗୀ ପ୍ରାଇମେରୀ ହାଇପର ଟେନଶନ ଦ୍ୱାରା ଗ୍ରସ୍ତ ହେଉଛନ୍ତି ଅର୍ଥାତ୍ ଶୋଧକର୍ତ୍ତା କେବଳ ଅବସ୍ଥାର ବିପଦକୁ ଜାଣି ପାରୁଛନ୍ତି । ସେମାନେ ରୋଗର ମୂଳ ପର୍ଯ୍ୟନ୍ତ ପହଞ୍ଚି ପାରୁନାହାନ୍ତି । ଏହି ଲୋକଙ୍କୁ ଉତ୍ତେଜନା ପ୍ରବନ୍ଧନ ଟେକନିକ ଦ୍ୱାରା ଅଧିକ ଆରାମ ମିଳୁଛି ।

ପ୍ରାଇମେରୀ (ଏସେନସିଆଲ ହାଇପର ଟେନଶନ)

ବର୍ତ୍ତମାନ ଅଧିକ ଉତ୍ତେଜନା, ଅଧିକ ଓଜନ ତଥା ବ୍ୟାୟାମର ଅଭାବ ହିଁ ଉଚ୍ଚରକ୍ତଚାପର ପ୍ରମୁଖ କାରଣ ଅଟେ । ଆମର ମେଡିକାଲ ବିଜ୍ଞାନ 90- 95 % ମାମଲାକୁ ପ୍ରାଇମେରୀ

ହାଇପର ଟେନଶନ ଶ୍ରେଣୀରେ ରଖୁଛନ୍ତି । 5-10 % ମାମଲାକୁ ସେକେଣ୍ଡାରୀ ହାଇପର ଟେନଶନ କୁହାଯାଇଛି । କାରଣ ଏହା ଜଣାପଡେ ଯେପରି (ବୃକକ ରୋଗର ଚାପରେ) । ନିମ୍ନଲିଖିତ କାରକ ପ୍ରାଇମେରୀ ହାଇପର ଟେନଶନ ସହିତ ଜଡିତ ।

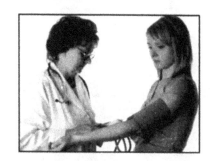

- ନିଦ
- ହାଇପର ଟେନଶନ ପାରିବାରିକ ଇତିହାସ
- ମେଦ ବହୁଳତା
- ନିୟମିତ ବ୍ୟାୟାମର ଅଭାବ
- ଧୂମ୍ରପାନ
- ବୟସ ବଢ଼ିବା
- କୈଫିନର ଅଧିକ ମାତ୍ରା
- ତେଲ ତଥା ଚର୍ବିଯୁକ୍ତ ଭୋଜନ
- ଉଚ୍ଚ କୋଲେଷ୍ଟ୍ରଲ ସ୍ତର

ଶରୀର ଏଞ୍ଜିଓ ଟେନ୍‌ଶିନ -ରେନିନ ତନ୍ତ୍ରରେ ଅନୁବଂଶିକ ସମସ୍ୟା, ଏହି ରକ୍ତ ଚାପ ନିୟନ୍ତ୍ରିତ କରୁଥିବା ସମସ୍ତ କାରକକୁ ପ୍ରଭାବିତ କରେ:

ରକ୍ତ ନଳିକା ସଂକୁଚିତ ହେବା, ହୃଦୟ କୋଶିକାର କାରଣ ବିକାଶ, ସୋଡିୟମ ତଥା ଜଳ ସନ୍ତୁଳନ ଓ 'ଲୁଣ ଜିନିଷ' : ଯାହା ଲୁଣ ଓ ହାଇପର ଟେନଶନ ସମ୍ବନ୍ଧରେ ମହତ୍ତ୍ୱପୂର୍ଣ୍ଣ ଭୂମିକା ପାଳନ କରେ ।

ଶରୀରର ସିଂପେଥେଟିକ ସ୍ନାୟୁତନ୍ତ୍ରରେ ଅନୁବଂଶିକ ସମସ୍ୟା, ଯାହା ହୃଦୟ ଗତି, ରକ୍ତଚାପ ଓ ରକ୍ତନଳିକାର ବିସ୍ତୃତି କୁ ବି ନିୟନ୍ତ୍ରିତ କରେ ।

ସେକେଣ୍ଡାରୀ ହାଇପର ଟେନଶନ କଣ ?

ସେକେଣ୍ଡାରୀ ହାଇପର ଟେନଶନ ସେହି ଅବସ୍ଥା ଅଟେ ଯେଉଁଥିରେ ଉଚ୍ଚରକ୍ତଚାପର କାରଣ ଜଣା ପଡେ (ସ୍ଲିପ ଏପନିଆ , କିଡନୀ ବା ଏଣ୍ଡୋକ୍ରାଇନ ରୋଗ) । ଏହା ଅନ୍ୟ ରୋଗ ଅବ୍ୟବସ୍ଥା କାରଣରୁ ହୁଏ ତଥା ଏହି ରୋଗକୁ କାବୁକୁ ଆସିଲାମାତ୍ରେ ଏହା ଠିକ୍ ହୋଇଯାଏ । ଏ ଅବସ୍ଥା ନିମ୍ନଲିଖିତ ଅଟେ :

- ନିଦ
- କିଡନୀ ବା ଏଣ୍ଡୋକ୍ରାଇନ ରୋଗ
- ଲିଭର ସିରୋସିସ
- କୁଶିଙ୍ଗ ରୋଗ (ଶରୀର ଅଧିକ ଷ୍ଟିରଏଡ ତିଆରି କରେ)
- ଫିୟୋକ୍ରୋମୋସାଇଟୋମା (ଏଣ୍ଡ୍ରୋନାଲାଇନ ତିଆରି କରିବା ଟ୍ୟୁମର)

□ ଆଓର୍ଟାରେ ବ୍ୟସ୍ତତା (ଏହି ଅବସ୍ଥାରେ ଆଓର୍ଟାର ଲମ୍ୱରେ ସଂକୁଚିତତା ଆସିଯାଏ, ଯେଉଁ କାରଣରୁ ବାହୁରେ ଉଚ୍ଚରକ୍ତଚାପ ତଥା ରୋଗରେ ନିମ୍ନ ରକ୍ତଚାପ ହୋଇଯାଏ ।

ସେକେଣ୍ଡାରୀ ହାଇପର ଟେନଶନର କିଛି ଅନ୍ୟକାରକ

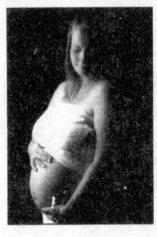

ଗର୍ଭାବସ୍ଥା : ଯେଉଁ ମହିଳାମାନଙ୍କୁ ପ୍ରଥମରୁ ହାଇପରଟେନଶନ ଅଛି, ଗର୍ଭାବସ୍ଥାରେ ସେମାନଙ୍କର ଅବସ୍ଥା ଅଧିକ ବିଗିଡି ଯାଏ କିମ୍ବା ଗର୍ଭାବସ୍ଥାରେ ବି ଏହା ହୋଇଯାଏ । ଯଦି ପ୍ରଥମରୁ କେବେ ହୋଇ ନଥାଏ ତେବେ ଡେଲିଭରୀର ତୁରନ୍ତବାଦ ଆରାମ ଆସିଯାଏ । ବର୍ତ୍ତମାନ ଜୀବନରେ ଏହା ଦ୍ୱିତୀୟଥର ହେବାର ସମ୍ଭାବନା ବଢ଼ିଯାଏ ।

କେତେକ ବିଶେଷ ଔଷଧ : କିଛି ନନ - ଷ୍ଟିରାୟଡଲ୍ ଆଣ୍ଟି ଇଂକଲା ମେଟ୍ରୀ ଔଷଧ ତଥା ଏସ୍ଟ୍ରୋଜନ (ଗର୍ଭ ନିରୋଧକ ଔଷଧ ବା ହର୍ମୋନ ରିପ୍ଲେସମେଣ୍ଟ ଥେରାପି) ଆଦିରେ ଅସ୍ଥାୟୀ ଉଚ୍ଚ ରକ୍ତଚାପ ହୋଇପାରେ । ଏହା ବ୍ୟତୀତ ଓ.ଟି.ସି. ଔଷଧ ଥଣ୍ଡା-କାଶ ଔଷଧ ଓ ଆଖିରେ ପକାଇବା ଔଷଧ ବି ଅଳ୍ପ ପ୍ରଭାବ ପକାଇପାରେ ।

କୋକେନ - କୋକେନର ବ୍ୟବହାରରେ କେବଳ ଉଚ୍ଚରକ୍ତଚାପ ହୁଏ ନାହିଁ ବରଂ କୌଣସି ସୁସ୍ଥ ବ୍ୟକ୍ତିଙ୍କୁ ହାର୍ଟ ଆଟାକ ଅଥବା ପକ୍ଷାଘାତ ବି ହୋଇପାରେ ।

ମଦିରା - ଦୀର୍ଘ ସମୟ ଧରି ମଦିରା, କେଫିନ ଅବା ରିଅଲ ଲିକୋଟିକ (ଯେଉଁଥିରେ ଏକ ପ୍ରକାର ଷ୍ଟିରାୟଡ ଥାଏ) ବି ଏଚ. ଟି. ର କାରଣ ହୋଇପାରେ ।

କିଛି ଅନ୍ୟ ପ୍ରକାର ହାଇପର ଟେନଶନ

ଏକ ସେକେଣ୍ଡାରୀ ହାଇପର ଟେନଶନ ଅଛି, ରୀନୋ ଭସ୍କୁଲାର ହାଇପର ଟେନଶନ ଯାହା ବୃକକରେ ରକ୍ତପ୍ରବାହ କମିବାରେ ହୁଏ । ରୀନଲ ଧମନୀ କଠିନ ହେବା କାରଣରୁ ରକ୍ତ ପ୍ରବାହରେ ବାଧା ଆସେ । ରୀନଲ ରକ୍ତ ନଳିକା 'ଆଥେରୋସକ୍ଲେରୋସିସ' ଅଥବା ଫାଇବ୍ରୋମସ୍କୁଲାର ଡସପ୍ଲେସିୟାରେ ଧମନୀର ଦ୍ୱାରର କୋଶିକା ବଢ଼ିଯାଏ, ଯାହା ଦ୍ୱାରା ଧମନୀ ସଂକୁଚିତ ହୋଇଯାଏ ।

ଆଇସୋଲେଟେଡ ସିଷ୍ଟୋଲିକ ହାଇପର ଟେନଶନ (Isolated systolic hypertention)

ISH ସେତେବେଳେ ହୁଏ ଯେତେବେଳେ ସିସ୍ଟୋଲିକ ରକ୍ତଚାପ ବଢ଼ିଯାଏ । ଏହା ବୟସ ସହିତ ବଢ଼େ । ଏଥିପାଇଁ ବୃଦ୍ଧାବସ୍ଥାରେ ଏହି ରୋଗ ISH ରୋଗୀର ଡାୟସ୍ଟୋଲିକ ମାପ ତ ସାମାନ୍ୟ ରହେ । କିନ୍ତୁ ସିସ୍ଟୋଲିକ ଚାପ ବଢ଼େ । ଏହା ପକ୍ଷାଘାତରେ ସାଧାରଣ କାରଣ ଅଟେ ।

ଲେବାଇଲ ଅଥବା ଟ୍ରାନସିୟର ହାଇପରଟେନଶନ (Iabile or Transier Hypertention)

ଏଥିରେ ଉତ୍ତେଜନା ସମୟରେ ରକ୍ତଚାପର ଅସ୍ଥାୟୀ ବୃଦ୍ଧିହୁଏ । ପୁଣି ଏହା ସାମାନ୍ୟ ଅବସ୍ଥାକୁ ଚାଲିଯାଏ ।

କେତେକ ଯୁବକଙ୍କ ମଧ୍ୟରେ ଅନେକ ବର୍ଷ ପର୍ଯ୍ୟନ୍ତ ଲେବାଇଲ ହାଇପରଟେନଶନ ରହେ । ମାତ୍ର ଯଦି ସେମାନଙ୍କ ପରିବାରରେ ହାଇପର ଟେନଶନର ଇତିହାସ ଅଛି ତେବେ ତାଙ୍କ ରୋଗ ପ୍ରାଇମେରୀ ହୋଇଯାଏ । ବର୍ତ୍ତମାନ ଲେବାଇଲ ହାଇପର ଟେନଶନରେ ବି କେତେକ ପ୍ରକାର ଜଟିଳତା ହୋଇପାରେ; ଯେପରି ହୃଦୟ ଅଥବା ବୃକକର ରୋଗ ଓ ପକ୍ଷାଘାତ (ଯଦି ଚିକିତ୍ସା ନହୁଏ) । ନୀୟବ୍ଲାକର୍ସ ଓ ଉତ୍ତେଜନା ପ୍ରବନ୍ଧନରେ ଏହାର ସଫଳ ଚିକିତ୍ସା ହୋଇ ପାରିବ ।

ରେଜିସ୍ଟାଣ୍ଟ ହାଇପର ଟେନଶନ (Registant Hypertention)

ଏହି ରକ୍ତଚାପ ସାମାନ୍ୟ ଚିକିତ୍ସା ଓ ଥେରାପିରେ ପ୍ରତିକ୍ରିୟା ଦିଏ ନାହିଁ । କାରଣ ଏହାକୁ ନିୟନ୍ତ୍ରଣ କରିବା ଅଧିକ କଠିନ ଅଟେ । ଏଥିପାଇଁ ଜୀବନ ଶୈଳୀରେ ସୁଧାର ଆଣିବା ସହିତ ଦୁଇ ତିନି ପ୍ରକାର ଔଷଧର ଏକତ୍ର ଆବଶ୍ୟକତା ଅଛି । ଏପରି ରୋଗୀଙ୍କୁ ଡାକ୍ତରଙ୍କ ଆହାର, ବ୍ୟାୟାମ ତଥା ଔଷଧ ସହିତ ଜଡିତ ପ୍ରତ୍ୟେକ ଉପଦେଶ ପାଳନ କରିବା ଦରକାର ତଥା ସମୟ ସମୟରେ ଜାଞ୍ଚ କରିବା ଉଚିତ ।

ମେଲିଗ୍‌ନେଣ୍ଟ (ଏସିଲିରେଟିଡ) ହାଇପର ଟେନଶନ (Malignant Hypertenson)

ଏହା 1% ରୁ ବି କମ ହାଇପରଟେନଶନ ରୋଗୀଙ୍କ ଠାରେ ହୋଇଥାଏ । ଏଥିରେ ହଠାତ୍ ଡାୟସ୍ଟୋଲିକ ବାସ୍ପ 125 ରୁ ଅଧିକ ହୋଇଯାଏ । ଏହାକୁ ଆମ ହୃଦୟ, ମସ୍ତିଷ୍କ , ଆଖି ଓ ବୃକକର କ୍ଷତି ସହିତ ଯୋଡି ପାରେ । ଏଥିରେ ତତ୍‌କାଳ ମେଡିକାଲ ଚିକିତ୍ସା ଦରକାର । ନହେଲେ କିଛି ବି ଘଟିପାରେ । ରୋଗୀକୁ ହସ୍‌ପିଟାଲରେ ଏଣ୍ଟ୍ରଭେନ୍‌ସ ଔଷଧ ଦେବାକୁ ପଡେ । ଏଥିରେ ଦେଖା ନ ଯିବା, ଦେହ ଝିମ୍ ଝିମ୍ ହେବା, ଅନିଦ୍ରାପଣ , ଭ୍ରମ ଓ ମୁଣ୍ଡବ୍ୟଥା ଆଦି ଲକ୍ଷଣ ସାମିଲ ଅଟେ ।

ହ୍ୱାଇଟ କୋଟ ହାଇପର ଟେନଶନ (White Cote Hypertention)

କେତେକ ଲୋକ ଜଣା ଅଜଣାରେ ଡାକ୍ତରଙ୍କ ପାଖରେ ରକ୍ତଚାପ ଜାଂଚ କରାଇବା ସମୟରେ ଉତ୍ତେଜିତ ହୋଇଯାଆନ୍ତି । ଘରେ ସେମାନଙ୍କ ରକ୍ତଚାପ ସାମାନ୍ୟ ହୋଇଥାଏ କିନ୍ତୁ ମେଡିକାଲ ଜାଂଚରେ ସବୁବେଳେ ଅଧିକ ଆସେ । ଏହା ଏକ ସାଧାରଣ ବ୍ୟସ୍ତତା ।

ଯଦି ଡାକ୍ତରଙ୍କୁ ଏହା ଜଣାପଡିବ ଯେ ଆପଣ ଏଥିରେ ଗ୍ରସ୍ତ ଅଟନ୍ତି ତେବେ ଆପଣଙ୍କୁ ଘରେ ରକ୍ତଚାପର ରେକର୍ଡ ତିଆରି କରି ଆଣିବାକୁ କହିବେ । ଆପଣଙ୍କୁ 'ପୋର୍ଟେବଲ ମେଶିନ' ପିନ୍ଧିବାକୁ ପରାମର୍ଶ ବି ଦେଇ ପାରନ୍ତି । ତାହା ନିଜେ ଆପଣଙ୍କ ରକ୍ତଚାପ ନୋଟ କରି ଚାଲିବ । ଏହି ଦୁଇ ପ୍ରକାର ଆପଣଙ୍କ ବାସ୍ତବିକ ରକ୍ତଚାପର ସଠିକ ପରିଣାମ ମିଳିଯିବ । □

ଅଧ୍ୟାୟ-2

ରକ୍ତଚାପର ଜାଂଚ

ରକ୍ତଚାପ ବା ବ୍ଲଡପ୍ରେସରକୁ ଏକ ବି.ପି. ମେଶିନରେ ମପାଯାଏ, ମେଡିକାଲ ଭାଷାରେ 'ସ୍ଫିଗମୋ ମେନୋମିଟର' କୁହାଯାଏ । ଏଥିପାଇଁ ଏକ ଷ୍ଟେଥୋସ୍କୋପର ବି ଆବଶ୍ୟକତା ହୁଏ । ଏହାକୁ ମାପିବାରେ କେବଳ କିଛି ମିନିଟ ସମୟ ଲାଗେ ବା କେହି ବି ଅଳ୍ପ ପ୍ରଶିକ୍ଷଣରେ ଏହାକୁ ଶିଖି ପାରେ । କୌଣସି ରକ୍ତଚାପ ରୋଗୀକୁ ଏହା 1000 ଟଙ୍କାରେ ମିଳିପାରେ । ବ୍ଲଡପ୍ରେସର ମାପିବା ପୂର୍ବରୁ ବି.ପି. ଜାଂଚର ପ୍ରଣାଳୀ ଶିଖି ନିଅନ୍ତୁ ।

ସାମାନ୍ୟ ଟେକନିକ

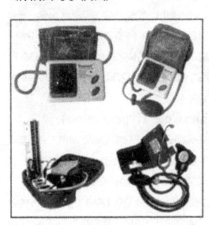

ରକ୍ତଚାପ ଜାଂଚ ସମୟରେ ବାହୁରେ ଏକ କଫ ବନ୍ଧାଯାଏ ଯାହା ସ୍ଫିଗମୋ ମେନୋମିଟର ସହିତ ଜଡିତ ଥାଏ । ପୁଣି ଷ୍ଟେଥୋସ୍କୋପ ସାହାଯ୍ୟରେ ବାହୁର ବ୍ରାକିଅଲ ଧମନୀକୁ ଶୁଣାଯାଏ । କଫରେ ସେତିକି ବାୟୁ ଭରିଦିଆଯାଏ ଯେ ରକ୍ତ ସଂଚାରଣ କିଛି ସମୟ ପାଇଁ ବନ୍ଦ ହୋଇଯାଏ । ପୁଣି ବାୟୁ ବାହାର କରି କଫକୁ ଢ଼ିଲା କରି ଦିଆଯାଏ । ତଦ୍ଵାରା ରକ୍ତର ପ୍ରବାହ ସୁଚାରୁ ହୋଇଯାଏ । ଯେମିତି ବାୟୁ ବାହାରିବ ଡାକ୍ତର ମିଟର ଉପରେ ଆସୁଥିବା ନମ୍ବର ଦେଖନ୍ତି ତଥା ପ୍ରଥମ ହୃଦୟ ଗତି ଶୁଣିବା ପର୍ଯ୍ୟନ୍ତ ଅପେକ୍ଷା କରନ୍ତି । ପୁଣି ଯେଉଁ ଅଙ୍କ ଉପରେ ଶେଷ ବୀଟ ଶୁଣନ୍ତି ତାକୁ ବି ନୋଟ କରି ନିଅନ୍ତି । ଏହା ଡାୟସ୍ଟୋଲିକ ପ୍ରେସର କୁହାଯାଏ ।

ରକ୍ତଚାପ ଜାଂଚର ଟେକନିକ ଜାଣିବା

ରକ୍ତ ଆମର ହାତରେ ବ୍ରାକିୟଲ ଧମନୀରେ ପହଞ୍ଚେ, ଯାହାର ମୁଖ୍ୟ ଆପୂର୍ତ୍ତି ଆଓର୍ଟାରେ ହୁଏ । ଆମେ କହୁଣୀର ଜଏଣ୍ଟର ତଳକୁ ଅଙ୍ଗୁଳିରେ ଏହି ଧମନୀକୁ ଅନୁଭବ କରି ପାରିବା । ଏହା ରେଡିୟଲ ଧମନୀ ବି ଅଟେ ଯାହା କହଣୀରେ ରକ୍ତ ପ୍ରବାହିତ କରେ । ଯେତେବେଳେ ଆମେ ଏହି ନଳିକା ଦେଇ ବହୁଥିବା ରକ୍ତର ଚାପକୁ ଜାଂଚ କରିବାକୁ ଚାହେଁ ତେବେ ଆମେ ବ୍ରାଙ୍କୟଲ ଧମନୀ ଉପରେ ଏକ କଫ ଗୁଡାଇ ତାହାକୁ ଦବାଉ । ଯେତେବେଳେ କଫକୁ ଫୁଲାଏ ରକ୍ତ ପ୍ରବାହ ବନ୍ଦ ହୋଇଯାଏ । କଫ ଦ୍ୱାରା ଚାପ ବଢ଼ିଲେ ଧମନୀରେ ନାଡି ବନ୍ଦ ହୋଇଯାଏ ।

ଧୀରେ ଧୀରେ ବାୟୁ ବାହାର କରାଯାଏ । ଆମେ ନାଡି ଉପରେ ଷ୍ଟେଥୋସ୍କୋପ ରଖେ ତଥା ପ୍ରବାହିତ ରକ୍ତର ଧ୍ୱନି ଶୁଣେ । ଯେତେବେଳେ ଚାପ ସିସ୍ଟୋଲିକ ଚାପର ତଳକୁ ଆସେ ତେବେ ବ୍ରାକିୟଲ ଧମନୀର ରକ୍ତପ୍ରଭାବ ଆରମ୍ଭ ହୋଇଯାଏ - ସେତବେଳେ ଏକ ଧ୍ୱନି ଶୁଣାଯାଏ, ଯାହାକୁ ଏହି ଷ୍ଟେଥୋସ୍କୋପରେ ଶୁଣି ହୁଏ । ସେତେବେଳେ ମିଟର ଉପରେ ଯେଉଁ ଅଙ୍କ ଆସେ ତାହା ସିଷ୍ଟୋଲିକ ପ୍ରେସର ଅଟେ ।

ଏବେ କଫର ପ୍ରେସରକୁ କମାଉ ତଥା ଧ୍ୱନି ଶୁଣୁ । ଯେମିତି ଆମେ ଡାୟୋସ୍ଟୋଲିକ ପ୍ରେସର ପର୍ଯ୍ୟନ୍ତ ପହଞ୍ଚେ ରକ୍ତ ପ୍ରବାହରେ ବାଧା ରହେ ନାହିଁ ତଥା କୌଣସି ଶବ୍ଦ ବି ଆସେ ନାହିଁ । ଶବ୍ଦ ଶେଷ ହେଲା ପରେ ସଂଖ୍ୟାକୁ ଦେଖନ୍ତୁ । ଏହା ଡାୟସ୍ଟୋଲିକ ପ୍ରେସର ଅଟେ ।

ରକ୍ତଚାପର ଜାଂଚ ପ୍ରଶିକ୍ଷଣ ନେବାରେ ଅଧିକ ସମୟ ଲାଗେ ନାହିଁ । 10-15 ଥର ଏହି ପ୍ରକ୍ରିୟା ଦୋହରାଇଲେ ବ୍ୟକ୍ତି ଏହି ଅଭ୍ୟାସରେ ନିପୁଣ ହୋଇଯାଏ ।

ବିଭିନ୍ନ ପ୍ରକାରର ବି.ପି. ଉପକରଣ

(1) ମର୍କରୀ ସ୍ଫିଗମୋ ମେନୋମିଟର : ଏଥିରେ ମର୍କରୀ କାଲମ ଥାଏ ତଥା ଏହା ଷ୍ଟିଲ ବାକ୍ସରେ ଆସେ । ଏଥିରେ ଟ୍ୟୁବ, କଫ ଏବଂ ରବର ବଲ୍‌ବ ଥାଏ । ଏହା ସବୁଠାରୁ ଭଲ ଉପକରଣ ଅଟେ । ଘରୋଇ ବ୍ୟବହାର ପାଇଁ ଏହି ମେସିନ ଭଲ । ଆପଣଙ୍କୁ ଏହା ସହିତ ଷ୍ଟେଥୋସ୍କୋପ କିଣିବାକୁ ହେବ । ଭାରି ହୋଇଥିବା ଯୋଗୁଁ ଏହା ଭ୍ରମଣ ପାଇଁ ନୁହେଁ । ଏହା ଭାଙ୍ଗି ବି ଯାଇପାରେ ।

(2) ଡାୟଲ ଟାଇପ ପୋର୍ଟେବଲ ସ୍ଫିଗମୋମେନୋମିଟର : ଆଜିକାଲି ଏହା ଅଧିକ ଲୋକପ୍ରିୟ ହେଉଛି । ଏଥିରେ ମର୍କରୀ କଲମ

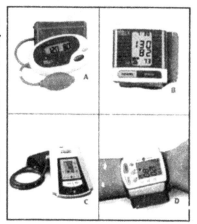

ବ୍ୟତୀତ ପଏଣ୍ଟ ସୁଇଚ୍ ଥାଏ । ଭଲ କ୍ୱାଲିଟିର ଉପକରଣ ନିଅନ୍ତୁ । ଏହା ଓଜନରେ ହାଲକା ଅଟେ ତଥା ସହଜରେ କେଉଁଠି କି ବି ନେଇହେବ । ଏହା ସହିତ ବି ଏକ ଷ୍ଟେଥୋସ୍କୋପ ଦରକାର ।

(3) ଇଲେକ୍ଟ୍ରୋନିକ ଅଥବା ଡିଜିଟାଲ ଅଟୋମେଟିକ ବି.ପି. ମେଶିନ :

ଏଥିରେ ବି ସହଜରେ ରକ୍ତଚାପ ଜାଂଚ କରି ପାରିବେ । ଏହି ମେଶିନର ମାଇକ୍ରୋଫୋନ ବ୍ରାକିୟଲ ଧମନୀର ଶବ୍ଦକୁ ନୋଟ କରି ଆପଣଙ୍କୁ ରିଡିଙ୍ଗ ଦେବ । କଫ ବି ସ୍ୱୟଂ ଫୁଲେ ତଥା ଖାଲି ହୁଏ । ଏ ମେଶିନ ସବୁବେଳେ ସଠିକ ହୁଏ ନାହିଁ । ଏଥିପାଇଁ ଡାକ୍ତରୀ ଉପକରଣରେ ଏହାକୁ ଜାଂଚ କରିନିଅନ୍ତୁ । ଏହା ପ୍ରାୟ 2500 ଟଙ୍କା ଦାମ ହୋଇଥାଏ ।

(4) ବି.ପି. ଜାଂଚ -କଣ କରେ, କଣ ନ କରେ :

- 5 ମିନିଟ ଆରାମରେ ବସିବା ପରେ ହିଁ ରକ୍ତଚାପ ଜାଂଚ କରନ୍ତୁ ।
- ଉତ୍ତେଜନା ଗ୍ରସ୍ତ ଅଛନ୍ତି ତ ତେବେ ତିନି ତିନି ମିନିଟ ଅନ୍ତରାଳରେ ଦୁଇଥର ରିଡିଙ୍ଗ ନିଅନ୍ତୁ ।
- କଫ ହୃଦୟ ସ୍ତର ପର୍ଯ୍ୟନ୍ତ ହେଉ ।
- ଖାନା, ଚା ଅଥବା କଫି ନେବାର କମସେ କମ ଘଣ୍ଟାକ ପରେ ରକ୍ତ ଚାପ ଜାଂଚ କରନ୍ତୁ ।
- କଫର ବ୍ଲାଡର ବାଜୁ ର 80% ଢାଙ୍କି ରହୁ ।
- ଧୂମପାନର ଅଧଘଣ୍ଟା ପର୍ଯ୍ୟନ୍ତ ରକ୍ତଚାପ ଜାଂଚ କରିବା ଉଚିତ ନୁହେଁ ।

□

ଅଧ୍ୟାୟ -3

ଉଚ୍ଚ ରକ୍ତଚାପ ଚିକିତ୍ସାର ଯୋଜନା

1. ଆହାରରେ ପରିବର୍ତ୍ତନ
2. ଉତ୍ତେଜନା ପ୍ରବନ୍ଧନ
3. ବ୍ୟାୟାମ ଓ ଶାରୀରିକ ପ୍ରକ୍ରିୟା
4. ଧୂମପାନ ଛାଡିବା
5. ନିଶାଦ୍ରବ୍ୟ ସେବନରୁ ନିବୃତ୍ତ ରୁହନ୍ତୁ ।
6. ଯୋଗ
7. ଧ୍ୟାନ
8. ଓଜନ କମାଇବା
9. ଔଷଧ (ଆବଶ୍ୟକ ହେଲେ)

ଆହାରରେ ପରିବର୍ତ୍ତନ ଓଜନରେ କମ, ଉତ୍ତେଜନା ପ୍ରବନ୍ଧନ ପ୍ରଶିକ୍ଷଣ, ବ୍ୟାୟାମ, ବ୍ୟବହାରଗତ ପରିବର୍ତ୍ତନ ତଥା ସ୍ୱାସ୍ଥ୍ୟ ଶିକ୍ଷା ଦ୍ୱାରା ଉଚ୍ଚରକ୍ତଚାପ ଉପରେ ସଫଳ ନିୟନ୍ତ୍ରଣ ରକ୍ଷା କରାଯାଇପାରିବ । ଏହାକୁ ଆମେ ନନ୍ ଡ୍ରଗ ଥେରାପି

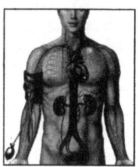

(Non-dreg therapy) ଅଥବା ରକ୍ତଚାପ ଉପରେ ନିୟନ୍ତ୍ରଣ ନହେଲେ ଆମକୁ ଔଷଧ ବ୍ୟବହାର କରିବା ଦରକାର ।

ଉଚ୍ଚରକ୍ତଚାପ ପ୍ରବନ୍ଧନ ହେତୁ ଆହାର

ଆହାର ପରିବର୍ତ୍ତନରେ ନିମ୍ନଲିଖିତକୁ ସାମିଲ କରିପାରିବେ, ଏପରି ଆଗରୁ ବିସ୍ତାରିତ ଭାବେ ବି ଚର୍ଚ୍ଚା କରାଯାଇଛି ।

ଆହାର ଯୋଜନାର ଆଧାର

(କ) ଲୁଣ ଉପରେ କଟକଣା

(ଖ) ଅଧିକ ଓଜନବାଲାଙ୍କ ପାଇଁ କ୍ୟାଲୋରୀ ଉପରେ କଟକଣା

(ଗ) ଚର୍ବି ଉପରେ କଟକଣା

(ଘ) ଉଚ୍ଚ ତନ୍ତୁଯୁକ୍ତ ଆହାର

(ଙ) ଆଣ୍ଟି-ଅକ୍ସିଡେଣ୍ଟ ଯୁକ୍ତ ଆହାର

ଉତ୍ତେଜନା ପ୍ରବନ୍ଧନ

ଉଚ୍ଚ ରକ୍ତଚାପ ନିୟନ୍ତ୍ରଣ ପାଇଁ ଉତ୍ତେଜନା ପ୍ରବନ୍ଧନ ଅତି ଆବଶ୍ୟକ ଅଟେ । ଯଥାର୍ଥରେ 50% ରୋଗୀଙ୍କୁ ଏହାକୁ ଆପଣାଇ ଆରାମ ଆସୁଛି । ଉତ୍ତେଜନା ପ୍ରବନ୍ଧନ ଟେକନିକ ନିମ୍ନଲିଖିତ ଅଟେ :-

● ବିବେକୀ ମସ୍ତିଷ୍କର ପ୍ରଶିକ୍ଷଣ ତଥା ଭାବନାତ୍ମକ ମସ୍ତିଷ୍କର ସାଧନା ।

● ଉତ୍ତେଜନା ଏବଂ ଜୀବନ ଉପରେ ଏହାର ପ୍ରଭାବକୁ ବୁଝିବା ।

● ପାରିପାର୍ଶ୍ୱିକ ପରିବେଶ ସହିତ ଆପଣଙ୍କ ଉତ୍ତେଜନାକୁ ବୁଝିବା ଏବଂ ତାହାର କାରକରୁ ରକ୍ଷା ପାଇବା ।

● ନିଜର ଇଚ୍ଛା, ପ୍ରବୃତ୍ତି, ପ୍ରତିକ୍ରିୟା ଓ ମାନସିକତାକୁ ବୁଝନ୍ତୁ ଏବଂ ମାନସିକତାରେ ପରିବର୍ତ୍ତନ ଆଣନ୍ତୁ ।

● ଜୀବନର ଭାରରୁ ରକ୍ଷା ପାଆନ୍ତୁ ।

● ଜୀବନ କ୍ଷେତ୍ରରେ ସନ୍ତୁଳନ

● ଉତ୍ତେଜନା ପ୍ରବନ୍ଧନ ଏବଂ ତାକୁ ଦୂର କରିବା

● ସଂପ୍ରେଷଣ କୌଶଳରେ ସୁଧାର

ବ୍ୟାୟାମ

ବ୍ୟାୟାମ ଦ୍ୱାରା ଶରୀରର ଓଜନ କମାଇବା - ବଢ଼ାଇବା କରିପାରିବେ । ରକ୍ତଚାପ ଓ ରକ୍ତ ଲିପିଡକୁ ବି ବଢ଼ାଇ କମାଇ ପାରିବେ । ଏପରି ହାଇପର ଟେନଶନ ରୋଗୀଙ୍କ ପାଇଁ ଚାଲବୁଲ ସବୁଠାରୁ ଭଲ ବ୍ୟାୟାମ ।

3
ପ୍ରତିଦିନ ୩୦
ମିନିଟ୍ ବ୍ୟାୟାମ
ଦ୍ୱାରା ଆପଣ
ଓଜନ କମାଇବା
ସହିତ ବ୍ଲଡ
ପ୍ରେସର ମଧ୍ୟ

ଏହା ବ୍ୟତୀତ ଯୋଗ, ଏରୋବିକି, ସାଇକ୍ଲିଂ, ପହଁରା ଆଦି ବି ରକ୍ତଚାପ କମାଏ । ଯଦି ଏହି ବ୍ୟାୟାମ ପ୍ରତିଦିନ କମ ସେ କମ ଅଧଘଣ୍ଟା କରାଯାଏ ତେବେ ଲାଭଦାୟକ ହେବ ।

ଧୂମପାନ ଉପରେ ବାଧା

ସିଗାରେଟ, ସିଗାର, ବିଡି ଓ ହୁକ୍କା ଆଦି ଧୂମପାନର ବିଭିନ୍ନ ରୂପ । ଏହି ନିକୋଟିନ ଧମନୀର ଭିତର ପରସ୍ତରେ ଜମିଯାଏ । ତା ଭିତରେ ଶୃଙ୍ଖଳା ହୋଇଯାଏ । ଏଠାରେ ଚର୍ବି ଜମା ହେବା ଦ୍ୱାରା ଧମନୀରେ ବାଧା ଆସେ ।

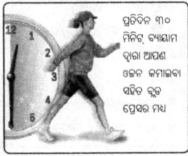

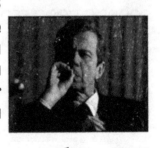

ଏହାଦ୍ୱାରା ରକ୍ତନଳିକା କଠିନ ହୋଇ ଆପଣଙ୍କ ନିଜର ନମନୀୟତା ନଷ୍ଟ କରିଦିଏ ଏବଂ ଫାଟିଯାଏ । ଯାହାଦ୍ୱାରା ନାକ ବା ମସ୍ତିଷ୍କରୁ ରକ୍ତସ୍ରାବ ହୋଇପାରେ ।

ଧୂମପାନ ଦ୍ୱାରା ହାଇପର ଟେନଶନ ଏବଂ ପୁଣି ଏଂଜାଇନା ଏବଂ ହାର୍ଟ ଆଟାକ ହୋଇପାରେ ।

ମଦ୍ୟପାନ

ପ୍ରତିଦିନ ମଦ୍ୟପାନ କରିବା ବ୍ୟକ୍ତି ପ୍ରାୟ ହାଇପର ଟେନଶନରେ ଗ୍ରସ୍ତ ହୁଅନ୍ତି । ଏପରି ବ୍ୟକ୍ତିଙ୍କୁ ମଦ୍ୟପାନ କରିବା ଉଚିତ ନୁହେଁ ।

ଯୋଗ

ମାନସିକ ଶିଥିଳତାର ଏହି ଟେନକିକ, ପର୍ଯ୍ୟାବରଣ ପ୍ରତି ମାନସିକ ଓ ବ୍ୟକ୍ତିଗତ ପ୍ରତିକ୍ରିୟାରେ ସୁଧାର ଆଣେ । ଅନେକ ଆସନ ଏପରି ଅଟେ, ଯାହା ଉଚ୍ଚରକ୍ତଚାପ କମାଇବାରେ ସାହାଯ୍ୟ କରେ ।

ଧ୍ୟାନ

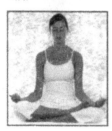

କୌଣସି ଶବ୍ଦକୁ ମନେ ମନେ ବାରମ୍ବାର ଉଚ୍ଚାରଣ (ଜପ) ବି ବାହ୍ୟ ବିଚାରକୁ ଦୂରେଇ ରଖେ ।

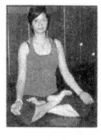

ଓଜନରେ କମ

ମେଦବହୁଳତା ହାଇପର ଟେନଶନ ଆଡକୁ ନେଇଯାଏ । ଏହା ବ୍ଲଡ ସୁଗାର ଓ କାରୋନରୀ ହୃଦୟ ରୋଗର ବି ମୂଳ ଅଟେ । ଆପଣଙ୍କ ଶରୀରର ଆଦର୍ଶ ଓଜନ ବଜାୟ ରଖନ୍ତୁ ।

ଔଷଧ (ଯଦି ଆବଶ୍ୟକ ହୁଏ)

ଯଦି ସମସ୍ତ ସାଧନ ଫେଲ ହୋଇଯାଏ ତେବେ ଡାକ୍ତରଙ୍କ କହିବା ଅନୁସାର ଔଷଧ ଖାଇବା ଉଚିତ । ଔଷଧ କେବେ ବି ହଠାତ୍ ବନ୍ଦ କରନ୍ତୁ ନାହିଁ । ନ ହେଲେ ରକ୍ତଚାପ ବଢ଼ିଲେ କ୍ଷତି କରିପାରେ ।

ଉଚ୍ଚ ରକ୍ତଚାପ ଚିକିତ୍ସାରେ କଣ କରିବେ / କଣ ନ କରିବେ ?

ଉଚ୍ଚ ରକ୍ତଚାପ ରୋଗୀମାନଙ୍କୁ ଏପରି ଅବସ୍ଥା ଓ ସ୍ଥାନରୁ ଦୂରେଇ ରହିବା ଦରକାର, ଯେଉଁଠି ତାଙ୍କର ହୃଦୟ ଗତି ଓ ରକ୍ତଚାପ ଅଚାନକ ବଢ଼ିପାରେ । ଯେପରି -

- ସାନା
- ବାଷ୍ପସ୍ନାନ
- ବାଷ୍ପ କକ୍ଷ
- ହାଟ ଟବ
- ଗରମ ପାଣିରେ ଗାଧୁଆଟବ ଆଦି

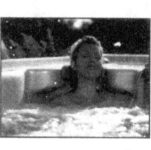

ଯଦି ଆପଣ ଏହି ଗତିବିଧିରେ ସାମିଲ ହେବାକୁ ଚାହାଁନ୍ତି ତେବେ ୧୦ ମିନିଟ୍‌ରୁ ଅଧିକ ସମୟ ବିତାନ୍ତୁ ନାହିଁ । ଏହାପରେ କିଛି ମିନିଟ ପାଇଁ ଟାପରୁ ବାହାରି ବସନ୍ତୁ ଯାହାଦ୍ୱାରା ମଥା ଘୁରାଇବାର ବିପଦ ଟଳିଯିବ ।

ହାଇପର ଟେନଶନ ରୋଗୀଙ୍କୁ ସବୁବେଳେ (Over the counter) ଓ.ଟି.ସି. ଔଷଧ ଠାରୁ ଦୂରେଇ ରହିବା ଦରକାର, ଏଥିରେ ଭ୍ୱାସୋକାନ ସ୍ଟ୍ରିକଟର୍ସ (Vasoconnstrinckters) ଥାଏ ଯାହା ରକ୍ତଚାପ ବଢ଼ାଏ ।

ଏପରି କିଛି ଔଷଧ ଅଛି -

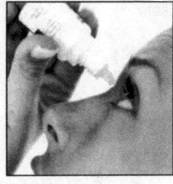

- ଆଖିରେ ପକାଇବା ଔଷଧ
- ଥଣ୍ଡା, କାଶ ଓ ବଲଗମର ଔଷଧ

(ଯେଉଁଥିରେ ଡିକାଂଜେସ୍ଟେଂଟ ଥାଏ)

- ଆଣ୍ଟି ହିଷ୍ଟାମାଇନ୍ସ

ହାଇପର ଟେନସିଭ ରୋଗୀଙ୍କ ଚିକିତ୍ସା ସହିତ ଜଡିତ ସମସ୍ତ ନିର୍ଦ୍ଦେଶକୁ ପାଳନ କରିବା ଉଚିତ । ଯଦି ଚିକିତ୍ସା ସମୟରେ କୌଣସି ଦୁଷ୍ପ୍ରଭାବ ସାମନାକୁ ଆସେ ତେବେ ତାହା ଡାକ୍ତରଙ୍କୁ ଜଣାଇବାରେ ବିଳମ୍ବ କରିବା ଉଚିତ ନୁହେଁ ।

❑

অধ্যায় - 4

ଉଚ୍ଚ ରକ୍ତଚାପ ଚିକିତ୍ସା ପାଇଁ ଆହାର

1. ଲୁଣ କମ ସେବନ ଓ ଅସମ୍ବେଦନଶୀଳତା ।
2. ଡ୍ୟାଶ ଡାଇଟ
3. କମ ଚର୍ବି ଓ କୋଲେଷ୍ଟ୍ରାଲ ଯୁକ୍ତ ଆହାର
4. ଓଜନ କମାଇବା ପାଇଁ ଆହାର (ଲୋକଙ୍କପାଇଁ)
5. ଉଚ୍ଚ ଚର୍ବି ରେଶା
6. ଉଚ୍ଚ ଆଣ୍ଟି ଆକ୍ସିଡେଣ୍ଟ

ଉଚ୍ଚ ରକ୍ତଚାପ ରୋଗୀଙ୍କ ପାଇଁ ଆହାରର ପାଞ୍ଚ ପ୍ରମୁଖ ନିୟମକୁ ଧ୍ୟାନ ରଖାଯିବା ଉଚିତ । ତାହା ହେଲା - କମ, କ୍ୟାଲୋରୀ କମାଇବା (ମୋଟା ମାତ୍ରାରେ କମ, ଫଳ ସବ୍ଜୀ ତଥା ଆଣ୍ଟି ଆକ୍ସିଡେଣ୍ଟର ଅଧିକ ମାତ୍ରା ନେବା: ଏହା ଉପରେ ଗୋଟିଏ ଗୋଟିଏ କରି ବିଚାର କରନ୍ତୁ ।

ଲୁଣର ଅଧିକ ମାତ୍ରା ଓ ହାଇପରଟେନସନ :-

ଉଚ୍ଚ ରକ୍ତଚାପ ଏକ ପ୍ରମୁଖ କାରଣ ଲୁଣ ବା ସୋଡିୟମର ଅଧିକ ସେବନ । ଲୁଣ ରକ୍ତଚାପକୁ ପ୍ରଭାବିତ କରେ । କାରଣ ଏହା ଯୋଗୁଁ ଶରୀରରେ ଅଧିକ ପାଣି ରହିବାକୁ ଲାଗେ । ଯେପରି କିଡନୀ ଅର୍ଥାତ୍ ବୃକକ ଲୁଣ ତଥା ପାଣି ଅତିରିକ୍ତ ମାତ୍ରାକୁ ଶରୀରରୁ ବାହାର କରିବାରେ ରହେ । ଯେତେବେଳେ ବୃକକ ସଠିକ ଭାବେ କାମ କରେ ନାହିଁ ତେବେ ଶରୀରରେ ଦ୍ରବର ମାତ୍ରା ବଢ଼ିବାକୁ ଲାଗେ । କିଡନୀର କାର୍ଯ୍ୟ ରକ୍ତ ସଂଚରଣ ତନ୍ତ୍ର ସହିତ ଗଭୀର ସଂପର୍କ । ରକ୍ତଚାପରେ ପରିବର୍ତ୍ତନ ବୃକକକୁ କାମ କରିବା ପାଇଁ ବାଧ କରେ । ଯଦି ବୃକକ ସଠିକ ଭାବରେ କାମ ନ କରେ ତେବେ ଶରୀରରେ ଦ୍ରବର ମାତ୍ରା ଅଧିକ ହେବା ଦ୍ୱାରା ହାଇପର ଟେନସନ ହୋଇଯାଏ । ଯଦି ହାଇପରଟେନସନ ରହିବ ତେବେ ବୃକକର କାର୍ଯ୍ୟ କ୍ଷମତା

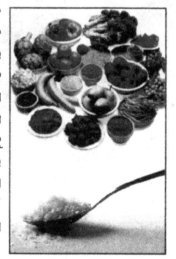

କମିବ ; ଶରୀରରେ ଦ୍ରବ ତଥା ଲୁଣର ମାତ୍ରା ବଢ଼ିବାକୁ ଲାଗିବ , ଯାହା ଦ୍ୱାରା ଟେନସନର ସମସ୍ୟା ଆହୁରି ବଢ଼ିଯିବ ।

ଲୁଣ ସମ୍ବେଦନଶୀଳତା

କେବଳ ଲୁଣ ଖାଇବା କମାଇଲେ ସମସ୍ତ ରକ୍ତଚାପ ରୋଗୀଙ୍କୁ ଲାଭ ହେବ ନାହିଁ । କାରଣ କିଛି ଲୋକ ଲୁଣ ପ୍ରତି ଅସଂବେଦନଶୀଳ ଅଟନ୍ତି । ଲୁଣ ପ୍ରତି ସଂବେଦନଶୀଳ ଲୋଗୀ ଲୁଣ ସୀମିତ କଲାମାତ୍ରେ ହିଁ ପ୍ରତିକ୍ରିୟା ଦେଖାନ୍ତି । ରକ୍ତଚାପ କମିଯାଏ । ପ୍ରାୟ 50% ଉଚ୍ଚ ରକ୍ତଚାପ ରୋଗୀ ଲୁଣ ପ୍ରତି ଅସଂବେଦନଶୀଳ ।

ଆପଣ ଲୁଣ ପ୍ରତି ସଂବେଦନଶୀଳ କି ନୁହଁନ୍ତି ଏହା ଜାଣିବା ପାଇଁ ବାର ଦିବସୀୟ ପ୍ରୟୋଗ କରିବାକୁ ହେବ । ପୂରା ବାରଦିନ ପର୍ଯ୍ୟନ୍ତ ଥରେ ରକ୍ତ ଚାପ ଜାଂଚ କରନ୍ତୁ । ପ୍ରଥମ ଚାରିଦିନ ଲୁଣର ସାମାନ୍ୟ ମାତ୍ରା ନିଅନ୍ତୁ, ଆଗାମୀ ଚାରିଦିନ ଲୁଣର ଅଳ୍ପ ମାତ୍ରା ନିଅନ୍ତୁ ତଥା ଆଗାମୀ ଚାରିଦିନ ଲୁଣର ଅତିରିକ୍ତ ମାତ୍ରା ନିଅନ୍ତୁ । ଯଦି ଲୁଣର ମାତ୍ରା କମାଇବା ବଢ଼ାଇ ବାରେ ରକ୍ତଚାପ ବି କମୁଛି ବଢୁଛି ତେବେ ଆପଣ ଲୁଣ ପ୍ରତି ସଂବେଦନଶୀଳ , ଯଦି ରକ୍ତଚାପର ସ୍ତର ପ୍ରଭାବିତ ହେଉନାହିଁ ତେବେ ଆପଣ ଅସଂବେଦନଶୀଳ ।

ଡ୍ୟାସ ଡାଏଟ -

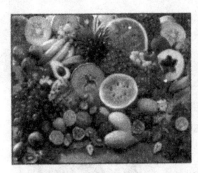

1997 ରେ ୟୁ.ଏସ.ଏ.ରେ Dash ନାମକ ଶୋଧ ଅଧ୍ୟୟନ କରାଗଲା । ଏଥିରେ (Dietary Approaches to stop hypertention) ହାଇପର ଟେନଶନ ରୋକିବା ପାଇଁ ଆହାର ସହିତ ଜଡିତ ଅଧ୍ୟୟନ କରାଗଲା । ଉଚ୍ଚ ରକ୍ତଚାପର 500 ରୋଗୀଙ୍କ ତିନୋଟି ବର୍ଗରେ ବିଭାଜନ କରାଗଲା । ଏକ ସମୂହ ଫଳ ଏବଂ ସବ୍‌ଜୀରେ କମମାତ୍ରା ସହିତ ଚର୍ବି , ଦୁଧ ଓ ଦୁଧ ତିଆରି ଉତ୍ପାଦକ ଅତିମାତ୍ରାରେ ଦିଆଗଲା । (ଜଣେ ସାଧାରଣ ଆମେରିକୀ ଏହି ଅସ୍ୱାସ୍ଥ୍ୟକର ଆହାର ନିଅନ୍ତୁ ।) ଦ୍ୱିତୀୟ ସମୂହ ଫଳ ଓ ସବ୍‌ଜୀର ଅଧିକ ମାତ୍ରା ସହିତ ଚର୍ବି, ଦୁଧ ଓ ଦୁଧ ତିଆରି ଉତ୍ପାଦର ମାତ୍ରା ବି ଭରପୂର ନେଲେ । (କମ ଅସ୍ୱାସ୍ଥ୍ୟକର ଆହାର) । ତୃତୀୟ ସମୂହ ଫଳ, ସବ୍‌ଜୀ ଓ ଶସ୍ୟର ଅତିରିକ୍ତ ମାତ୍ରା ନେଲେ ତଥା ଚର୍ବି , ଦୁଧ ଓ ତିଆରି ଉତ୍ପାଦ ମାତ୍ରା କମାଇଲେ (ସବୁଠାରୁ ସ୍ୱାସ୍ଥ୍ୟକର ଆହାର) ।

ଅଧ୍ୟୟନରୁ ଜଣାଗଲା ଯେ ଦ୍ୱିତୀୟ ସମୂହଙ୍କ ରକ୍ତଚାପ କମି ମାତ୍ର ତୃତୀୟ ସମୂହରେ ସବୁଠାରୁ ଅଧିକ ରକ୍ତଚାପ କମିଛି । ଡେଁଶ ଡାଇଟର ବିଶ୍ଳେଷଣର ଜଣାଗଲା ଯେ ପୋଟାସିସୟମ, କାଲସିୟମ ତଥା ମ୍ୟାଗ୍ନେସିୟମ ମାତ୍ରା ବଢ଼ାଇବା ଦ୍ୱାରା ଉଚ୍ଚ ରକ୍ତଚାପ ରୋଗୀମାନଙ୍କ ରକ୍ତଚାପରେ କମି ଆସୁଛି ।

ଏହି ତିନି ଫଳ, ସବ୍‌ଜି, ସାବୁତ ଶସ୍ୟ ଓ ଫଳରେ ଭରପୂର ମାତ୍ରାରେ ମିଳେ । ସବୁଜ ପତ୍ରବାଲା ସବଜୀ ତଥା ଫଳରେ ବି କାଲସିୟମ ଓ ମାଗନେସିୟମର ଭରପୂର ମାତ୍ରା ଥାଏ ।

ଭାରତରେ ଡ୍ୟାସ ଡାଇଟ (Dash) ପାଳନ କରିବାକୁ ଚାହାଁନ୍ତି ତ ଏହି କଥା ଉପରେ ଧ୍ୟାନ ଦିଅନ୍ତୁ ।

- ଜଳଖିଆରେ ଏକ ଗ୍ଲାସ ଫଳ ବା ଜୁସ ନିଅନ୍ତୁ ।
- କୌଣସି ଶସ୍ୟ (ମକା, ଗହମ, ଚାଉଳ) ନିଅନ୍ତୁ ସେଥିରେ ବୈରୀ ତଥା କଦଳୀର ଖଣ୍ଡ ମିଶାନ୍ତୁ ।
- ଦ୍ୱି' ପ୍ରହର ତଥା ରାତ୍ରି ଭୋଜନରେ ସାଲାଡ ଅବଶ୍ୟ ମିଶାନ୍ତୁ ।
- ସୈଣ୍ଡୱିଚ, ରୋଟି ଏବଂ ଚାଉଳରେ ଟମାଟର , ଅଙ୍କୁରୀତ ଶସ୍ୟ ବା ସବୁଜ ପତ୍ରବାଲା ସବ୍‌ଜୀ ମିଶାନ୍ତୁ ।
- ବେକ୍‌ଡ ଆଳୁ, ବ୍ରୋକଲୀରେ ତିଆରି ସବ୍‌ଜୀ, କୋବି ଓ ଗାଜର ଖାଆନ୍ତୁ ।

ସବ୍‌ଜୀ ମାତ୍ରା ଭରପୂର ହେଉ ।

- ମାଂସ, ଚୀଜ୍ ତଥା ତେଲ ଭୋଜନ କରନ୍ତୁ ନାହିଁ ।
- ସାଲାଡରେ ସବୁଜ ସବ୍‌ଜୀର ଭରପୂର ମାତ୍ରା ନିଅନ୍ତୁ ।
- କମ ଚର୍ବିଯୁକ୍ତ ଦହି ବା ଦୁଧ ନିଅନ୍ତୁ ।

କମ କୋଲେଷ୍ଟ୍ରାଲ ତଥା ଚର୍ବିଯୁକ୍ତ ଆହାର (ଟ୍ରାଇ ଗ୍ଲିସରାଇଜ୍‌ଡ)

ଉଚ୍ଚ ରକ୍ତଚାପ ଓ କୋରୋନରୀ ହୃଦୟ ରୋଗ ସାଥ ସାଥ ଚାଲେ ଚର୍ବିର ଅତିରିକ୍ତ ମାତ୍ରା ଦ୍ୱାରା ହୃଦଘାତର ବିପଦ ଓ ମେଦବହୁଳତା ହୁଏ । ମଧୁମେହ ବି ହୋଇପାରେ ଏବଂ ଆପଣ ବି.ପି.ର ନିକଟବର୍ତ୍ତୀ ହୋଇ ଯାଆନ୍ତି ।

ସାଓଲ ହାଇପରଟେନଶନ ନିୟନ୍ତ୍ରଣ କାର୍ଯ୍ୟକ୍ରମ, ଚର୍ବିଯୁକ୍ତ ଆହାର ଉପରେ ରୋକ ଲଗାଇ ଶାକାହାରୀ ଆହାର ଉପରେ ବଳ ଦିଅନ୍ତି । ଆମର ଜୀରୋ ଅଏଲ ଫୁଡ ବି.ପି. ପାଇଁ ବହୁତ ଉପକାରୀ, ଆମେ 1000 ରୁ ଅଧିକ 'ଜୀରୋ ଅଏଲ' ବ୍ୟଞ୍ଜନ ତିଆରି କରିଛୁ ଯେଉଁଥିରେ ତେଲର ପ୍ରୟୋଗ ହୋଇନାହିଁ ।

ଆମେ 18 ବର୍ଷରୁ ଅଧିକ ଆୟୁ ବ୍ୟକ୍ତିଙ୍କୁ ଜୀରୋ ଅଏଲ କୁକିଂ ଆପଣାଇବା ପାଇଁ ପରାମର୍ଶ ଦେବୁ ଯାହାଦ୍ୱାରା ଭବିଷ୍ୟତର ବି.ପି. ହେବ ନାହିଁ । ସମସ୍ତ ତେଲ ଟ୍ରାଇଗ୍ଲିସରାଇଜଡ ହୋଇଥାଏ । ଏହା ସେଚୁରେଡ ହେଉ, ମୋନୋ ଅବସେଚୁଟେଡ ଅଥବା ପୋଲୀ ଅବ ସେଚୁଟେଡ ହେଉ । ଏସବୁକୁ ନାଁ କରନ୍ତୁ ।

ଓଜନ କମାଇବା ପାଇଁ ଆହାର

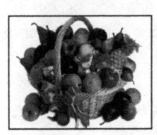

ଶରୀରର ଅତିରିକ୍ତ ଭାର ବା ମେଦବହୁଳତା; ଉଚ୍ଚ ରକ୍ତଚାପର ପ୍ରମୁଖ କାରଣ ଅଟେ । 'ଦ ଟ୍ରାୟଲ ଅଫ୍ ହାଇପରଟେନଶନ ପ୍ରିଭେନସନ (T HP) , 'ଦ ଟ୍ରାୟଲ ଅଫ୍ ନନ ଫର୍ମାକୋଲଜିକାଲ ଇଣ୍ଟରଭେନଶନ୍ସ ଇନ ଦ ଏଡରଲୀ (Tone), ଏ ଦୁଇ ଅଧ୍ୟୟନରୁ ଜଣାଗଲା ଯେ 4 -5 କିଲୋଗ୍ରାମ ଓଜନ କମାଇବାରେ 3- 4 mm Hg ରକ୍ତଚାପ କମିଆ ଯାଇ ପାରିବ । ଓଜନ କମାଇବା ଦ୍ୱାରା ଉଚ୍ଚରକ୍ତଚାପର ଔଷଧ ବି ପ୍ରଭାବୀ ହୁଏ ।

ଯଦି କେହି ଔଷଧ ନନେଇ କମ ମାତ୍ରାରେ ଔଷଧ ନେଇ ଉଚ୍ଚ ରକ୍ତଚାପ କମାଇବା ପାଇଁ ଚାହେଁ ତେବେ ତାହାଙ୍କୁ ଆଦର୍ଶ ଓଜନ କମାଇବାକୁ ପ୍ରୟାସ କରିବାକୁ ହେବ । ଏବେ ଶରୀରକୁ ବଡି ମାସ ଇଣ୍ଡେକ୍ସ(BMI) ରେ ବ୍ୟକ୍ତ କରାଯାଏ । ଉଚ୍ଚ ରକ୍ତଚାପ ରୋଗୀର ଆଦର୍ଶ (BMI) 24 ହେବା ଦରକାର । ନିମ୍ନଲିଖିତ ଚାର୍ଟରେ BMI ଦିଆର ଯାଇଛି । ଆପଣଙ୍କୁ ଆପଣଙ୍କ ଉଚ୍ଚତା ଅନୁସାର ଆଦର୍ଶ ଓଜନ ଖୋଜିବା ଦରକାର (34 ବି.ଏମ୍. ଆଇ. ରେ କି.ଗ୍ରା.ରେ ଆପଣଙ୍କ ଓଜନ) ନିଜର ଲକ୍ଷ୍ୟ ନିର୍ଦ୍ଧାରିତ କରନ୍ତୁ ତଥା ବି.ଏମ୍ . ଆଇ. 24 ପର୍ଯ୍ୟନ୍ତ ପହଞ୍ଚିବା ପାଇଁ ପ୍ରତିମାସ 2-3 କି.ଗ୍ରା. ଓଜନ କମାଇବା ପାଇଁ ଚେଷ୍ଟା କରନ୍ତୁ ।

ଓଜନ କିପରି କମାଇବେ ?

ଆମ ଶରୀରକୁ କ୍ୟାଲୋରୀ ଆବଶ୍ୟକ ଏବଂ ଆମକୁ ଭୋଜନରୁ କ୍ୟାଲୋରୀ ମିଳେ । ସେଥିରେ ଶରୀର କାମ କରେ । ଯଦି ଆମେ କ୍ୟାଲୋରୀ ମାତ୍ରା କମ ଗ୍ରହଣ କରିବା ତଥା ଅଧିକ ବ୍ୟୟ କରିବା ତେବେ ଓଜନ କମିବ । ଯଦି କ୍ୟାଲୋରୀ ଅଧିକ ଏବଂ ବ୍ୟୟ କମ ହେବ ତେବେ ଓଜନ ବଢ଼ିବ । ଆପଣଙ୍କ ଓଜନ ଏପରି ହେଉ ଯାହା କ୍ୟାଲୋରୀ ମାତ୍ରାକୁ ଅଧିକ ନକରେ ମାତ୍ର ଭୋଜନ ସ୍ୱାଦିଷ୍ଟ , ସ୍ୱାସ୍ଥ୍ୟବର୍ଦ୍ଧକ ତଥା ପୋଷକ ହେବା ଦରକାର ।

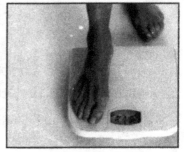

ନିଜର ବଡି ମାସ୍ ଇଣ୍ଡେକ୍ସ ଜାଣନ୍ତୁ

ଶରୀର ଓଜନ (କି.ଗ୍ରା)

ଉଚ୍ଚତା (ଫୁଟ)	ଉଚ୍ଚତା (ମିଟର)																	
4'10"	1.47	41	44	45	48	50	52	54	56	58	61	63	65	67	69	72	74	76
4'11"	1.50	43	45	47	49	52	54	56	58	60	63	65	67	69	72	74	76	78
5'.0"	1.52	44	46	49	51	54	56	58	60	63	65	67	69	72	74	76	79	81
5'.1"	1.55	45	48	50	53	55	58	60	62	65	67	69	72	74	77	79	82	84
5'.2"	1.57	47	49	52	54	57	59	62	64	67	69	72	74	77	79	82	84	87
5'.3"	1.60	49	51	54	56	59	61	64	66	69	72	74	77	79	82	84	87	89
5'.4"	1.62	50	53	55	58	61	64	66	68	71	74	77	79	82	84	87	89	93
5'.5"	1.65	52	54	57	60	63	65	68	71	74	76	79	82	84	87	90	93	95
5.6'	1.68	54	56	59	62	64	67	70	73	76	78	81	84	87	90	93	95	98
5'.7"	1.70	55	58	61	64	66	69	72	75	78	81	84	87	90	93	96	99	101
5'.8"	1.72	57	59	63	65	68	72	74	78	80	84	86	89	92	95	98	101	104
5'.9"	1.75	58	61	64	68	70	74	77	80	83	86	89	92	95	98	101	104	107
5'.10"	1.78	60	63	66	69	73	76	79	82	85	88	92	95	98	101	104	107	110
5'.11"	1.80	62	65	68	71	75	78	81	84	88	91	94	98	101	104	107	110	114
6'.0"	1.83	64	67	70	74	77	80	84	87	90	94	97	100	104	107	110	114	117
6'.1"	1.85	65	68	72	75	79	83	86	89	93	96	99	103	107	110	114	117	120
6'.2"	1.88	67	70	74	78	81	84	88	92	95	99	102	106	109	113	116	120	123
6'.3"	1.90	69	73	76	80	84	87	91	94	98	102	105	109	113	116	120	123	127
6'.4"	1.93	71	74	78	82	86	89	93	97	100	104	108	112	115	119	123	127	130
ବି.ଏମ୍.ଆଇ		19	20	21	20	23	24	25	26	27	28	29	30	31	32	33	34	35
		----ସାମାନ୍ୟରୁ କମ୍----					----ସାମାନ୍ୟରୁ ଅଧିକ ଓଜନ ----						------------ମେଦବହୁଳତା ------------					

ଇନପୁଟ ଦେବା ବାଲା ପୋଷକ ତତ୍ତ୍ୱ

ମନୁଷ୍ୟ ଶରୀରର ବିଭିନ୍ନ ଗତିବିଧି ସଂଚାଳିତ କରିବା ପାଇଁ ପୋଷକ ତତ୍ତ୍ୱର ଆବଶ୍ୟକତା ହୁଏ ଯାହାଦ୍ୱାରା ସେ ସୁସ୍ଥ ଜୀବନ ଜୀଇଁ ପାରେ । ପୋଷକ ତତ୍ତ୍ୱରେ କାର୍ବୋହାଇଡ୍ରେଟ, ପ୍ରୋଟିନ, ଚର୍ବି, ଭିଟାମିନ, ଖଣିଜ ଲବଣ, ଜଳ ତଥା ତନ୍ତୁଯୁକ୍ତ ପଦାର୍ଥ ହୋଇଥାଏ । ପ୍ରତ୍ୟେକ ଭୋଜନରେ କ୍ୟାଲୋରୀର ଅଲଗା ଅଲଗା ପ୍ରାପ୍ତ ହୁଏ ।

କାର୍ବୋହାଇଡ୍ରେଟ	: 4 କ୍ୟାଲୋରୀ ପ୍ରତିଗ୍ରାମ
ପ୍ରୋଟିନ	: 4 କ୍ୟାଲୋରୀ ପ୍ରତିଗ୍ରାମ
ଚର୍ବି	: 9 କ୍ୟାଲୋରୀ ପ୍ରତିଗ୍ରାମ

ଭିଟାମିନ ତଥା ଖଣିଜ ଲବଣ ଉର୍ଜା ତ ଦିଏ ନାହିଁ ମାତ୍ର ଏହା ଶରୀରର ଚୟାପଚୟ ଗତିବିଧିରେ ମହତ୍ତ୍ୱପୂର୍ଣ୍ଣ ଭୂମିକା ନିଏ । ମନୁଷ୍ୟଙ୍କୁ ନିଜର ଆହାରରେ ସମସ୍ତ ପୋଷକ ତତ୍ତ୍ୱ ଆବଶ୍ୟକ । ଅତଃ ତାର ପୋଷକ ତତ୍ତ୍ୱର ସଂତୁଳିତ ମାତ୍ରାରେ ଭରପୂର ହେବା ଦରକାର । ପାଣି ଓ ରେଶେଦାର ପଦାର୍ଥରେ ବି କ୍ୟାଲୋରୀ ମିଳେ ନାହିଁ । ମାତ୍ର ଏହା ବି ଉତ୍ତମ ସ୍ୱାସ୍ଥ୍ୟ ପାଇଁ ଆବଶ୍ୟକ ଅଟେ ।

ଆମ ଶରୀରର କାର୍ବୋହାଇଡ୍ରେଟ (ଶସ୍ୟ,ଚିନି , ଫଳ ଓ ସବ୍‌ଜୀ) ପ୍ରୋଟିନ (ଫଳ ଓ ଡାଲି ଦୁଧ ତଥା ଜନ୍ତୁ ଉତ୍ପାଦ) ଓ ଚର୍ବି (ସମସ୍ତ ପ୍ରକାର ତେଲ, ମଖନ, କ୍ରୀମ ଓ ପନୀର ଆଦି) ଦ୍ୱାରା କ୍ୟାଲୋରୀ ପୂର୍ତ୍ତି କରେ ।

ଶରୀର ଦ୍ୱାରା କ୍ୟାଲୋରୀର ବ୍ୟୟ ଓ ଆଉଟପୁଟ :

ଆମ ଶରୀରକୁ ପ୍ରତ୍ୟେକ ଗତିବିଧି ପାଇଁ କ୍ୟାଲୋରୀ ଦରକାର । ଏହି ଚାର୍ଟ ଦ୍ୱାରା ଜଣାଯାଏ ଯେ ଆମକୁ ପ୍ରତି ମିନିଟ କେତେ କ୍ୟାଲୋରୀ ଦରକାର । ଏକ ଆରାମଦାୟକ ଜୀବନ ଶୈଳୀ ଜୀଉଁଥିବା ବ୍ୟକ୍ତି ପାଇଁ ପୂରା ଦିନରେ 1600 କ୍ୟାଲୋରୀ ଯଥେଷ୍ଟ ହୁଏ । ଏହି କ୍ୟାଲୋରୀ କାର୍ବୋହାଇଡ୍ରେଟ , ପ୍ରୋଟିନ ତଥା ଚର୍ବିରୁ ମିଳେ ।

ଗତିବିଧି	ଉର୍ଜା ବ୍ୟୟ
ଶୋଇବା	0.5 କ୍ୟାଲୋରୀ / ପ୍ରତି ମିନିଟ
ପଢ଼ିବା	1.4 କ୍ୟାଲୋରୀ / ପ୍ରତି ମିନିଟ
ଖାଇବା	1.8 କ୍ୟାଲୋରୀ / ପ୍ରତି ମିନିଟ
କଥାବାର୍ତ୍ତା କରିବା	1.8 କ୍ୟାଲୋରୀ / ପ୍ରତି ମିନିଟ
ବସିବା / ଲେଖିବା	2.0 କ୍ୟାଲୋରୀ / ପ୍ରତି ମିନିଟ
କାର ଚଲାଇବା	2.1 କ୍ୟାଲୋରୀ / ପ୍ରତି ମିନିଟ
ଠିଆହେବା	4 - 5 କ୍ୟାଲୋରୀ / ପ୍ରତି ମିନିଟ

ଚାଲବୁଲ	6 - 8 କ୍ୟାଲୋରୀ / ପ୍ରତି ମିନିଟ
ଜଗିଙ୍ଗ	7.9 କ୍ୟାଲୋରୀ / ପ୍ରତି ମିନିଟ
ଫୁଟବଲ ଖେଳିବା	7.10 କ୍ୟାଲୋରୀ / ପ୍ରତି ମିନିଟ
ଦୌଡିବା	10 - 12 କ୍ୟାଲୋରୀ / ପ୍ରତି ମିନିଟ

ଏକ ସଂପନ୍ନ ଭାରତୀୟଙ୍କ ଆହାର

ଜଣେ ଉଚ୍ଚ ବା ମଧ୍ୟବର୍ଗୀୟ ଭାରତୀୟ ନିଜ ଆହାରରେ ପର୍ଯ୍ୟାପ୍ତ ଚର୍ବି ତଥା ଉଚ୍ଚ କ୍ୟାଲୋରୀ ଯୁକ୍ତ କାର୍ବୋହାଇଡ୍ରେଟ ନିଏ । 40 - 50 % ଚର୍ବି ତଥା 40-50% କାର୍ବୋହାଇଡ୍ରେଟର କ୍ୟାଲୋରୀ ମିଳେ । 10-20% କ୍ୟାଲୋରୀ ପ୍ରୋଟିନରୁ ମିଳେ । ପ୍ରାୟତଃ ଆଉଟପୁଟ ଦ୍ୱାରା ଅଧିକ ଇନପୁଟ ହୁଏ ।

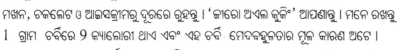

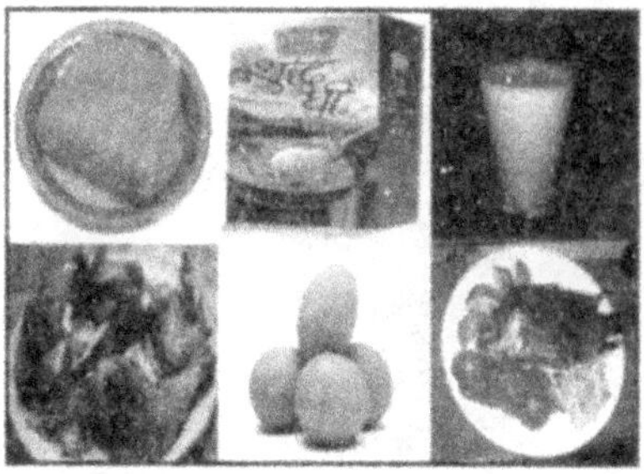

ଓଜନ କମାଇବା ପାଇଁ ଭୋଜନ

ସର୍ବ ପ୍ରଥମେ ଭୋଜନରେ ଚର୍ବିର ମାତ୍ରା କମାନ୍ତୁ । ତଲା ଭୋଜନ, ଶୁଖିଲା ଫଳ, ପନୀର, ମଖନ, ଚକଲେଟ ଓ ଆଇସକ୍ରୀମରୁ ଦୂରରେ ରୁହନ୍ତୁ । 'ଜୀରୋ ଅଏଲ କୁକିଂ' ଆପଣାନ୍ତୁ । ମନେ ରଖନ୍ତୁ 1 ଗ୍ରାମ ଚର୍ବିରେ 9 କ୍ୟାଲୋରୀ ଥାଏ ଏବଂ ଏହ ଚର୍ବି ମେଦବହୁଳତାର ମୂଳ କାରଣ ଅଟେ ।

ସେମାନଙ୍କୁ କାର୍ବୋହାଇଡ୍ରେଟ ସହିତ ଅଧିକ ସାଲାଡ, ସବ୍‌ଜୀ ଓ ଫଳ ତଥା ତନ୍ତୁ ଜାତୀୟ ପଦାର୍ଥ ଖାଇବା ଉଚିତ । ଯଦି ଚାହାଁନ୍ତି ସୀମିତ ମାତ୍ରାରେ ଚିନି ବା ମିଠା ନେଇ ପାରନ୍ତି ।

ଓଜନ କମାଇବା ପାଇଁ ନିମ୍ନଲିଖିତ ଭୋଜନରେ ସଂଜମତା ଆପଣାନ୍ତୁ :-

- ଦୁଧ (ଫୁଲ କ୍ରୀମ) ଓ ଦୁଧ ଉତ୍ପାଦ
- ମଖନ ଓ ପନୀର
- ତଲା ଭୋଜନ
- ସମସ୍ତ ଉଚ୍ଚ ଚର୍ବିଯୁକ୍ତ ମାଂସାହାରୀ ପଦାର୍ଥ
- ଚକଲେଟ ଓ ଆଇସକ୍ରୀମ
- ନଟ୍‌ସ ଓ ଶୁଖିଲା ଫଳ
- ମିଠେଇ
- ସମସ୍ତ ପ୍ରକାର ତେଲ
- କୋଲଡ ଡ୍ରିଙ୍କ (ଶୀତଳ ପେୟ)

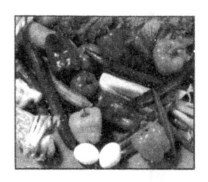

ନିମ୍ନ ଲିଖିତ ଭୋଜନ ସୀମିତ ମାତ୍ରାରେ ନିଅନ୍ତୁ :

- ଗାଢ଼ ଡାଲି
- ଚପାତି
- ସେଓଇଆ
- ଜ୍ୱାର
- ଶୁଖିଲା ମଟର
- ଗୁଡ , ଚିନି
- ଆମ୍ବ
- ବ୍ରାଉନ ଓ ଧଳା ବ୍ରେଡ
- ଚାଉଳ
- ବାଜରା
- ମକ୍କା
- ଆଳୁ , ଶଙ୍କରକନ୍ଦୀ, ଅରବୀ
- ପାଚିଲା କଦଳୀ
- ପାଚିଲା କଦଳୀ

ଯେଉଁ ଭୋଜନ ଭରପୂର ମାତ୍ରାରେ ଖାଇ ପାରିବେ

- ବଥୁଆ ଶାଗ
- ମୂଳା ଶାଗ
- ଚୌଲାଇ ଶାଗ
- ଅରବୀ ଶାଗ
- ମେଥି ଶାଗ
- ପୁଦିନା
- ଜିମିକନ୍ଦ
- ପିଆଜ
- ମୂଳା
- ରସୁଣ
- କଲମ କକଡୀ
- କଦ୍ଦୁ
- ଟିଣ୍ଡା
- ଘିୟା
- ଶିମଳା ଲଙ୍କା
- ମଶରୁମ
- ଅମୃତଭଣ୍ଡା
- ମୌସୁମୀ
- ତରଭୂଜ
- ଅନାନାସ
- ପାଳଙ୍ଗ
- ପତ୍ରକୋବି
- ଗାଜର ଶାଗ
- ସହଜନ
- ସଲାଦ ପତ୍ର
- ସୋରିଷ ଶାଗ
- ଗାଜର
- ସଫେଦ
- ଜିନ୍‌ସ
- ଖୀରା
- ପରବଲ
- ଟମାଟର
- ତୋରୀ
- କକଡୀ
- ସେଓ
- ଲେମ୍ବୁ
- ସଂତରା
- ପାଚିଲା ପପିତା
- ରନ୍ଧା ମଟର
- ଖରଭୂଜ

46

ଉଚ୍ଚ ରେଶେ ଓ ଆଣ୍ଟିଆକ୍ସିଡେଣ୍ଟ ଯୁକ୍ତ ଆହାର

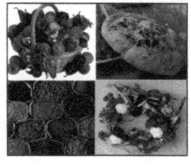

(ଭରପୂର ମାତ୍ରାରେ ଫଳ, ସବ୍‌ଜୀ ଓ ଶସ୍ୟ ଖାଆନ୍ତୁ)

ତନ୍ତୁଯୁକ୍ତ ଭୋଜନରେ ରକ୍ତଚାପ କମେ । ଏହା ଆମର ଅନ୍ତରେ ଅବଶୋଷିତ ହୁଏ ନାହିଁ । ଏଥିରେ କ୍ୟାଲୋରୀ ବି କମ୍ ମାତ୍ରାରେ ଥାଏ । ଏଥିପାଇଁ ଉଚ୍ଚ ରକ୍ତଚାପର ମୋଟା ବ୍ୟକ୍ତି ପାଇଁ ଏହା ଉପକାରୀ ଅଟେ ।

ଆଣ୍ଟି ଆକ୍ସିଡେଣ୍ଟ ଭିଟାମିନ ତଥା ସୂକ୍ଷ୍ମ ପୋଷକ ତତ୍ତ୍ୱ ହୋଇଥାଏ ଯାହା ଉଚ୍ଚ ରକ୍ତଚାପ କମାଇବା ପାଇଁ ସହାୟକ ହୁଏ । ଏହା ଭିଟାମିନ, ଭିଟାମିନ ଏ. ଭିଟାମିନ ସି, ଭିଟାମିନ ଇ ହୋଇଥାଏ ତଥା କ୍ରୋମିୟମ , ଜିଙ୍କ, କପର, ମାଙ୍ଗାନିଜ ତଥା ମୋଲିଓ୍ୱଡେନିମ ଆଦି ବି ଏହି ଶ୍ରେଣୀରେ ଆସେ ।

ଉଚ୍ଚ ରକ୍ତଚାପ ରୋଗୀଙ୍କୁ ତନ୍ତୁ ତଥା ଆଣ୍ଟି ଆକ୍ସିଡେଣ୍ଟ ଯୁକ୍ତ ଆହାର ନେବା ଉଚିତ ।

❑

ଅଧ୍ୟାୟ -5

ଉଚ୍ଚ ରକ୍ତଚାପ ନିୟନ୍ତ୍ରଣ ପାଇଁ ଚାପ ପ୍ରବନ୍ଧନ

ଯେପରି ପ୍ରଥମରୁ କୁହାଯାଇଛି ଯେ ଉତ୍ତେଜନା ପ୍ରବନ୍ଧନ; ଉଚ୍ଚ ରକ୍ତଚାପ କମାଇବାରେ ପ୍ରମୁଖ ରୂପେ ସହାୟକ ହୁଏ । ଆମେ ସମସ୍ତେ ଜାଣେ ଯେ ରାଗ ଆସିଲା ମାତ୍ରେ ଅଥବା ଉତ୍ତେଜନା ଗ୍ରସ୍ତ ହେଲେ ହିଁ ଆମର ରକ୍ତଚାପ ବଢ଼ିଯାଏ । ଯେତେବେଳେ ଆମେ କୌଣସି ଚାପରେ ରହୁ ତେବେ ରକ୍ତଚାପ ବଢ଼ିଯାଏ । ଶରୀରକୁ ଆରାମ ଦେଲେ ରକ୍ତଚାପ କମି ଆସେ । ଲୋକେ ଏ କଥାକୁ ଏତେ ଭଲ ଭାବରେ ବୁଝି ପାରନ୍ତି ଯେ ଯଦି ମୁଁ ଜାଂଚରେ କାହାରି ରକ୍ତଚାପ ଅଧିକ ପାଏ ତେବେ ରୋଗୀ ଉତ୍ତର ଦିଏ - 'ସାର, ମୁଁ ଏକଘଣ୍ଟା ଧରି କାର ଚଲାଇ କରି ଆସୁଛି । ଏହି ଉତ୍ତେଜନାରୁ ବି.ପି. ବଢ଼ିଛି । ଘରେ ତ ସାମାନ୍ୟ ଥିଲା । ଯଦି ଆପଣ ହାଇପରଟେନଶନର ଶାବ୍ଦିକ ଅର୍ଥ ଦେଖନ୍ତି ତେବେ ତା'ର ଅର୍ଥ ହେବ - 'ଅଧିକ ଉତ୍ତେଜନା' ।

- ବିବେକୀ ମସ୍ତିଷ୍କ କୁ ପ୍ରଶିକ୍ଷଣ ତଥା ଭାବନାତ୍ମକ ମସ୍ତିଷ୍କକୁ ପୋଷା ମନାଇବା ।
- ଉତ୍ତେଜନା ଓ ଜୀବନ ଉପରେ ଏହାର ପ୍ରଭାବକୁ ବୁଝିବା ।
- ପାରିପାର୍ଶ୍ୱିକରେ ଉପୁଜୁଥିବା ଉତ୍ତେଜନାକୁ ଚିହ୍ନିବା ତଥା ତାହାକୁ ରୋକିବା
- ନିଜର ପ୍ରବୃତ୍ତି , ଇଚ୍ଛା, ପ୍ରତିକ୍ରିୟା , ଆବଶ୍ୟକତା ଓ ମାନସିକତାକୁ ଚିହ୍ନିବା / ମାନସିକତାରେ ପରିବର୍ତ୍ତନ ଆଣିବା ।
- ଜୀବନ କ୍ଷେତ୍ରକୁ ସନ୍ତୁଳିତ କରିବା
- ଉତ୍ତେଜନାକୁ ପ୍ରବନ୍ଧନ କରିବା ଓ ତାକୁ ଦୂରକୁ ହଟାଇବା ।

ଯେତେବେଳେ ଉତ୍ତେଜନା ଉତ୍ପନ୍ନ ହେଉଛି ଆମ ଶରୀରରେ ଏଡ୍ରେନାଲିନ ତଥା କୋର୍ଟିସୋଲ ନାମକ ସ୍ରାବ ହୁଏ । ଏହାର ଉତ୍ତେଜନାର ପ୍ରତିକ୍ରିୟା - ଉତ୍ତେଜନା ପ୍ରତି ଶରୀରର ପ୍ରତିକ୍ରିୟା ପାଇଁ ଉତ୍ତରଦାୟୀ ହୁଏ ।

ବିବେକୀ ତଥା ଭାବନାତ୍ମକ ମସ୍ତିଷ୍କ

ଉତ୍ତେଜନା ପ୍ରଥମେ ମସ୍ତିଷ୍କରେ ସୃଷ୍ଟି ହୁଏ । ଅତଃ ଉତ୍ତେଜନା ପ୍ରବନ୍ଧନ ପୂର୍ବରୁ ଆମେ ମସ୍ତିଷ୍କର ସଂରଚନାକୁ ଜାଣିବାକୁ ହେବ । କ୍ରିୟାତ୍ମକ ଦୃଷ୍ଟିରୁ ଏହାର ଦୁଇ ଅଙ୍ଗ :-

1. ବିବେକୀ ମସ୍ତିଷ୍କ
2. ଭାବନାତ୍ମକ ମସ୍ତିଷ୍କ

The limbic system, or animal brain

ବିବେକୀ ମସ୍ତିଷ୍କକୁ 'ସେରିବ୍ରଲ କୋର୍ଟେକ୍ସ' ବି କହନ୍ତି ଯାହା ଆମର ଦୈନନ୍ଦିନ ର କାର୍ଯ୍ୟ, ଭାବିବା , ଶିଖିବା , ଭାଷଣ, ସ୍ମୃତି ଓ ବାତାବରଣକୁ ବୁଝିବା ପାଇଁ ଉତ୍ତରଦାୟୀ ହୋଇଥାଏ । ଭାବନାତ୍ମକ ମସ୍ତିଷ୍କକୁ 'ଲିମ୍ବିକ କୋର୍ଟେକ୍ସ' କୁହାଯାଏ । ଏହା ଆମର ଭାବନାତ୍ମକ ଅସ୍ଥିରତା ପାଇଁ ଉତ୍ତରଦାୟୀ ଅଟେ । ଏହାର ଆମ କ୍ରୋଧ, ବିରକ୍ତି, ଚିଡାଲିଆଭାବ, ଘୃଣା ଓ ଲୋଭ ସହିତ ଗଭୀର ସଂପର୍କ ।

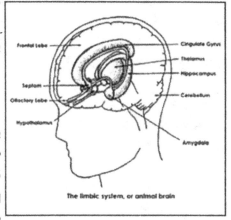

ମୁଁ ଉତ୍ତେଜନା ପ୍ରବନ୍ଧନରେ ଯେଉଁ ଟେକନିକ ଦେବି, ଏଥିରେ ବିବେକୀ ମସ୍ତିଷ୍କର ପ୍ରଶିକ୍ଷଣ ତଥା ଭାବନାତ୍ମକ ମସ୍ତିଷ୍କକୁ ପୋଷା ମନାଇବାରେ ସାହାଯ୍ୟ କରିବ ।

ପ୍ରକୃତ କଥା ଏହି ଯେ ବିବେକୀ ମସ୍ତିଷ୍କ ତ ସମସ୍ତ ତର୍କ ବୁଝି ପାରିବ, ଏହା ଜୀବନରେ ଉତ୍ତେଜନା ଯୋଗୁଁ ପ୍ରଭାବର ବିଶ୍ଳେଷଣ ବି କରିପାରିବ । ମାତ୍ର ଭାବନାତ୍ମକ ମସ୍ତିଷ୍କ ତର୍କ ଜାଣେ ନାହିଁ - ଏହାକୁ ଯୋଗ ଓ ଧ୍ୟାନ ଦ୍ୱାରା ହିଁ ସାଧନା କରିହେବ ।

ଆସନ୍ତୁ, ବିବେକୀ ମସ୍ତିଷ୍କକୁ ଉତ୍ତେଜନା ପ୍ରବନ୍ଧନ ନିପୁଣତା ଦେବା : -

ଉତ୍ତେଜନା ଓ ଜୀବନ ଉପରେ ଏହାର ପ୍ରଭାବକୁ ବୁଝିବା

ଉତ୍ତେଜନାର ପରିଭାଷା

ଉତ୍ତେଜନା ଏକ ଏପରି ଶବ୍ଦ , ଯାହାକୁ କେଉଁଠି ବି, କେହି ବି ସହଜରେ ପ୍ରୟୋଗରେ ଆଣିପାରେ । ବର୍ତ୍ତମାନ ଏହାର ସ୍ପଷ୍ଟ ପରିଭାଷା ଏ ପର୍ଯ୍ୟନ୍ତ ଦିଆଯାଇ ପାରି ନାହିଁ । ନିଜେ ପ୍ରୟାସ କରନ୍ତୁ ଓ ଦେଖନ୍ତୁ ଏହା କେତେ କଠିନ କାର୍ଯ୍ୟ ଅଟେ ।

ମେଡିକାଲ ବିଜ୍ଞାନ ଏହାକୁ ଶାରୀରିକ ଓ ମାନସିକ ଅଭିଳାଷ ପ୍ରତି ଶାରୀରିକ ପ୍ରତିକ୍ରିୟା କହେ- ହୁଏତ ଏହା ବାସ୍ତବିକ ହେଉ ଅଥବା ଅବାସ୍ତବିକ । ଏଥିରେ ଉତ୍ତେଜନା ସୃଷ୍ଟି ପାଇଁ ସ୍ରାବ ସୃଷ୍ଟି ହୁଏ । ଏ.ସୀ.ଟୀ.ଏଚ, କୋର୍ଟେସୋଲ , ଏଣ୍ଡ୍ରେନାଲିକ ତଥା ନାଁନ ଏଣ୍ଡ୍ରେନାଲିନ ଏହାର ଦାନ ଅଟେ ।

ଉତ୍ତେଜନାର ବ୍ୟବହାରିକ ପରିଭାଷା ହୋଇପାରେ : ଜୀବନରେ କୌଣସି ସମସ୍ୟା ଆସିଲେ ହିଁ ଆପଣଙ୍କ ସଂସାଧନ ଏହା ସହିତ ନିବୃତ୍ତ ହେବା ପାଇଁ ପ୍ରସ୍ତୁତ ହୋଇଥାଏ । ଯାହାଦ୍ୱାରା ଉତ୍ତେଜନା ସୃଷ୍ଟି ହୁଏ । ମାତ୍ର ମନେ ରଖନ୍ତୁ ଉତ୍ତେଜନାର କେବଳ ବାହାର ସମସ୍ୟା ବା ଅଭିଳାଷ ସହିତ ସମ୍ବନ୍ଧ ନାହିଁ, ଏହା ଆମର ଆଶା, ଭୟ, ଅପେକ୍ଷା ତଥା ବିଶ୍ୱାସ ସହିତ ବି ଜଡିତ ।

ଉତ୍ତେଜନାଗ୍ରସ୍ତ ବ୍ୟକ୍ତିଙ୍କୁ କିପରି ଚିହ୍ନିବ ?

ମୁଁ ଏପରି ଅନେକ ବ୍ୟକ୍ତିଙ୍କ ସହିତ ସାକ୍ଷାତ ହୋଇ ସାରିଛି ଯେଉଁମାନେ ନିଜକୁ ଉତ୍ତେଜନାଗ୍ରସ୍ତ ମାନିବାକୁ ଚାହାଁନ୍ତି ନାହିଁ । ସେମାନେ ଏହି ତଥ୍ୟକୁ ସ୍ୱୀକାର କରିପାରନ୍ତି ନାହିଁ ଯେ ଜୀବନର ଅନେକ ବିଷୟରେ ନିଜର ଉତ୍ତର ଦାୟିତ୍ୱ ଜାଣିପାରୁ ନଥିବାରୁ ହିଁ ସେମାନେ ଉତ୍ତେଜନାଗ୍ରସ୍ତ ହୁଅନ୍ତି । ଅନେକ ଥର ପଇସାର ସଫଳତା ବା ଅହଂ ବି ସେମାନଙ୍କୁ ଠିକ୍ ପର୍ଯ୍ୟନ୍ତ ପହଞ୍ଚାଇ ପାରେ ନାହିଁ ।

ଅତ୍ୟଧିକ ଉତ୍ତେଜନାର କେତେକ ଲକ୍ଷଣ ନିମ୍ନରେ ଦିଆଗଲା :-

ଶାରୀରିକ ଲକ୍ଷଣ

1. ମାଂସପେଶୀରେ ଉତ୍ତେଜନା (କାନ୍ଧ ଓ ପିଠିରେ ଦରଜ)
2. ଅନିୟମିତ ଶ୍ୱାସ
3. ମୁହଁ ଶୁଖିଲା ଦିଶିବା
4. ହାତ ପାପୁଲିରୁ ଝାଳ ବାହାରିବା
5. ଅଙ୍ଗୁଳି ଥଣ୍ଡା ପଡିବା
6. ହାତ ଥରିବା
7. ବାରମ୍ବାର ମୂତ୍ର ତ୍ୟାଗ କରିବା

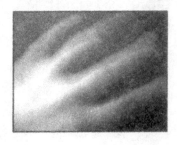

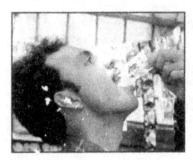

ବ୍ୟବହାରିକ ଲକ୍ଷଣ

1. ଧୂମପାନ
2. ତମ୍ବାକୁ ସେବନ (ଗୁଟୁକା)
3. ଉତ୍ତେଜିତ ପଦାର୍ଥ ସେବନ (ଚା, କଫି)
4. ଅଧିକ ମାତ୍ରାରେ ମଦ ପିଇବା
5. ନଖ ଚଲାଇବା, ଆଣ୍ଠୁ ହଲାଇବା, ବାଳ ଭିଡିବା

6. ଅନ୍ଧାଧୁନ୍ଦ ଗାଡି ଚଳାଇବା
7. ସାମାଜିକ ନିଷ୍କାସନ
8. ଅବିଶ୍ରାନ୍ତ ଘୂରିବା

ଭାବନାତ୍ମକ ଲକ୍ଷଣ

1. ଚିଡଚିଡା ପଣ
2. ରାଗିବା
3. ହଡବଡେଇ ଯିବା
4. ଉଦବେଗ
5. ଅବଶାଦ ଭାବନା
6. ଅକାରଣ ଭୟ
7. ଅସୁରକ୍ଷା ଭାବନା
8. ଅକାରଣ ଆକ୍ରାମକତା
9. ନିଦ ନ ହେବା
10. ଖରାପ ସ୍ୱପ୍ନ ଦେଖିବା

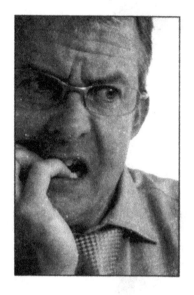

ଜ୍ଞାନାତ୍ମକ ଲକ୍ଷଣ

1. ହାସ୍ୟ ପ୍ରିୟତାର ଅଭାବ
2. ସ୍ମରଣଶକ୍ତି କମ
3. ଭୁଲିଯିବା ଅଭ୍ୟାସ
4. ସାମାନ୍ୟ ବୁଦ୍ଧିର ଅଭାବ
5. ଅସ୍ୱଷ୍ଟ ଚିନ୍ତା
6. ଅକାରଣ ଭୟ
7. ଏଣୁ ତେଣୁ ଭାବନାଆପଣ ଏଥିମଧ୍ୟରୁ କୌଣସି ଗୋଟିଏ ବା ତହିଁରୁ ଅଧିକ ସମସ୍ୟାରେ ଗ୍ରସ୍ତ ହୋଇ ପାରନ୍ତି । ସାବଧାନ ରୁହନ୍ତୁ ଯେ ଉତ୍ତେଜନାଗ୍ରସ୍ତ ହେଲେ ସମସ୍ୟା ଆହୁରି ବଢ଼ିଯାଇ ପାରେ ।

ଏଠାରେ ଏପରି କିଛି ପରିବର୍ତ୍ତନ ଦିଆଯାଇଛି, ଯାହା ଉତ୍ତେଜନାର ପ୍ରତିକ୍ରିୟା ଦ୍ୱାରା ଶରୀରରେ ସୃଷ୍ଟି ହୁଏ । ଆପଣ ଦେଖିପାରିବେ ଯେ ଏ ବ୍ୟକ୍ତି ନିଜର, ସାମାଜିକ ତଥା ବ୍ୟବସାୟିକ ଜୀବନକୁ କିପରି ପ୍ରଭାବିତ କରେ ।

ଶରୀରରେ ଉତ୍ତେଜନାର ପ୍ରଭାବ

1. ହୃଦୟ ଗତିରେ ବୃଦ୍ଧି
2. ରକ୍ତଚାପରେ ବୃଦ୍ଧି
3. ମାଂସପେଶୀରେ ଉତ୍ତେଜନାର ବୃଦ୍ଧି

51

4. ଜୀ. ଏସ. ଆର.ରେ କମ
5. ଶ୍ୱାସ ଗତିରେ ବୃଦ୍ଧି
6. ଅକ୍ସିଜେନ ଖର୍ଚ୍ଚରେ ବୃଦ୍ଧି
7. ଆର୍ଟରୀଜର ସଂକୁଚନ
8. କୋର୍ଟୀ ସୋଲରେ ବୃଦ୍ଧି
9. ଏଣ୍ଡ୍ରେନାଲିନରେ ବୃଦ୍ଧି
10. ବ୍ଲଡସୁଗାରରେ ବୃଦ୍ଧି
11. ସୀରମ କୋଲେଷ୍ଟ୍ରାଲରେ ବୃଦ୍ଧି
12. ପେଟରେ ଅଧିକ ଅମ୍ଳ ତିଆରି ହେବା
13. ରକ୍ତର ଥକ୍କା ଅଧିକ ଜମିବା
14. ଲାଳ ତିଆରି ନ ହେବା ।
15. ବାଉଲ ଓ ବ୍ଲେଡ଼ର ଟୋନରେ କମ

ତନାବ ତଥା ରୋଗ

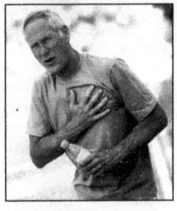

ଆଧୁନିକ ବିଜ୍ଞାନ କିଛି ସମୟ ପୂର୍ବେ ଉତ୍ତେଜନାକୁ ରୋଗର ବାହାକ ରୂପେ ମାନୁ ନଥିଲା । ଜଣେ ଉଚ୍ଚ ପଦସ୍ଥ ଅଧିକାରୀଙ୍କ ଠାରେ ଉଚ୍ଚରକ୍ତଚାପ, ହୃଦରୋଗ ଓ ପେଟର ଅଲସର ଆଦି ରୋଗ, ସନ୍ତୁଷ୍ଟ ମଧ୍ୟ ବର୍ଗୀୟ ବ୍ୟକ୍ତି ଅଥବା କୌଣସି ମଫସଲର ସାଧାରଣ ଲୋକ ତୁଳନାରେ ଅଧିକ ହୁଏ । ଏହାର ବ୍ୟାଖ୍ୟା କେବଳ ଗମ୍ଭୀର ଜାଞ୍ଚ ଦ୍ୱାରା ହିଁ କରାଯାଇ ପାରିବ ।

କିଛି ପୂର୍ବ ଦଶକରେ ଅନେକ ଐପିଡେମିଓଲାଜିକାଲ ଅଧ୍ୟୟନ ଓ ଅନ୍ୟ ନିରୀକ୍ଷଣ ଦ୍ୱାରା ଜଣା ପଡିଲା ଯେ କେତେକ ରୋଗ ପ୍ରତ୍ୟକ୍ଷତଃ ଉତ୍ତେଜନାରୁ ଉତ୍ପନ୍ନ ହୁଏ । ଏହାକୁ 'ସାଇକୋ ମେଟିକ' ରୋଗ ନାଁ ଦିଆଯାଇଛି ।

ଏହି ସାମାନ୍ୟ ରୋଗର ସୂଚୀ :

1. ଉଚ୍ଚରକ୍ତଚାପ
2. ଏଞ୍ଜାଇନା ବା ଛାତିରେ ବ୍ୟଥା
3. ହୃଦୟାଘାତ
4. ଉତ୍ତେଜନାରୁ ମୁଣ୍ଡବ୍ୟଥା
5. ମାଇଗ୍ରେନ

6. ପିଠି ବ୍ୟଥା
7. କାନ୍ଧରେ ବ୍ୟଥା
8. ସ୍ପଣ୍ଡିଲାଇଟିସ
9. ଅତିସ୍ପନ୍ଦନ
10. ଏଲର୍ଜୀ
11. ଦମା
12. କ୍ଲାନ୍ତି ଓ ଆଳସ୍ୟ
13. ଉଦ୍‌ବେଗ
14. ଫୋବିୟା
15. ଅନିଦ୍ରା
16. ଅବସାଦ
17. ଇରିଟେବୁଲ ବାଉଲ ସିଂଣ୍ଡ୍ରମ (IBS)
18. ପେପ୍‌ଟିକି ଅଲସର
19. ମହିଳାମାନଙ୍କ ଠାରେ ପୀ.ଏମ. ଏସ . ସିଣ୍ଡ୍ରୋମ

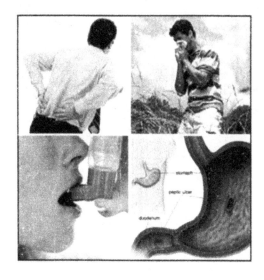

ଆପଣ ଏମାନଙ୍କ ମଧ୍ୟରୁ କୌଣସି ଥରେ ଗ୍ରସ୍ତ କି ? ଆପଣ ସଙ୍କୋଚତାର ସହିତ ନିଜ ସମସ୍ୟାକୁ ଚିହ୍ନିବାକୁ ବୁଝିବାକୁ ଚେଷ୍ଟା କରନ୍ତୁ । ତା ଦ୍ୱାରା ସଠିକ ସମାଧାନ ହାତକୁ ଆସି ପାରିବ ।

4. ଉତ୍ତେଜନା ଉତ୍ପନ୍ନ ହେବା

" ଯଦି କୌଣସି କାର୍ଯ୍ୟ ଆମ ଇଚ୍ଛା ଅନୁସାର ହୁଏ ନାହିଁ ତେବେ ସେଥିରୁ ଉତ୍ତେଜନା ସୃଷ୍ଟି ହୁଏ ।

ଦୟାକରି ଏହି ବାକ୍ୟକୁ ଅନେକ ଥର ପଢ଼ି ଏହାର ଅର୍ଥ ବୁଝନ୍ତୁ । ଉତ୍ତେଜନା ସୃଷ୍ଟି ହେବା ବେଳେ ଦୁଇଟି କାରକ କାମ କରେ । ୧) କ'ଣ ହେଉଛି, ୨) ଆମେ କଣ ଚାହୁଁଛେ । ଯଦି ଏ ଦୁହିଁଙ୍କର ମେଳ ହୋଇଯାଏ ତେବେ ଉତ୍ତେଜନା ସୃଷ୍ଟି ହେବ ନାହିଁ ଏବଂ ପ୍ରସନ୍ନତା କାୟମ ରହିବ ।

ଆମ ପାରିପାର୍ଶ୍ୱିକ ମାହୋଲରେ ଯାହା ଘଟୁଛି, ତାହାକୁ 'ବାହ୍ୟ କାରକ' କୁହାଯାଏ । 'ମୁଁ କ'ଣ ଚାହେଁ' ଏହା ମସ୍ତିଷ୍କରେ ଉତ୍ପନ୍ନ ହୁଏ । ଏହାକୁ ଆମେ ଭିତିରି କାରକ ବା ମାନସିକତା କହି ପାରିବା । ଆସନ୍ତୁ ଏହାକୁ ଜାଣିବା :

1. ବାହ୍ୟ କାରକ : ମୁଁ ଏହାକୁ ଉତ୍ତେଜନା ପାଇଁ ଉତ୍ତରଦାୟୀ ମାନୁଛି । ମୁଁ ଏଥର ବିସ୍ତୃତ ସୂଚୀ ବି ଦେଇଛି । ଦୟାକରି ତାହାକୁ ଚିହ୍ନନ୍ତୁ । ବାହ୍ୟ କାରକର ବି ଉତ୍ତେଜନା ସୃଷ୍ଟି ପାଇଁ ବଡ ହାତ ଅଛି । ତାହାକୁ ଚିହ୍ନିଲେ ଏହାର ପ୍ରବନ୍ଧନରେ ସହାୟକ ମିଳେ ।

2. ଭିତିରି କାରକ :- ଏହା ଆମର ପୂର୍ବ ଅନୁଭବ , ପ୍ରଶିକ୍ଷଣ ,ମୂଲ୍ୟ ଓ ଉପେକ୍ଷାର ପରିଣାମ ହୋଇଥାଏ । ଆମର ବିଶ୍ୱାସ, ଆଶା , ପ୍ରବୃତ୍ତି ତଥା ଇଚ୍ଛା ଭିତିରି କାରକକୁ ପ୍ରଭାବିତ କରେ । ଏହାକୁ ମାନସିକତା ବି କହି ପାରନ୍ତି । ସମୟ ସହିତ ଏ ମୂଲ୍ୟ ବଦଳିବାରେ ଲାଗେ । କାରଣ ଆମ ପାଖ ଆଖ ମାହୋଲରେ ମୂଲ୍ୟ ବଦଳାଏ । ଭିତିରି କାରକକୁ ମୁଁ କୌଣସି ବାଧା ବା ତୀବ୍ର ପରିବର୍ତ୍ତନ ବ୍ୟକ୍ତିକୁ ଆହୁରି ଉତ୍ତେଜନା ପାଖକୁ ନେଇଯାଏ ।

ଉତ୍ତେଜନା ଉତ୍ପାଦନରୁ ନିବୃତ୍ତ

ସାମନା କରିବାର ଯୋଗ୍ୟତାର ବିକାଶ :-

ଉତ୍ତେଜନାକୁ ସାମନା କରିବାର ଯୋଗ୍ୟତା, ଶରୀର ଓ ମନ ଦୁହିଁଙ୍କ ପାଖରେ ଅଛି । ଆମେ ଉତ୍ତେଜନା ସୃଷ୍ଟି କରୁଥିବା ବାହ୍ୟ ତଥା ଭିତିରି କାରକ ସହିତ ସଠିକ ପ୍ରଣାଳୀ ଦ୍ୱାରା ନିବୃତ୍ତ ହେବା ।

ପ୍ରାୟ ଏହି ମାମଲାରେ ବ୍ୟକ୍ତିର ଯୋଗ୍ୟତା ସୁପ୍ତ ରହେ ବା ପ୍ରୟୋଗରେ ଆସିପାରେ ନାହିଁ । କେତେକ ରୋଗୀଙ୍କ ଯୋଗ୍ୟତା ଦିଗଭ୍ରମିତ ହୁଏ । ଏଠାରେ ପ୍ରଶିକ୍ଷଣର ଆବଶ୍ୟକତା ପଡେ । ଯେବେ ଯୋଗ୍ୟତା ହେବ ତେବେ ଉତ୍ତେଜନା ଦୂର ହେବାରେ ସମୟ ଲାଗିବ ନାହିଁ । ଅନ୍ୟ ଦିଗରେ ଯଦି ଉତ୍ତେଜନାରୁ ନିବୃତ୍ତ ହେବାର ଯୋଗ୍ୟତା ନ ହୁଏ ତେବେ ତନାବ ଆହୁରି ଖରାପ ହେବ । ଉତ୍ତେଜନା ଉତ୍ପାଦନକୁ ହଟାଇବା ପାଇଁ ଆମକୁ ବାହ୍ୟ କାରକ ଓ ଭିତିରି ମାନସିକତାର ମେଳ କରାଇବାକୁ ହେବ ।

5. ବାହ୍ୟ କାରକରୁ ନିବୃତ୍ତ ହେବା

ଉତ୍ତେଜନାର ବାହ୍ୟ କାରକର ଉଦାହରଣ :

ସାମାଜିକ ଓ ପାରିବାରିକ

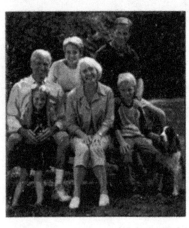

1. ଉଚ୍ଚ ଅବାସ୍ତବିକ ଆଶା
2. ପତି ପତ୍ନୀରେ ଦୂରତା
3. ପାରିବାରିକ ସଦସ୍ୟଙ୍କ ସହିତ ସଂପ୍ରେଷଣର ଅଭାବ
4. ନିରନ୍ତର ଆର୍ଥିକ ସମସ୍ୟା
5. ବିଭିନ୍ନ ମୂଲ୍ୟ ତଥା ପ୍ରାଥମିକତା
6. ଶୋଇବାର ବିଭିନ୍ନ ଭଙ୍ଗି
7. ସୁନ୍ଦର ବା ଅସୁନ୍ଦର ପତି/ ପତ୍ନୀ
8. କାମରେ ମତଭେଦ
9. ବହୁତ କହିବାବାଲା ପତି / ପତ୍ନୀ
10. ରୁକ୍ଷ ପତି / ପତ୍ନୀ

11. ପାରିବାରିକ ସଦସ୍ୟଙ୍କ ରୋଗ / ମୃତ୍ୟୁ
12. ବାରମ୍ବାର ଅତିଥି ଆସିବା
13. ଅକାରଣ ଅପେକ୍ଷା ରଖିବା ସଂମ୍ବନ୍ଧୀ
14. ଖରାପ ପଡୋଶୀ
15. ବେପରୁଆ

ରାଜନୀତିକ

1. ଅସ୍ଥିର ରାଜନୀତିକ ପରିଦୃଶ୍ୟ
2. ସଂସଦର ଭ୍ରଷ୍ଟ ମାନସିକତା
3. ଭ୍ରଷ୍ଟ ବା ଅସହଯୋଗୀ ବ୍ୟୁରୋକ୍ରାଟ
4. ନେତୃତ୍ୱର ଅଭାବ
5. ଅଧିକାର ଦୁରୁପଯୋଗ
6. ଧର୍ମଘଟ
7. ଅନ୍ତର୍ରାଷ୍ଟ୍ରୀୟ ଉତ୍ତେଜନା
8. ଅଧୁରା ଶପଥ
9. ମିଡିଆର ଭୁଲ କଭରେଜ
10. ଔଦ୍ୟୋଗିକ ନୀତି
11. ଧର୍ମର ରାଜନୀତି କରଣ
12. ବାରମ୍ବାର ହିଂସା ପ୍ରଦର୍ଶନ
13. ଅସକ୍ଷମ ମନ୍ତ୍ରୀ
14. ରାଜନୀତିରେ ଅପରାଧୀ କରଣ
15. ନିର୍ବାଚନରେ ଗଡବଡ

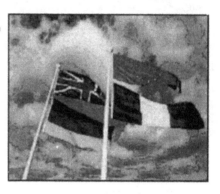

ବ୍ୟବସାୟିକ

1. ପରିବର୍ତ୍ତନ - ଏକ କୌଶଳ ପାଇଁ
2. ବଦମିଜାଜ ବସ
3. ଅସକ୍ଷମ କନିଷ୍ଠ
4. ସହଯୋଗ ଦେଉ ନଥିବା ସହଯୋଗୀ
5. ଖରାପ ପ୍ରଶାସନ
6. ବ୍ୟୁରୋକ୍ରେସୀ
7. କାର୍ଯ୍ୟଭାର
8. କାମ ସମୟରେ ସାମାଜିକତା
9. କାର୍ଯ୍ୟର ପର୍ଯ୍ୟାବରଣରେ ନିୟନ୍ତ୍ରଣର ଅଭାବ

10. ଉପରୁ ତଳ ପର୍ଯ୍ୟନ୍ତ ଫିଡିବ୍ୟାକର ଅଭାବ
11. ପୁରସ୍କାରର ଅଭାବ
12. କାମ ସମୟରେ ଚାପ
13. ଅସ୍ପଷ୍ଟ ଅଧିକାର
14. କାମର ଦୀର୍ଘ ସମୟ
15. ଅବକାଶ ନ ମିଳିବା

ପର୍ଯ୍ୟାବରଣୀୟ

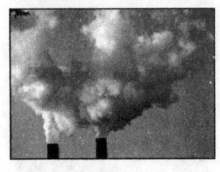

1. ପ୍ରଦୂଷଣରେ ବୃଦ୍ଧି
2. ଗଛ କଟା ହେବା
3. ସହରର ଭିଡ
4. ଅନିୟୋଜିତ ସହର ଓ ମଫସଲ
5. ଭୋଜନରେ ମିଶ୍ରଣ
6. ପ୍ରାକୃତିକ ସାଧନରେ କମ
7. ଜଳ ପ୍ରଦୂଷଣ
8. ଅତି ଔଦ୍ୟୋଗୀକରଣ
9. ରେଡିଏଶନ ଦ୍ୱାରା ହାନୀ
10. ଧ୍ୱନି ପ୍ରଦୂଷଣ
11. ଔଦ୍ୟୋଗୀକ ଦୁର୍ଘଟଣା
12. ପରମାଣୁ ଅସ୍ତ୍ରର ଜମା
13. ଓଜୋନ ସ୍ତରର ହ୍ରାସ
14. ଦୁର୍ଲଭ ଜନ୍ତୁ କମିବା
15. ଗ୍ରୀନ ହାଉସ ପ୍ରଭାବ

ଶାରୀରିକ ଓ ମାନସିକ

1. ବହୁତ ଗରମ ବା ଥଣ୍ଡା
2. ଟାଇଟ ବା ଢ଼ିଲା ପୋଷାକ
3. ଘର /କାମ ରେ ଘୋ ଘା
4. ଅସୁବିଧା ଜନକ ଚୌକି
5. ଆଲୋକ ଓ ବାୟୁର ଖରାପ ପ୍ରବନ୍ଧନ
6. ନିରନ୍ତର ଝୁଙ୍କିବା ବା ଠିଆ ହେବା
7. ଆଖି ଉପରେ ନିରନ୍ତର ଚାପ
8. ପରିଷ୍କାରର ଅଭାବ
9. ସୁରକ୍ଷା ନିୟମର ଅଭାବ

10. ବ୍ୟଙ୍ଗାତ୍ମକ ସ୍ୱର
11. ଅଫିସରେ ରାଜନୀତି
12. କଟୁ ବାତାବରଣ
13. ଏକାନ୍ତ ବାତାବରଣ
14. ଅଧିକ ଭିଡ
15. ସମସ୍ୟା ସୃଷ୍ଟି କରୁଥିବା ଲୋକେ

ଆର୍ଥିକ କାରକ

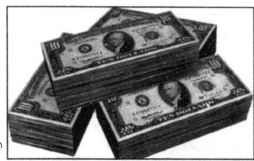

1. ମୁଦ୍ରାସ୍ଫୀତି
2. ଧୀମା ଆର୍ଥିକ ବୃଦ୍ଧି
3. ଜଳ ସଂକଟ
4. ବିଜୁଳି ସଂକଟ
5. ୟୁନିୟନ ପାୱାର
6. କମ ଉତ୍ପାଦନ
7. ଆୟାତନିର୍ଯ୍ୟାତ ଅନ୍ତରାଳ
8. ଧନୀ ନିର୍ଦ୍ଧନ ଅନ୍ତରାଳ
9. ଘର ଓ ଜମିର ଅତିରିକ୍ତ ଦାମ
10. ସୁଧହାର ବୃଦ୍ଧି
11. ନଗଦ ପ୍ରବାହରେ କମ
12. ବିତ୍ତୀୟ ସଂସ୍ଥାମାନଙ୍କରେ ଫୀତାସାହୀ
13. ସାର୍ବଜନୀକ ବ୍ୟୟରେ କଟୌତି
14. ଜନସଂଖ୍ୟା ବୃଦ୍ଧି ଓ ରୋଜଗାର ପାଇଁ ପ୍ରତିଯୋଗିତା
15. ଟେକନିକରେ ଦ୍ରୁତ ପରିବର୍ତ୍ତନ

ନୈତିକ ମୂଲ୍ୟ / ସାମାଜିକ ପରିବର୍ତ୍ତନ

1. ପୀଢ଼ୀ ଅନ୍ତରାଳ
2. ନୈତିକତାର ଅଭାବ
3. ବର୍ଗ ଭେଦ
4. ଖୋଲାପଣ
5. ମାନବାଧିକାର ହନନ
6. ହିଂସା
7. ଫିଲ୍ମ , ଟି.ଭି. ପୁସ୍ତକ (ଖରାପ ସଂଦେଶ ଦେଉଥିବା)
8. ସାମାଜିକ ଏକେଲାପଣ
9. ଆବାସ ନ ମିଳିବା

10. ପଡୋଶୀଙ୍କ ସହିତ କଟୂତା

11. ମାତା-ପିତା ଓ ଅଧ୍ୟାପକଙ୍କ ପ୍ରତି ପରିବର୍ତ୍ତିତ ବ୍ୟବହାର

12. ଭୁଲ ବେପାର ଅଥବା ଅଭ୍ୟାସ

13. ମିତ୍ର ଓ ସଂପର୍କୀୟ (ଯାହା ଉପରେ ନିର୍ଭର କରାଯାଇ ନ ପାରେ)

14. ଗରିବୀ, ବୃଦ୍ଧତ୍ୱ ବା ବେମାରୀର ଦୁଃଖ

ବାହାରି କାରକ ପାଇଁ କଣ କରିବେ ?

ଆମେ ସବୁବେଳେ ଏହି ବାହ୍ୟକାରକ ସହିତ ଘେରି ରହୁ ତଥା ଆମକୁ ପୂରାଦିନ ସେମାନଙ୍କ ସହିତ ମିଳିତ ହେବାକୁ ପଡେ । ଆମେ ସେମାନଙ୍କ ଠାରୁ ରକ୍ଷାପାଇବା ଶିଖିବାକୁ ହେବ । ଏ ସବୁର ସମାଧାନ ଏକା ପ୍ରକାର ହୋଇପାରିବ ନାହିଁ । ଏହା କ୍ରିକେଟ ମ୍ୟାଚ ପରି ଯେଉଁଠି ବଲ୍ଲେବାଜଙ୍କ ଅଲଗା ଅଲଗା ପ୍ରକାର ବଲ ଖେଳିବାକୁ ହେବ, ଆସନ୍ତୁ, ଏହାର ସମ୍ଭାବନା ଉପରେ ବିଚାର କରିବା ।

1. ଚିହ୍ନିବା :- ଆମେ ଏହି ବାହ୍ୟକାରକକୁ ଚିହ୍ନିବାକୁ ହେବ । ଚିହ୍ନି ପାରିଲେ ଉତ୍ତେଜନା କମିଯିବ । କହିପାରିବେ ଯେ ମୁଁ ଦିଲ୍ଲୀରେ ରହେ ଯେଉଁଠି ବହୁତ ଟ୍ରାଫିକ୍ । ଆପଣ ନିଜକୁ ବୁଝାଇ ଦିଅନ୍ତୁ ଯେ ଏହା ଏକ ମହତ୍ତ୍ୱପୂର୍ଣ୍ଣ ସ୍ଥାନ ଅଟେ, ଏଠି ବହୁତଲୋକ ରହନ୍ତି ଯେଉଁମାନେ କାରରେ ଯିବା ଆସିବା କରନ୍ତି । ଏଥିପାଇଁ ଟ୍ରାଫିକ ଅଧିକ ହେବ । ବିବେକୀ ମସ୍ତିଷ୍କକୁ ଶୀଘ୍ର ଏହା ବୁଝା ପଡିଯିବ ଏବଂ ଟ୍ରାଫିକ ଜାମରୁ ସୃଷ୍ଟି ଉତ୍ତେଜନା କମିଯିବ ।

2. ପରିବର୍ତ୍ତନ ଆଣନ୍ତୁ :- କେତେକ ବାହ୍ୟକାରକରେ ପରିବର୍ତ୍ତନ ଆଣିପାରିବେ । ଆପଣ ପତା ଲଗାଇ ପାରିବେ ଯେ ସକାଳ ସମୟରେ ଅଧିକ କାମ ହୁଏ । ଏଥିପାଇଁ ଆପଣ ଅଫିସରେ ଡେରିରେ ପହଞ୍ଚନ୍ତି । ଟିକେ ଶୀଘ୍ର ଉଠନ୍ତୁ, ତନାବ ମନକୁ ମନ ଖତମ ହୋଇଯିବ । ସକାଳୁ ସମାଜ ନ ପଢ଼ି ସଂଧ୍ୟାରେ ପଢ଼ନ୍ତୁ ।

3. ଅଣଦେଖା କରନ୍ତୁ :- କେତେକ ବାହ୍ୟକାରକକୁ ଅଣଦେଖା ବି କରି ପାରିବେ । ଯଦି ମଦପିଇବା ଦ୍ୱାରା ପତ୍ନୀ ସହିତ ଝଗଡା ହେଉଛି ତେବେ ମଦ ଛାଡି ଦିଅନ୍ତୁ । କୌଣସି ପଡୋଶୀ ଦୁଷ୍ଟ ଅଟେ । ତେବେ ଅଣଦେଖା କରନ୍ତୁ । ଉତ୍ତେଜନା ସୃଷ୍ଟି ହେବ ନାହିଁ ।

4 . ସ୍ୱୀକାର କରି ନିଅନ୍ତୁ :- କେତେକ ବାହ୍ୟକାରକ ବଦଳା ଯାଇପାରେ ନାହିଁ କି ସ୍ୱୀକାର ବି କରାଯାଇ ପାରେ ନାହିଁ । ତାକୁ ସ୍ୱୀକାର କରି ନିଅନ୍ତୁ । ତାହା ବୃଦ୍ଧତ୍ୱ ହେଉ, ସାଥୀର ବ୍ୟବହାର ହେଉ, ପ୍ରଧାନମନ୍ତ୍ରୀ ହୁଅନ୍ତୁ ବା ବର୍ଷାଋତୁ ହେଉ । ଏହିପରି ଉତ୍ତେଜନାର ସୂଚୀ ତିଆରି କରନ୍ତୁ, ଯାହାକୁ ସ୍ୱୀକାର କଲେ ଭଲ ହୁଏ ।

5. ସାମିଲ ହୁଅନ୍ତୁ ନାହିଁ :- କେତେକ କଥା ଏପରି ଅଛି ଯେଉଁଠି ଆପଣ ସାମିଲ ହୁଅନ୍ତୁ ନାହିଁ, ତାହା ଆପଣଙ୍କ ଉପରେ ପ୍ରଭାବ ପକାଇ ପାରିବ ନାହିଁ । ତାକୁ କମାଇ ଦିଅନ୍ତୁ । ପ୍ରତ୍ୟେକ ମାମଲାରେ ମୁଣ୍ଡ ଭର୍ତ୍ତି କରନ୍ତୁ ନାହିଁ । ତାହା

କୌଣସି ସଂପର୍କୀୟଙ୍କ ବିଭାଘରରେ ଆପଣଙ୍କୁ ନାପସନ୍ଦ ହେଉଛି ବା କୌଣସି ରାଜନେତା ହରକତରେ ଆପଣ ଉତ୍ତେଜନା ନିଅନ୍ତୁ ନାହିଁ । ଅଲଗା ହୋଇ ଯାଆନ୍ତୁ ।

6. ଲଢ଼ାଇ :- ଏପରି ପରିସ୍ଥିତି ଆସେ ଯେଉଁଠି ଆପଣଙ୍କୁ ଲଢ଼ିବାକୁ ପଡିପାରେ । ଯଦି ସତରେ ଏପରି କିଛି ଘଟେ ଯେପରି ଜମିବାଡିରେ ଘଟୁଥିବା ଉତ୍ତେଜନାରେ ତ ଆପଣଙ୍କୁ ଲଢ଼ିବାକୁ ହିଁ ପଡିବ ।

6. ମାନସିକତା ଏବଂ ଏହା ଉପରେ କାବୁ ପାଇବା

ମାନସିକତାକୁ ବୁଝନ୍ତୁ

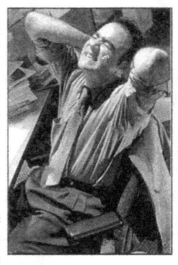

ଆପଣ ଯାହା ଚାହାଁନ୍ତି, ତାହା ଭିତିରି କାରକ ବା ଆପଣଙ୍କ ମାନସିକତା । ଆମେ ଜନ୍ମ ନେଉଛେ ତେବେ ମସ୍ତିଷ୍କ ସ୍ତରରେ ଖାଲି ହୋଇଥାଏ । ସେଥିରେ ଭଲ-ମନ୍ଦ, ପସନ୍ଦ-ନାପସନ୍ଦ ବା ପ୍ରାଥମିକତାର କୌଣସି ଭାବନା ନଥାଏ । ମାତ୍ର ଯେତେବେଳେ ଆମେ ମସ୍ତିଷ୍କକୁ ତଥ୍ୟ ଓ ଅଭିଜ୍ଞତା ଦେବାକୁ ଲାଗେ ତେବେ ସେ ଦେଖେ, ଶୁଣେ ଓ ଶିଖେ । ସେ ନିଜର ଆଖପାଖ ମାହୋଲରୁ ଦେଖେ, ଶୁଣେ, ଶିଖେ । ବଙ୍ଗଳା ହେଉ ବା ତାମିଲ; ଯେଉଁ ବି ଭାଷା ଶିଖେ ତାହା ତାକୁ ଭଲ ଲାଗେ ତ ଏହା ତାର ମନପସନ୍ଦ ହୋଇଯାଏ । ତାହା ନ ମିଳିଲେ ଉତ୍ତେଜନା ହୁଏ ଆପଣ ମାଛ ଚାଖିଲେ ଭଲ ଲାଗିଲା ଆଉ ଥରକୁ ଆପଣ ତାହାକୁ ନ ପାଇଲେ ଉତ୍ତେଜନା ଗ୍ରସ୍ତ ହେବେ । ମାତ୍ର ଯେ ମାଛ ଚାଖି ନାହିଁ, ତା ମନରେ ତା ପାଇଁ ଇଚ୍ଛା ସୃଷ୍ଟି ହେବ ନାହିଁ । ଏହାକୁ ମାନସିକତା କୁହାଯାଏ । ଏହା ଆପଣଙ୍କ ଭିତିରି କାରକ ଅଟେ ।

ଆମର ଏହି ମାନସିକତା ବର୍ଷ ବର୍ଷ ଧରି ବିକଶିତ ହୁଏ । ଏହା କୌଣସି ବ୍ୟକ୍ତି ବା ଭୋଜନର ପସନ୍ଦ- ନାପସନ୍ଦ ହୋଇପାରେ । ଏହା ଆପଣଙ୍କ ପୋଷାକ, ଭାଷା,ଶିକ୍ଷା , କାର୍ଯ୍ୟ, ଧନ ,ସମ୍ବନ୍ଧ ବା ନୈତିକତା ସହିତ ଜୋଡା ଯାଇପାରେ । ପ୍ରତ୍ୟେକର ମସ୍ତିଷ୍କରେ ହଜାର ହଜାର ପସନ୍ଦ-ନାପସନ୍ଦ ହୋଇଥାଏ ।

ବାହ୍ୟ କାରକର ମାନସିକତାରେ ମେଳ ନ ହେବା ଦ୍ୱାରା ଉତ୍ତେଜନା ସୃଷ୍ଟି ହୁଏ । ବାହ୍ୟ କାରକର ସମାଧାନ ବାଦ ଆମେ ମାନସିକତା ଉପରେ ଚର୍ଚ୍ଚା କରିବା । ଆସନ୍ତୁ ବିବେକୀ ମସ୍ତିଷ୍କର ବିଶ୍ଳେଷଣ କରିବା ।

ମାନସିକତାକୁ ସମ୍ଭାଳିବା :- ମାନସିକତାରେ ପରିବର୍ତ୍ତନ ପାଇଁ ତିନୋଟି ନିର୍ଦ୍ଦିଷ୍ଟ କଥା ଜାଣନ୍ତୁ ।

(1) ସମୟ ସହିତ ପରିବର୍ତ୍ତନ (2) ଅନେକାଂନ୍ତ (3) ନେବା ଦେବା ଉପରେ ଆଧାରିତ ସମାଜ ।

ଏହି ତିନିକୁ ପ୍ରଶଂସାରେ ଆପଣଙ୍କ ମସ୍ତଷ୍କ ଅଧିକ ସମ୍ଭାଳି ଯିବ ।

ସମୟ ସହିତ ପରିବର୍ତ୍ତନ : ଛୋଟ ବୟସରେ ହିଁ ଆମର ମାନସିକତା ସ୍ଥିର ହେଉଥିଲା । ମାତ୍ର ଏବେ ଅଧିକ ପରିବର୍ତ୍ତନ ଆସି ଗଲାଣି । ଫେସନ, ସମାଜ, ଶିକ୍ଷା, ନିଜର ସ୍ତର ତଥା ପାରିବାରିକ ସଂରଚନାରେ ବି ପରିବର୍ତ୍ତନ ଆସିଛି । ଆପଣଙ୍କୁ ବି ବଦଳିବାକୁ ହେବ । ଯଦି ଉଚ୍ଚ ରକ୍ତଚାପ ରୋଗୀ ହୋଇଥାନ୍ତି ତେବେ ବୋଧହୁଏ କେତେକ ମନପସନ୍ଦ ଭୋଜନ ବି ଛାଡିବାକୁ ହେବ । କେହି ଆପଣଙ୍କୁ ଧୋକ୍ କା ଦେଲା ଏବେ ଆପଣ ଆଉ ତା ଉପରେ ଭରସା କରି ପାରିବେ ନାହିଁ । ସେ ଏକ ସାଙ୍ଗ ଥିଲା - ଏବେ ଆପଣଙ୍କୁ ଭାବନାରେ ପରିବର୍ତ୍ତନ ଆଣିବାକୁ ହେବ । କେହି ଚାଲିଗଲା, ତେବେ ମନକୁ ବୁଝାନ୍ତୁ ସବୁକିଛି ଆଗପରି ରହିବ ନାହିଁ । ମସ୍ତିଷ୍କକୁ ବଦଳାଇବା ସମୟରେ ମାହୋଲ ସହିତ ବଦଳାନ୍ତୁ । ଆମ ସମସ୍ତଙ୍କୁ ଏ ପରିବର୍ତ୍ତନ କରିବାକୁ ପଡିବ । ଆପଣଙ୍କୁ ବି ଏପରି କରିବାକୁ ହେବ ।

ଅନେକାନ୍ତର ସିଦ୍ଧାନ୍ତ : ଏହି ସିଦ୍ଧାନ୍ତ ପାଲି ଭାଷାରେ ଲିଖିତ ଆଗମ ଗ୍ରନ୍ଥରୁ ପ୍ରାପ୍ତ ହୋଇଛି । କିନ୍ତୁ ନିଜ ଜୀନରେ ଏହାର ପ୍ରୟୋଗ ପୂର୍ଣ୍ଣତୟା ତାର୍କିକ ଅଟେ । 'ଅନେକର' ଅର୍ଥ 'କେହି' । ଅନେକାନ୍ତର ଅର୍ଥ ପ୍ରତ୍ୟେକଙ୍କ ବିଭିନ୍ନ ମାନସିକତା ହୋଇଥାଏ । ଗୋଟିଏ ବସ୍ତୁ ପାଇଁ ବିଭିନ୍ନ ବ୍ୟକ୍ତିଙ୍କ ବିଭିନ୍ନ ବିଚାର ହୋଇପାରେ । ଏହି ମାନସିକତା ଅନେକ ବାତାବରଣର ସୃଷ୍ଟି । ଚିନୀ ବ୍ୟକ୍ତିଙ୍କୁ ଚିନୀ ଭାଷାରେ ପସନ୍ଦ ଆସେ ଏବଂ ଆପଣଙ୍କୁ ହିନ୍ଦୀ, ଓଡ଼ିଆ । ପତି-ପତ୍ନୀଙ୍କ ଭୋଜନର ପସନ୍ଦ ଅଲଗା ଅଲଗା ହୋଇପାରେ । ଅନେକାନ୍ତକୁ ଯେତେ ବୁଝିବେ, ଅନ୍ତଃ ବୈୟକ୍ତିକ ସମ୍ବନ୍ଧ ସେତେ ମଜଭୂତ ହେବ । ଆପଣ ଆପଣଙ୍କ ମିତ୍ର, ସମ୍ବନ୍ଧୀ, ସହକର୍ମୀ, ବସ୍, ପିଲାପିଲି, ପତି-ପତ୍ନୀ ଓ ଅଜ୍ଞାତ ବ୍ୟକ୍ତିଙ୍କ ବ୍ୟବହାରକୁ ବି ପ୍ରଶଂସା ପାଇବେ । ଅନ୍ୟର ବ୍ୟବହାରରେ ଆପଣଙ୍କ ଭିତରେ ସୃଷ୍ଟ ଉତ୍ତେଜନା ହଠାତ୍ ସମାପ୍ତ ହୋଇଯିବ ।

ସମାଜ ସେବା ନେବା ଉପରେ ଆଧାରିତ ଅଟେ : ଏହା ଏକ ଅନ୍ୟ ସିଦ୍ଧାନ୍ତ ଯାହା ଆପଣଙ୍କ ତନାବ ସୃଷ୍ଟିରେ ପରିବର୍ତ୍ତନ ଆଣିପାରେ । ମାନି ନିଅନ୍ତୁ ଯେ ଦୁଇ ବ୍ୟକ୍ତିଙ୍କର ଅଲଗା ଅଲଗା ମାନସିକତା ଅଛି ଏବଂ ସେମାନଙ୍କୁ ଏକ ସଙ୍ଗେ ରହିବାକୁ ହେବ । ଯଦି ସେମାନେ ଜଣେ ଅନ୍ୟ ଜଣଙ୍କ ସହିତ ରାଜିନାମା ନକଲେ ତେବେ କେହି ବି ଜୀବିତ ରହିପାରିବେ ନାହିଁ । ବରଂ ସେମାନେ ପରସ୍ପର ମଧ୍ୟରେ ଲଢ଼େଇ ହିଁ କରିବେ । ଭଲହେବ ଦୁହିଁଙ୍କ ତରଫରୁ ବୁଝାମଣା ହେଉ । ଏହିପରି ଆମ ସମାଜରେ ସମସ୍ତେ ଏକ ସାଙ୍ଗରେ ରହନ୍ତି । ଯଦି ସେମାନେ ଦେବାନେବାର ଏହି ସିଦ୍ଧାନ୍ତକୁ ଆପଣାଇ ନେବେ ତେବେ ସେମାନେ ପରସ୍ପର ମଧ୍ୟରେ ଉତ୍ତମ ସାମଞ୍ଜସ୍ୟ ରକ୍ଷା କରି ପାରିବେ ତଥା ଉତ୍ତେଜନା ବି ଉତ୍ପନ୍ନ ହେବ ନାହିଁ ।

7. ଜୀବନର ବୋଝ / ଚାପ

ପୂର୍ବ 50 ବର୍ଷରେ ଆମ ଜୀବନରେ ଉତ୍ତେଜନା ଅଧିକ ବଢ଼ିଗଲାଣି । ଜୀବନ ଶୈଳୀରେ ଉତ୍ତେଜନା ବଢ଼ିବା ସଙ୍ଗେ ସଙ୍ଗେ ବ୍ଲଡ ପ୍ରେସର ପରି ରୋଗ ବି ବଢ଼ିଛି । ଆପଣ ଯେତେ ଉତ୍ତେଜନାରେ ରହିବେ, ବ୍ଲଡ ପ୍ରେସର ସେତେ ଚଢ଼ିବ । ଦିନେ ମୁଁ ଜଣେ ଦାର୍ଶନିକଙ୍କ ସହିତ ସାକ୍ଷାତ କଲି ଏବଂ ବଢୁଥିବା ଉତ୍ତେଜନାର କାରଣ ପଚାରିଲି । ସେ ମୋତେ ପାଞ୍ଚ ଅତି ଭାର ବତାଇଥିଲେ । ତାହା ହେଉଛି-କାମର ବୋଝ, ସମୟର ସ୍ୱଳ୍ପତା, ଅଭିଜ୍ଞତାର ବୋଝ, ଆବଶ୍ୟକତାର ବୋଝ ଓ ବେମାରୀର ବୋଝ । ଆସନ୍ତୁ ଏ ବିଷୟରେ ବିଚାର କରିବା ।

କାମର ବୋଝ :- ଆମକୁ ଆମ ଜୀବନରେ ପୂର୍ବ ତୁଳନାରେ ଅଧିକ କାମ କରିବାକୁ ପଡୁଛି । ପରିବାର ଏକକ ହେବା ଯୋଗୁଁ କାମରେ ବୋଝ ବି ବଢୁଛି । ସରକାରୀ ଓ ନିଜସ୍ୱ ଦପ୍ତର ଆପଣଙ୍କଠାରୁ ଅଧିକ କାମ ଚାହାଁନ୍ତି । ଆପଣ ବି ଅଧିକ କମାଇବା ପାଇଁ ଅଧିକ ପରିଶ୍ରମ କରନ୍ତି । ଲୋକ ଦିନରେ 10ରୁ 16 ଘଣ୍ଟା ପର୍ଯ୍ୟନ୍ତ କାମ କରନ୍ତି । ସକାଳ 5ଟାରୁ ରାତି 11ଟା କାମ ହିଁ କାମ ଚାଲେ । କେତେଥର ବି କାମ ଯୋଗୁଁ ନିଜର ସମୟ ବି କମାଇବାକୁ ପଡେ । ଯାହାଦ୍ୱାରା ଉତ୍ତେଜନା ବଢ଼େ ।

ସମୟର ଚାପ:- କୌଣସି ନିର୍ଦ୍ଦିଷ୍ଟ ମିଟିଂକୁ ଯିବାକୁ ଅଛି ଏବଂ ଆପଣ ଟ୍ରାଫିକରେ ଫଶିଗଲେ । ଆପଣଙ୍କୁ ଗାଡି ବା ଜାହାଜ ଧରିବାର ଅଛି, ମାତ୍ର ଡେରି ହେଉଛି । ବ୍ଲଡ ପ୍ରେସର ତ ବଢ଼ିବ । ଯେଉଁ ବ୍ୟକ୍ତି ବଞ୍ଚିବା ପାଇଁ ଶ୍ରେଷ୍ଠତା ପ୍ରଦର୍ଶନ ପାଇଁ ଅଧିକ କାର୍ଯ୍ୟ କରୁଛନ୍ତି ସେମାନଙ୍କ ସହିତ ଏହା ହେଉଛି । କାମ ବଢ଼ିଲା ମାତ୍ର ସମୟ ଯେତିକି ସେତିକି । ଆପଣଙ୍କ ସେହି ସମୟ ଦେଇ ଗତି କରିବାକୁ ହେବ ।

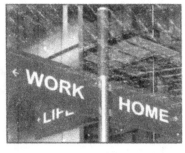

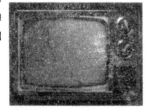

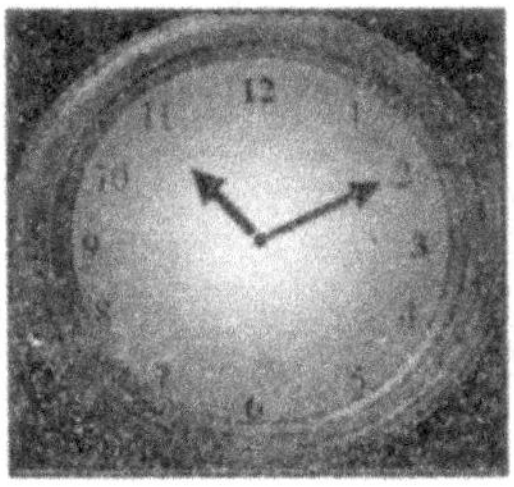

ଯାତ୍ରାର ସମୟ ଦୀର୍ଘ, ଆପଣଙ୍କ ଟ୍ରାଫିକରେ ସମୟ ଦେବାକୁ ହେବ । ଆହୁରି କେତେ ସ୍ଥାନରେ ସମୟ ନଷ୍ଟ ହେବ । ଆପଣ ଜୀବନର ଏହି ଦୌଡରେ ସାମିଲ ଅଛନ୍ତି, ଯେଉଁଠାରୁ ଆପଣ ପଛକୁ ହଟି ପାରିବେ ନାହିଁ ।

ଅଭିଜ୍ଞତାର ବୋଝ :- ଯଦି ଆପଣ ଅଭିଜ୍ଞତା କୁ ଦେଖିବେ ତେବେ ଆମର ମସ୍ତିଷ୍କ ବହୁତ ଛୋଟ । ପୁସ୍ତକ ଜ୍ଞାନରେ ଭରପୂର ଅଟେ । ଟି.ଭି., ପତ୍ରିକା, ସମାଚାର ପତ୍ର ଓ ଇଣ୍ଟରନେଟ୍ ଆଦି ଅଭିଜ୍ଞତାରେ ଭରପୂର । ସଫଳତା ଏହି କଥା ଉପରେ ନିର୍ଭର କରେ ଯେ ଆପଣ କେତେ ଅଭିଜ୍ଞତା ନେଇ ପାରିବେ । ଏହି ସୂଚନା

ଓ ଟେକ୍‌ନିକ୍‌ର ଆଧୁନିକ ଯୁଗ ଅଟେ । ଅଭିଜ୍ଞତା ଓ ଜ୍ଞାନ ହିଁ ଧନ ଅଟେ । ସୂଚନାର ବିସ୍ଫୋଟକ ହୋଇଛି । ଅଧ୍ୟାପକ, ଡାକ୍ତର, ଓକିଲ, ବୈଜ୍ଞାନିକ ଓ ବ୍ୟବସାୟୀଙ୍କୁ ଅଧିକରୁ ଅଧିକ ଜାଣିବାର ଆବଶ୍ୟକ ହେଉଛି । ଏଥିପାଇଁ ମସ୍ତିଷ୍କ ଉପରେ ଅଧିକ ବୋଝ ପଡୁଛି ।

ଇଚ୍ଛା ଓ ଆବଶ୍ୟକତାର ଚାପ :- ଏହା ଅଧିକ ପାଇବା ଇଚ୍ଛାରୁ ଉତ୍ପନ୍ନ ହୁଏ । ଏହା ପ୍ରାୟଃ ଉତ୍ତେଜନା ଏବଂ ହାଇ ବ୍ଲଡପ୍ରେସର ର ପ୍ରମୁଖ କାରଣ ହୋଇଥାଏ । ପରିବାରର ଅନ୍ୟ ସଦସ୍ୟଙ୍କ ଠାରୁ ଅଧିକ ପାଇବାର ଚାପ ଲାଗି ରୁହେ । ଏବେ ଜୀବନ ଚଳାଇବା ପାଇଁ ଅନେକ ବସ୍ତୁ ଆବଶ୍ୟକ । ମସ୍ତିଷ୍କ ଏତେ ସମ୍ଭାବନା ଦେଖେ ଯେ ତାକୁ ଖର୍ଚ୍ଚ କରିବାର ଇଚ୍ଛା ବଳବତୀ ହୋଇଯାଏ । ପ୍ରତ୍ୟେକ ଜାଗାରେ ଏପରି ଜିନିଷର ବିଜ୍ଞାପନ ଦେଖେ, ଯାହାକୁ ସହଜରେ କିଣି ପାରିବେ । ଯୁବା ପୀଢ଼ିଙ୍କ ସହିତ ବୟସ୍କ ବି ଏହି ଅନ୍ଧକାରରେ ବହି ଯାଆନ୍ତି । ଆମକୁ ଅଧିକ କପଡା, ଜୋତା, ଘଣ୍ଟା, ଉପକରଣ, ଟି.ଭି. ଗହଣା ଓ ସୁବିଧା ଦରକାର ! ଏହାକୁ ନ ପାଇଲେ ଉତ୍ତେଜନା ବଢ଼େ । ଏହି ଆବଶ୍ୟକତାକୁ ପୂରା କରିବା ପାଇଁ ଅଧିକ କାମ କରିବାକୁ ପଡେ ତଥା ସମୟର ଅଭାବ ବି ହୁଏ । କେତେକ ଲୋକ ଭୁଲ ବାଟରେ ପଇସା କମାଇବାରେ ଲାଗନ୍ତି । ଏ ସବୁରେ ଉତ୍ତେଜନା ବଢ଼େ । ଆମେ ଜୀବନକୁ ସହଜ ବନାଇବା ଶିଖିବା ଉଚିତ । ନିଜର ଇଚ୍ଛା ଉପରେ ନିୟନ୍ତ୍ରଣ ରଖିବା ଦରକାର । ଆମର ଆବଶ୍ୟକ ବା ପାଇଲେ ଭଲ ହେବ (ନିଡ ଟୁ ହାଭ), (ନାଇସ ଟୁ ହାଭ) ତଫାତରୁ ଜାଣିବା ଦରକାର । ତେବେ ଯାଇ ଆମେ ପଇସା ବାଲା ଲୋକ ସମ୍ପନ୍ନ ବ୍ୟକ୍ତିଙ୍କ ତୁଳନାରେ ଅଧିକ ପ୍ରସନ୍ନ ହୁଏ ।

ବେମାରିର ବୋଝ :- ଆମର ଶରୀର ଏପରି ତିଆରି ହୋଇଛି ଯେ ଏହା ଶହେ ବର୍ଷ ପର୍ଯ୍ୟନ୍ତ ନୀରୋଗ ରହିପାରେ । ମାତ୍ର ଯଦି ଆମେ ଏହାକୁ ଆଦର୍ଶ ଆହାର, ପର୍ଯ୍ୟାବରଣ, ସାଜ-ସମ୍ଭାଳ ତଥା ବ୍ୟାୟାମ ନ କରିବା ତେବେ ରୋଗୀ ହେବାକୁ ଲାଗିବା । ଆମର ପ୍ରାୟ ସମସ୍ତ ରୋଗୀ ଜୀବନ ଶୈଳୀର ଦାନ । ଆମର ହେଲଥ ହିଁ ୱେଲଥ ଅଟେ । ଯଦି ସ୍ୱାସ୍ଥ୍ୟ ଖରାପ ହୁଏ ତ ଜୀବନ ବୋଝ ହୋଇଯାଏ ଜୀବନରେ ଆନନ୍ଦ ଆସେ ନାହିଁ । ଆମେ ସଂଯମ ରକ୍ଷା କରି ସ୍ୱାସ୍ଥ୍ୟକୁ ବଞ୍ଚାଇବା ଉଚିତ । ସ୍ୱାସ୍ଥ୍ୟର ସହିତ ଜଡିତ ଅଭିଜ୍ଞତା ଅର୍ଜନ କରନ୍ତୁ ଓ ସମୟ ସମୟରେ ଜାଂଚ କରାନ୍ତୁ । ସ୍ୱାସ୍ଥ୍ୟ ସହିତ ଜଡିତ ସମସ୍ୟା ବି ଆମ ଉତ୍ତେଜନାର ପ୍ରମୁଖ କାରଣ ହୋଇଯାଏ ।

୪. ଜୀବନର ଉତ୍ତେଜନା କ୍ଷେତ୍ରର ସନ୍ତୁଳନ :-

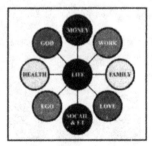

ଆମର ଜୀବନ ବହୁ ବିସ୍ତୃତ ଅଟେ । କେତେକ ପ୍ରମୁଖ କ୍ଷେତ୍ର ଅନେକ ପ୍ରକାର ତନାବ ସୃଷ୍ଟି କରେ । ଏହା ଜୀବନ କ୍ଷେତ୍ର , ଏହି କ୍ଷେତ୍ରରେ ଆସୁଥିବା ଯେକୌଣସି କଠିନତା ଉତ୍ତେଜନାର କାରଣ ହୁଏ । ଏହା ମସ୍ତିଷ୍କକୁ ପ୍ରଭାବିତ କରେ ଯେଉଁଥିରେ 'ଏଡ୍ରେନାଲିନ' ର ସ୍ରାବ ହୁଏ । ଆସନ୍ତୁ ଏହି କ୍ଷେତ୍ର ଉପରେ ଧ୍ୟାନ ଦେବା ।

ଧନର କ୍ଷେତ୍ର :- ଯଦି ଜୀବନର ବାସ୍ତବିକତା ବିଷୟ ଆଲୋଚନା କରିବା ତେବେ ଧନ ହିଁ ଉତ୍ତେଜନାର ପ୍ରମୁଖ କାରକ ଅଟେ । ପ୍ରତ୍ୟେକ କାମ ପାଇଁ ଧନ ଦରକାର । ସକାଳ ଶେଯରୁ ଉଠିବା ମାତ୍ରେ ବତି ଜଳାଏ, ତାର ପେମେଣ୍ଟ ଦେବାକୁ ହେବ, ଦାନ୍ତ ମାଜିବା -ଟୁଥ ପେଷ୍ଟ, ବ୍ରସ ଖର୍ଦ୍ଦି ପାଇଁ ପଇସା ଦରକାର, ଗାଧୋଇବା ପାଇଁ ପାଣି, ସାବୁନ ଓ ସାମ୍ପୁ ଦରକାର । ତାକୁ ବି ଖର୍ଦ୍ଦି କରିବାକୁ ପଡେ, ଜଳଖିଆ କରିବା, କପଡା ପିନ୍ଧିବା, କାମ ଉଦ୍ଦେଶ୍ୟରେ ବାହାରକୁ ଯିବା-ପ୍ରତ୍ୟେକ ସ୍ଥାନରେ ପଇସା ଦରକାର । ଧନର ଅଭାବ ହେବ ତ ଉତ୍ତେଜନା ବଢ଼ିବ । ଆପଣ ନିଜକୁ ଉତ୍ତେଜନା ମୁକ୍ତ ରଖିବାକୁ ହେବ ତ ଧନ ରୋଜଗାର କରିବାକୁ ହେବ । ପ୍ରତ୍ୟେକ ବ୍ୟକ୍ତି ଧନ ରୋଜଗାର କରେ ଅଥବା ସ୍ରୋତ ରଖେ । ଏହାପରେ ମଧ ପଇସା ପାଇଁ ତନାବ କାହିଁକି ହୁଏ ? ଉତ୍ତର ହେଲା- ପଇସା କମ । ଯଦି ଖର୍ଚ୍ଚ ଅଧିକ ଓ ଆମଦାନୀ କମ ହୁଏ ତେବେ ଉତ୍ତେଜନା ତ ହେବ । ଆମକୁ ଖର୍ଚ୍ଚ କମାଇବାକୁ ହେବ କିମ୍ବା ଆୟ ବଢ଼ାଇବାକୁ ହେବ । ଆପଣଙ୍କ ଇଚ୍ଛା ଉପରେ ରୋକ ଲଗାଇବା ବି ଜରୁରୀ ଅଟେ । ଆପଣଙ୍କ ପଇସା ମାମଲାରେ ଆତ୍ମନିର୍ଭର ହେବାକୁ ପଡିବ । ତେବେ ଏହି କ୍ଷେତ୍ରରେ ଉତ୍ତେଜନାରୁ ମୁକ୍ତି ପାଇପାରିବେ ।

କାର୍ଯ୍ୟକ୍ଷେତ୍ର :- ଖାଇବା - ପିଇବା ଓ ଶୋଇବା ବ୍ୟତୀତ ଆମେ କୌଣସି ନା କୌଣସି ବ୍ୟବସାୟ ବି କରେ । ଆମେ କେହି ଅଧ୍ୟାପକ, ଓକିଲ, ଅଧିକାରୀ ବା ଗୃହିଣୀ ବି ହୋଇପାରେ । ପ୍ରଶ୍ନ ହେଉଛି କେଉଁ ବ୍ୟବସାୟରେ ଉତ୍ତେଜନା କମ ହୁଏ । ଲୋକେ ପ୍ରାୟତଃ ନିଜର ପେଶାକୁ ଉତ୍ତେଜନାର ଦୋଷୀ ବୋଲି ଭାବନ୍ତି । ଏହା ଠିକ୍ ନୁହେଁ , ପେଶାରେ ଉତ୍ତେଜନା ସେତେବେଳେ ସୃଷ୍ଟି ହୁଏ ଯେତେବେଳେ ଆପଣ ତାହାକୁ ପସନ୍ଦ କରନ୍ତି ନାହିଁ । ଯଦି ପେଶାକୁ ଭଲ ପାଆନ୍ତି ତେବେ ତାକୁ ମାନି ନିଅନ୍ତୁ । ତେବେ ଆରାମ ଲାଗିବ । ସନ୍ତୁଷ୍ଟ ଓ ପ୍ରସନ୍ନ ରହିବେ । ଯଦି ଆପଣଙ୍କ ପେଶା ପସନ୍ଦ ନୁହେଁ ତେବେ ଏହାକୁ ବଦଳାଇବା ପାଇଁ ପ୍ରୟାସ କରନ୍ତୁ ।

ପରିବାର କ୍ଷେତ୍ର :- କେତେକ ଲୋକ ପଇସା ତଥା ବ୍ୟବସାୟ ମାମଲାରେ ସନ୍ତୁଷ୍ଟ ହୋଇଥାନ୍ତି । ମାତ୍ର ପାରିବାରିକ ସମସ୍ୟା ଶାନ୍ତି ଦିଏ ନାହିଁ । ଯଦି ପରିବାର ସଦସ୍ୟଙ୍କ ଉତ୍ତେଜନାର କାରଣ ହୁଏ । ଜଣେ ଅନ୍ୟ ଜଣଙ୍କଠାରୁ କରୁଥିବା ଆଶା ପୂରା ନହେଲେ ଉତ୍ତେଜନା ବଢ଼େ । ଆପଣଙ୍କୁ ସଦସ୍ୟଙ୍କ ରୁଚି ସହିତ ନିଜକୁ ସାମିଲ କରିବା ଦରକାର ଓ ସେମାନଙ୍କୁ ତାଙ୍କ ମନପସନ୍ଦ କାର୍ଯ୍ୟ କରିବା ପାଇଁ ପ୍ରୋତ୍ସାହିତ କରିବା ଉଚିତ ।

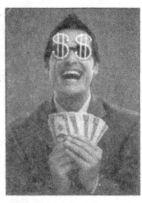

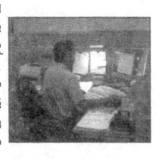

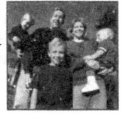

ଯଦି ପତି-ପତ୍ନୀ ଜଣେ ଅନ୍ୟ ଜଣକର ପସନ୍ଦକୁ ଚିହ୍ନିବେ ଓ ତାଙ୍କୁ ପ୍ରୋତ୍ସାହିତ କରିବେ ତେବେ ଘର ସ୍ୱର୍ଗରେ ପରିଣତ ହେବ । ଯଦି ଅନ୍ୟ ସଦସ୍ୟ ବି ଏପରି କରିବେ ତେବେ ତାହା ଏକ ଆଦର୍ଶ ପରିବାର ହୋଇଯିବ । ପରିବାରର କାହାର ସ୍ୱାସ୍ଥ୍ୟ ଦିଗରୁ ବ୍ୟସ୍ତତା ହେଉ ବା ପେଶା ଦିଗରୁ ହେଉ, ପୂର୍ଣ୍ଣ ପ୍ରାଣରେ ତାର ସେବା କରନ୍ତୁ । ତାଙ୍କୁ ସହଯୋଗ କରନ୍ତୁ ।

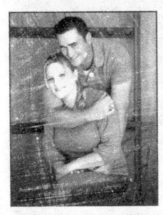

ସ୍ନେହ ଓ ପ୍ରେମର କ୍ଷେତ୍ର : - ଆଖପାଖରୁ ମିଳୁଥିବା ସ୍ନେହ ଓ ଭାବନାତ୍ମକ ସାହାଯ୍ୟ ହିଁ ଆମକୁ ପ୍ରସନ୍ନତା ଦିଏ ତଥା ଅସୁରକ୍ଷାର ଭାବନା ଦୂର କରେ । ଏହି ଭୌତିକବାଦୀ ଯୁଗରେ ଲୋକେ ଏତେ ସ୍ୱାର୍ଥୀ ଏବଂ ଆତ୍ମକୈନ୍ଦ୍ରିକ ହୋଇଯାଇଛନ୍ତି ଯେ ସେମାନେ କେବଳ ନିଜ ବ୍ୟସ୍ତତା ଉପରେ ଧ୍ୟାନ ଦେଉଛନ୍ତି । ଅନ୍ୟର ଅସୁବିଧାକୁ ସେମାନେ ମହତ୍ତ୍ୱ ଦେଉନାହାନ୍ତି । ଆମ ପାଖରେ ଅନ୍ୟ ପାଇଁ କୌଣସି ସମୟ ନାହିଁ । ଏକେଲା ବ୍ୟକ୍ତି, ଭାବନାତ୍ମକ ରୂପେ ବି ଏକେଲା ପଡି ଯାଉଛି । ପଶ୍ଚିମୀ ଜଗତ ପ୍ରଥମରୁ ହିଁ ଏହି ନିମ୍ନତାକୁ ଅନୁଭବ କରୁଛନ୍ତି । ଭାରତରେ ବି ଏହା ହେବାକୁ ଲାଗିଲାଣି । ଆପଣଙ୍କୁ ଏହି ନିମ୍ନତା ପୂରଣ କରିବାକୁ ହେବ । ପାଖଆଖର ଲୋକେ କୌଣସି ଆଶା କରିବା ପୂର୍ବରୁ ତାର ସାହାଯ୍ୟ କରନ୍ତୁ । 'ଦିଅ ଏବଂ ଭୁଲିଯାଅ' । ବଦଳରେ କିଛି ପାଇବାକୁ ଆଶା କର ନାହିଁ । ଯଦି ଆପଣଙ୍କୁ କେହି ସାହାଯ୍ୟ କରେ ତେବେ ତାକୁ ଅବଶ୍ୟ ସାହାଯ୍ୟ କର । ଆପଣ ଯେତେ ସ୍ନେହ ବାଣ୍ଟିବେ ଏହା ଦୁଇ ଗୁଣ ହୋଇ ଆପଣଙ୍କ ପାଖକୁ ଫେରି ଆସିବ ଏବଂ ସମସ୍ତ ଉତ୍ତେଜନା ଶେଷ ହୋଇଯିବ ।

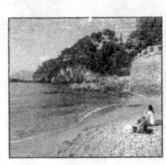

ସାମାଜିକ ତଥା ମନୋରଂଜନ କ୍ଷେତ୍ର :- ଆମର ଏକ ସାମାଜିକ ଜୀବନ ହେବା ଦରକାର । ତା ଦ୍ୱାରା ଆମେ ଦୋସ୍ତଙ୍କ ସହିତ ମିଳିମିଶି ଜୀବନର ମଜା ନେଇପାରିବା । ଏପରି ସମ୍ବନ୍ଧୀ ହେବା ଦରକାର ଯାହାଙ୍କ ସହିତ ଆମେ କାର୍ଯ୍ୟକ୍ରମରେ ମିଳିତ ହୋଇ ପାରିବୁ । ଯଦି ଏପରି ହୁଏ ତେବେ ଜୀବନର ନୀରସତା ଦୂର ହୋଇଯାଏ । ସାମାଜିକ ଜୀବନର ମୂଳମନ୍ତ୍ର ଅନ୍ୟକୁ ସାହାଯ୍ୟ କର ମାତ୍ର କିଛି ମାଗିବାଠାରୁ ଦୂରଚେ ରୁହ । ଏହାଦ୍ୱାରା ସାମାଜିକ ଜୀବନ ଆହୁରି ଭଲ ହେବ । ଦୋସ୍ତଙ୍କ ସହିତ ମିଶି ବୁଲିବାକୁ ଯାଆନ୍ତୁ, ପିକ୍‌ନିକ ମନାନ୍ତୁ ଓ ଖୁସି ବାଣ୍ଟନ୍ତୁ ।

ଅହଂ ତଥା ଈର୍ଷା କ୍ଷେତ୍ର : - ଏ ଦୁହେଁ ବେଳେବେଳେ ଆମ ପ୍ରସନ୍ନ ଜୀବନରେ ଦିଏ ତଥା ଉତ୍ତେଜନାର ସ୍ରୋତ ପାଲଟି ଯାଏ । ଅହଂର ପ୍ରବୃତ୍ତି ସବୁବେଳେ ଭଲ ହେବାର ଦେଖାଇ ହୁଏ ତଥା ବଦଳରେ ଅନ୍ୟର ପ୍ରଶଂସା ଚହେଁ । ତେବେ ଲୋକ ଏହାକୁ ଅତି କରି ଦିଅନ୍ତି । ସେମାନେ ନିଜକୁ ଉପରକୁ ଉଠାଇବା ପାଇଁ ଅନ୍ୟକୁ ଦୋଷ ଦିଅନ୍ତି । ସମସ୍ତ ଲୋକ ଏପରି ବ୍ୟକ୍ତି ଦ୍ୱାରା ଉତ୍ତେଜନା ଅନୁଭବ କରନ୍ତି । ଯଦି ଏକ ସମୂହର କିଛି ଅନ୍ୟ

ସଦସ୍ୟଙ୍କ ଠାରେ ଏହି ଭାବନା ହେବ ତେବେ ଅସୁବିଧା ଆହୁରି ବଢ଼ିଯିବ । ଆପଣଙ୍କୁ ଅନ୍ୟଙ୍କୁ ବି ପ୍ରଶଂସା ଶିଖାଇବାକୁ ହେବ ତେବେ ଏହି ଖରାପ ପ୍ରବୃତ୍ତି କମିବ । ଆପଣଙ୍କୁ ଆପଣଙ୍କ ସଫଳତା ଓ ଅନ୍ୟର ମହତଗୁଣ ଖୋଜିବା ଅଭ୍ୟାସ କରାଇବାକୁ ହେବ । ଏହିପରି ଉତ୍ତେଜନାମୁକ୍ତ ଜୀବନ ବଞ୍ଚି ପାରିବେ ।

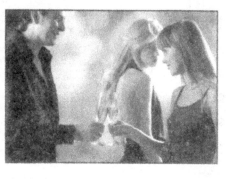

ଅନ୍ୟର ସଫଳତାରେ ଜଳିବାକୁ ଈର୍ଷା କୁହାଯାଏ । କେହି ଭଲ କାମ କଲା ତେବେ ଈର୍ଷାରେ କହନ୍ତି -ଏଇଟା ଗୋଟାଏ କୋଉ ବଡ କଥା ଦୁନିଆର କେତେ ଲୋକ ଆପଣଙ୍କ ଠାରୁ ଭଲ ବା ମନ୍ଦ ହୋଇ ପାରନ୍ତି । ଅନ୍ୟର ସଫଳତାରେ ଆନନ୍ଦିତ ହେବା ଶିଖନ୍ତୁ । ତାଙ୍କ ପ୍ରେରଣାରେ ନିଜେ ଆଗକୁ ବଢ଼ ଓ ପ୍ରସନ୍ନ ରୁହ ।

ସ୍ୱାସ୍ଥ୍ୟ :- ବେମାରୀ ବି ଉତ୍ତେଜନାର ଏକ କାରଣ ହୁଏ । ଯେ ପର୍ଯ୍ୟନ୍ତ ଦେହ ଖରାପ ନ ହୋଇଛି, ଏ କଥା ଆମେ ବୁଝି ପାରିବା ନାହିଁ । ଯଦି ଜୀବନରେ ସବୁ ସୁଖ ଥାଇ ସ୍ୱାସ୍ଥ୍ୟ ଭଲ ନଥାଏ ତେବେ ବାକି ସବୁ ବେକାର । ଏଥିପାଇଁ ନିଜର ସ୍ୱାସ୍ଥ୍ୟ ପ୍ରତି ଧ୍ୟାନ ରଖନ୍ତୁ । ଠିକ୍ ସମୟରେ ଡାକ୍ତରୀ ଜାଞ୍ଚ କରାନ୍ତୁ । ପୌଷ୍ଟିକ ଭୋଜନ ନିଅନ୍ତୁ ତଥା ବ୍ୟାୟାମ, ଯୋଗ, ଧ୍ୟାନ ଆଦିର ସାହାଯ୍ୟ ନିଅନ୍ତୁ ।

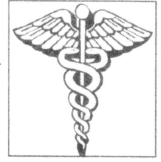

ଆଧ୍ୟାତ୍ମିକ କ୍ଷେତ୍ର : - ଏହା ଭଗବାନଙ୍କ କ୍ଷେତ୍ର ଅଟେ । ଜୀବନର ସମସ୍ତ ସୁଖ ପାଇ ସାରିବା ବାଦ ବି ଭଗବାନଙ୍କ ଶରଣ ନ ନିଅନ୍ତି ତ ମନର ଶାନ୍ତି ମିଳିବ ନାହିଁ । ଏପରିକି ଶକ୍ତିଶାଳୀ ବ୍ୟକ୍ତିଙ୍କୁ ବି ଅନୁଭବ ହେବ ଯେ ପବିତ୍ର ଆନନ୍ଦ ପ୍ରଭୁ ଶକ୍ତିରେ ଅଛି । ଯେଉଁ ବି ଗୁରୁ, ଭଗବାନ ବା କୌଣସି ବିଶ୍ୱାସ ମନକୁ ପାଇଲା ତାଙ୍କୁ ଆପଣାନ୍ତୁ । ମନ ଉତ୍ତେଜନା ରହିତ ହୋଇଯିବ । ଯଦି ଆପଣ ଆଧ୍ୟାତ୍ମ କ୍ଷେତ୍ରକୁ ବିକଶିତ କଲେ ତେବେ ଛୋଟ ମୋଟ ଉତ୍ତେଜନା ବି ଆପଣଙ୍କୁ ଛୁଇଁ ପାରିବ ନାହିଁ ।

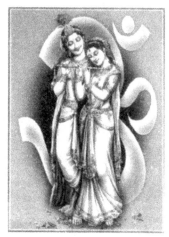

10. ସଂପ୍ରେଷଣ କୌଶଳ

କୌଣସି ଅଧିକାରୀ, ଅଧ୍ୟାପକ, ବ୍ୟବସାୟୀ, ପରିବାରରେ ପତି/ପତ୍ନୀ ଆଦିଙ୍କୁ ଉତ୍ତେଜନାରୁ ବଞ୍ଚିବାକୁ ହେଲେ ତେବେ କଥାବାର୍ତ୍ତା ବା 'ସଂପ୍ରେଣଣ କଳା' ଅଧିକ ମହତ୍ତ୍ୱ ରଖେ । ଆମର ଅଧାରୁ ଅଧିକ ସାମାଜିକ ଉତ୍ତେଜନା ଏହି ଖରାପ ସଂପ୍ରେଷଣ କୌଶଳର ଅଭାବ ।

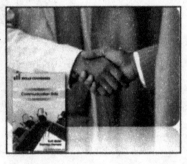

ଏଥି ସହିତ ଜଡିତ କିଛି ଟିପ୍ସ ନିମ୍ନ ଲିଖିତ ଅଟେ :

1. ଯଦି ଅନ୍ୟ କେହି କହେ ତେବେ ଆପଣ ଶୁଣନ୍ତୁ । ସମସ୍ତେ ଆପଣଙ୍କ ଶୁଣିବାକୁ ପସନ୍ଦ କରନ୍ତି ।
2. ପ୍ରତ୍ୟକ୍ଷ ରୂପେ ଆଲୋଚନା ବା ଅପମାନ କରନ୍ତୁ ନାହିଁ । କେବଳ ଆପଣଙ୍କ ଭାବନା ପ୍ରକଟ କରନ୍ତୁ ।
3. ଆରାମରେ କେବଳ ବୁଝାଇବା ପରି କୁହନ୍ତୁ ।
4. କଥା ଆରମ୍ଭ କରିବା ପୂର୍ବରୁ ଅମୌଖିକ ସଂପ୍ରେଷଣର ଅଭିଜ୍ଞତା ପ୍ରୟୋଗ କରନ୍ତୁ ।
5. ସଂପ୍ରେଷଣ ପ୍ରୟୋଗ କରିବା ସମୟରେ ସ୍ୱର ନରମ ରଖନ୍ତୁ ।

ଉଦାହରଣ :

	ଭଲ ସଂପ୍ରେଷଣ	ଖରାପ ସଂପ୍ରେଷଣ
ପିତା ପୁତ୍ରକୁ :	ଯଦି ତୁମେ ମୋ ହିସାବରେ କାମ କରିଥାନ୍ତ ତେବେ ତାହା ସଫଳତାପୂର୍ବକ ହୋଇଥାନ୍ତ ।	ତୁମେ କାମ କରିବା ଜାଣି ନାହିଁ । ତୁମେ କୌଣସି କାମ କରିପାରିବ ନାହିଁ । ମୁଁ ଜାଣିଥିଲି ଯେ ତୁମେ ଫେଲ ହେବ । ତୁମେ କେଉଁ କାମକୁ ନୁହଁ ।
ପତି ପତ୍ନୀଙ୍କୁ :	ଏ ଗୋଲାପି ଶାଢ଼ୀ ଖୁବ୍ ଭଲ ଲାଗିବ । ତୁମେ ନୀଳଶାଢ଼ୀ ବଦଳାଇ ଗୋଲାପି କାହିଁକି ପିନ୍ଧୁ ନାହଁ ।	ତୁମକୁ କପଡା ପିନ୍ଧିବାର ବୁଦ୍ଧି ବିବେକ ନାହିଁ । ଏ ନୀଳ ରଙ୍ଗ କେତେ ଖରାପ ଲାଗୁଛି । ତୁମେ କେବେ ସୁଧୁରିବ ?

ଉତ୍ତେଜନାର ପ୍ରବନ୍ଧନ ଓ ତାକୁ ବାହାରକୁ ବାହାର କରିବା

ଥରେ ଉତ୍ତେଜନା ସୃଷ୍ଟି ହୋଇଗଲେ ଯେତେ ଶୀଘ୍ର ତାକୁ ପ୍ରବନ୍ଧନ କରି ବାହାରକୁ ବାହାର କରି ଦେଲେ ଭଲ ହେବ । ବର୍ତ୍ତମାନ ଆମେ ପୂରାମାତ୍ରାରେ ତାର ଉତ୍ପାଦନ ଉପରେ ରୋକ୍ ତ ଲଗାଇ ପାରିବା ନାହିଁ । ମାତ୍ର ତାର ପ୍ରବନ୍ଧନରେ ନିମ୍ନଲିଖିତ ଉପାୟ ପ୍ରଭାବୀ ହୋଇପାରେ ।

ଉତ୍ତେଜନା ପ୍ରବନ୍ଧନ :

ଅ) ଯେତେବେଳେ ଆପଣ କ୍ରୋଧରେ ଅଛନ୍ତି

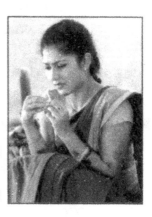

1. ହଡବଡ ହୋଇ କୌଣସି କାମ କରନ୍ତୁ ନାହିଁ ।
2. ଆଲୋଚନାର ସକରାତ୍ମକ ପକ୍ଷରେ ଚିନ୍ତା କରନ୍ତୁ ।
3. ରାଗରେ ରଚନାତ୍ମକ ପ୍ରୟୋଗ କରନ୍ତୁ । ଏପରି କୌଣସି କାର୍ଯ୍ୟ କରନ୍ତୁ, ଯେଉଁଠି କେବଳ ଆପଣଙ୍କର ଆବଶ୍ୟକତା ଅଛି । ଯେପରି କୌଣସି ପିଲା କାମ ପୂରା କରିବା ।
4. କୌଣସି ନିକଟ ମିତ୍ର ବା ସାଥୀ ସହିତ କଥା ହୁଅନ୍ତୁ ।
5. କ୍ଷମା କରିବାର କଳା ଶିଖନ୍ତୁ ।

ବ) ଯେତେବେଳେ ରାଗଶାନ୍ତ ଅଛି ମାତ୍ର ଉତ୍ତେଜନା ପିଛା ଛାଡୁନାହିଁ :

1. ସମସ୍ୟାର ମୂଳ ପର୍ଯ୍ୟନ୍ତ ଯିବାକୁ ଚେଷ୍ଟା କରନ୍ତୁ । କୌଣସି ଉତ୍ତମ ସମାଧାନ ଖୋଜନ୍ତୁ ।
2. ଅମୌଖିକ ସଂପ୍ରେଷଣର ପ୍ରଶିକ୍ଷଣ ନିଅନ୍ତୁ, ଏଥିରେ ବି ଅଧିକ ତଫାତ ଆସିବ ।
3. ନିଜର ଭୁଲ ଜାଣି ପାରନ୍ତି ତ ନିଜେ ନିଜକୁ ବଦଳାନ୍ତୁ ।
4. ନିଜର କଥା ରକ୍ଷା କରନ୍ତୁ ।
5. ସାମାଜିକ କଥାବାର୍ତ୍ତାରେ ଦୃଢ଼ ରୁହନ୍ତୁ- ଏହା କାରଣରୁ ଅସୁବିଧା ଭୋଗନ୍ତୁ ନାହିଁ ।
6. ନିଜର ଆଲୋଚକଙ୍କୁ ବୁଝନ୍ତୁ ।
7. ଆଲୋଚକଙ୍କୁ ଉଚିତ ପ୍ରତିକ୍ରିୟା ଦିଅନ୍ତୁ ।
8. କୌଣସି ବୁଝାମଣା କରି ନିଅନ୍ତୁ ।

ସ) ନୈତିକ ମୂଲ୍ୟ ବିକଶିତ କରିବା (ଅଣୁବ୍ରତ) : ଆଧୁନିକ ଯୁଗରେ ନୈତିକ ମୂଲ୍ୟରେ ହ୍ରାସ ହିଁ ସାମାଜିକ, ସାଂସ୍କୃତିକ ତଥା ବ୍ୟବହାରଗତ ପତନର କାରଣ ଅଟେ । ସମସ୍ତେ ଏହା ଜାଣିଥିଲେ ମଧ୍ୟ କେହି ସେ ବିଷୟରେ ଚିନ୍ତା କରନ୍ତି ନାହିଁ । ଏକ ଉତ୍ତମ ବ୍ୟକ୍ତିତ୍ୱ ପାଇବାକୁ ହେଲେ ଆମେ ଅଣୁବ୍ରତର ନିୟମ ପାଳନ କରିବା ଦରକାର । ଯେଉଁମାନେ ନିମ୍ନଲିଖିତ ବିଶ୍ୱାସ ରଖନ୍ତି -

1. ଅନ୍ୟର ଅସ୍ତିତ୍ୱ
2. ମାନବ ଜାତିର ଏକତା

3. ସାଂପ୍ରଦାୟିକ ସାମଞ୍ଜସ୍ୟ

4. ଅହିଂସା

5. ଅଧିଗ୍ରହଣ ଓ ପରିଶ୍ରମର ସୀମା

6. ବ୍ୟବହାରରେ ଅଖଣ୍ଡତା

7. ସାଧନର ଶୁଦ୍ଧତା

8. ନିର୍ଭୟତା ତଥା ସତ୍ୟତା

(ଦ) ସଂକଳ୍ପ ଶକ୍ତିର ବିକାଶ : ଏହା ଯେ କୌଣସି ସଫଳ ଏକଜିକ୍ୟୁଟିଭଙ୍କ ପାଇଁ ସଫଳତାର ଋବି ଅଟେ । ପ୍ରେକ୍ଷା ଓ କାୟୋତ୍ସର୍ଗ ସମୟରେ ଆତ୍ମ ପରୀକ୍ଷଣ ଦ୍ୱାରା ସଂକଳ୍ପ ଶକ୍ତିର ବିକାଶ ହୁଏ । ସଚ୍ଚୋଟତା ଓ ନୈତିକ ମୂଲ୍ୟ ଉପରେ ଦୃଢ଼ ରହିଲେ ବି ସଂକଳ୍ପ ଶକ୍ତିରେ ବୃଦ୍ଧି ହୁଏ । ପ୍ରତ୍ୟେକ ବ୍ୟକ୍ତି ପାଖରେ ଅସୀମିତ ସଂକଳ୍ପ ଶକ୍ତି ଥାଏ । ମାତ୍ର ସେ କେବେ ପୂର୍ଣ୍ଣମାତ୍ରାରେ ପ୍ରୟୋଗରେ ଆଣନ୍ତି ନାହିଁ । ଧ୍ୟାନ - ମନନ ଦ୍ୱାରା ଏହି ପ୍ରକ୍ରିୟାରେ ସହାୟତା ମିଳିପାରେ ।

(ଇ) ଧ୍ୟାନ-ମନନ : କୌଣସି ଗଭୀର ଭାବନାରେ ସାଇକୋ-ନ୍ୟୁରୋ ଏଣ୍ଡୋକ୍ରାଇନ ତଥା ପିଂଜିଓ-ନ୍ୟୁରୋ ଇମ୍ୟୁନ ତନ୍ତ୍ର ପ୍ରଭାବିତ ହୁଏ । ଯାହାଦ୍ୱାରା ମନ ତଥା ଶରୀରରେ ପରିବର୍ତ୍ତନ ଆସେ । ମୁଣ୍ଡବ୍ୟଥା ଦୀର୍ଘକାଳୀନ ରୋଗରୁ ମୁକ୍ତି ପାଇବାର କ୍ଷମତା ଅଛି । ଧ୍ୟାନର ଅନେକ ବିଧି ପ୍ରଚଳିତ ଅଛି । ଉଚିତ ଅଭ୍ୟାସ ଓ ପ୍ରଶିକ୍ଷଣରେ ଧ୍ୟାନ କ୍ଷମତାରେ ବୃଦ୍ଧି ହୁଏ ।

(ଈ) ଲେଖିବାର ଅଭ୍ୟାସ : କେତେକ ସମସ୍ୟା ଲେଖିଲେ ବି ଅନେକାଂଶରେ ସମାଧାନ ହୋଇଯାଏ । ଲେଖିବାକୁ ଚେଷ୍ଟା କରନ୍ତୁ ଯେ ଆପଣ ଦିନରେ କେତେଥର ଉତ୍ତେଜନା ଗ୍ରସ୍ତ ହେଉଛନ୍ତି । ଏବେ ପୁସ୍ତକରେ ଦିଆଯାଇଥିବା ବ୍ୟବହାରିକ ଉପାୟ ସାହାଯ୍ୟରେ ସେହି ତନାବକୁ ସମାଧାନ କରିବାର ଚେଷ୍ଟା କରନ୍ତୁ । ସଂପ୍ରେଷଣ କୌଶଳ ଓ ଭିତିରି କାରକ ଉପରେ ଧ୍ୟାନ ଦେଲେ ଅନେକ ସମସ୍ୟା ସାମଧାନ ହୋଇଯାଏ । ଆହୁରି କିଛି ପ୍ରଣାଳୀ ବି ଆପଣାଇ ପାରିବେ ।

ଉତ୍ତେଜନା ବାହାର କରିବା

ଏଥିପାଇଁ ନିମ୍ନଲିଖିତ ଟିପ୍ସ ପ୍ରଭାବୀ ହୋଇପାରେ :

1. ମନ୍ଦିର, ଚର୍ଚ୍ଚ ବା ମସଜିଦ ଯାଆନ୍ତୁ । ଭଗବାନଙ୍କୁ ପ୍ରାର୍ଥନା କରନ୍ତୁ ଓ ତାଙ୍କ ଉପରେ ସବୁ ଛାଡି ଦିଅନ୍ତୁ ।

2. ନିଜର ଉତ୍ତେଜନା ଅନ୍ୟ ସହିତ ବାଣ୍ଟନ୍ତୁ । ତାହା, ହଠାତ୍ ଉଭେଇ ଯିବ ।

3. ପ୍ରାୟ ଅଧଘଣ୍ଟା ପର୍ଯ୍ୟନ୍ତ ଏକ ଗ୍ଲାସ ପାଣି ଢ଼ୋକ ଢ଼ୋକ କରି ପିଅନ୍ତୁ ।

4. ଆପଣଙ୍କର କୌଣସି ମନପସନ୍ଦ କାର୍ଯ୍ୟ କରନ୍ତୁ ।

5. କଥାବାର୍ତ୍ତାର କୌଣସି ରୋଚକ ବିଷୟ ବାଛନ୍ତୁ ।

୦. ଯୋଗ, ଧ୍ୟାନ ଓ କାୟୋତ୍ସର୍ଗ ବି ଉତ୍ତେଜନା ଦୂର କରିବାରେ ସହାୟକ ହୁଏ ।

11. ଉତ୍ତେଜନା ପ୍ରବନ୍ଧନ ପାଇଁ ଯୋଗ

ଉତ୍ତେଜନା ପ୍ରବନ୍ଧନ ପାଇଁ ନିମ୍ନଲିଖିତ ଟେକନିକ ଉପକାରୀ ହୋଇପାରେ :

1. ଏଚ. ଆଇ.ଇ (Health Rejuvenatin Exercise) : ଏ ବ୍ୟାୟାମ ଆପଣଙ୍କ ଶରୀରକୁ ଉନ୍ନତ ସଂଚ୍ଚଳନ ରଖିବା ପାଇଁ ଉପଯୁକ୍ତ ଅଟେ । ଏହା ଶରୀରକୁ ପ୍ରସ୍ତୁତ କରେ । ଆପଣଙ୍କୁ ପ୍ରତ୍ୟେକ ଦିନ 10 ମିନିଟ୍ ପର୍ଯ୍ୟନ୍ତ ଏ ବ୍ୟାୟାମ କରିବା ଦରକାର । ଯୋଗ ଉପରେ ଆଧାରିତ ଏହି ବ୍ୟାୟାମ ଉତ୍ତେଜନା ଦୂରେଇବାରେ ସହାୟକ ହୁଏ ।

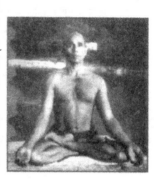

2. ଆସନ ବା ଯୌଗିକ ମୁଦ୍ରା : ଏହା ମାଂସପେଶୀକୁ ଟାଣିବା ଓ ଶିଥିଳତା କରିବା ପାଇଁ ହୁଏ । ଆମେ ଆପଣଙ୍କୁ କେବଳ 6 ଆସନ ବତାଇବୁ ଯାହା 10 ମିନିଟରେ ହୋଇପାରିବ ।

3. ପ୍ରାଣାୟାମ : ନାକରେ ଥରକୁ ଥର ଗଭୀର ଶ୍ୱାସ ନିଅନ୍ତୁ (ନାଡି ଶୋଧନ ବା ଅନୁଲୋମ ବିଲୋମ ପ୍ରାଣାୟାମ) ବି ଉତ୍ତେଜନା ଦୂର କରିବାରେ ସହାୟକ ହୁଏ ।

4. କାୟୋତ୍ସର୍ଗ : ଏହା ଶରୀର ଓ ମନକୁ ଶାନ୍ତ କରିବା ନିମନ୍ତେ ଉତ୍ତମ ଅଭ୍ୟାସ ଅଟେ । ଉତ୍ତେଜନାଗ୍ରସ୍ତ ହେବାମାତ୍ରେ ହିଁ ଏହା କେଉଁଠାରେ ବି ୫ ମିନିଟ୍ ପର୍ଯ୍ୟନ୍ତ କରନ୍ତୁ । ଏହାକୁ ଦୀର୍ଘ ସମୟ ପାଇଁ ବି କରି ପାରନ୍ତି ।

5. ପ୍ରେକ୍ଷା ଧ୍ୟାନ : ପ୍ରେକ୍ଷାର ଅର୍ଥ ଗଭୀର ଭାବରେ ଦେଖିବା । ଧ୍ୟାନର ଏହି ପ୍ରଣାଳୀ ନିଜକୁ ନିଜେ ଖୁବ୍ ଉପକାରୀ । ଏଥିରେ ଭାବନାତ୍ମକ ମସ୍ତିଷ୍କକୁ ଅଧିକ ପରିମାଣରେ ସାଧି କରିପାରେ । ଏହାକୁ ପରେ ବିସ୍ତୃତ ଭାବେ ବର୍ଣ୍ଣନା କରାଯାଇଛି ।

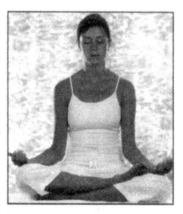

6. ଧ୍ୟାନ ମନନ : ଏଥିରେ ଆପଣ ଆପଣଙ୍କ ଭାବନାକୁ ସକରାତ୍ମକ କରାଇବା ଅଟେ । ମନନର ଅନେକ ସମସ୍ୟା ସହଜରେ ସମାଧାନ ହୋଇଯାଏ ।

ସମୟ ପ୍ରବନ୍ଧନ

ଆମ ପାଖରେ ଗୋଟିଏ ଦିନରେ 24 ଘଣ୍ଟା ଅଛି । କୌଣସି ବଡ ଧନୀ ଓ ଉଦ୍ୟୋଗପତି ଠାରୁ ଭିକାରୀ ପର୍ଯ୍ୟନ୍ତ ବି ଏହି ସମୟ ଅଛି । ସମସ୍ତେ ଏହି ସମୟ ସୀମାରେ ରହି ନିଜର କାର୍ଯ୍ୟ ସଂପାଦନ କରନ୍ତି । ଆପଣ ଆପଣଙ୍କ କର୍ତ୍ତବ୍ୟ ତଥା ଦାୟିତ୍ୱ କେତେ ଉତ୍ତମ ଭାବରେ ସଂପାଦନ କରି ପାରୁଛନ୍ତି ଏହା ସମୟ ପ୍ରବନ୍ଧନ ଉପରେ ନିର୍ଭର କରେ । ଆପଣଙ୍କୁ ଅବଶ୍ୟ

ଯୋଜନା କରିବା ଦରକାର । ଦୀର୍ଘକାଳୀନ ଯୋଜନା କରିବା ପରେ ତାହାକୁ ଛୋଟ ଅଂଶରେ ବାଣ୍ଟି ଦିଅନ୍ତୁ ।

6 ରୁ 7 ଘଣ୍ଟା ଭରପୂର ନିଦ୍ରା ଯାଆନ୍ତୁ । ସପ୍ତାହରେ ଏକ ଦିନ ପରିବାର ପାଇଁ କିଛି ଘଣ୍ଟା ସମୟ ବାହାର କରନ୍ତୁ । ସେମାନଙ୍କ ସହିତ ଅବକାଶ ସମୟ ବିତାଇବା ପାଇଁ ଚେଷ୍ଟା କରନ୍ତୁ । ଦୈନିନ୍ଦିନ କାର୍ଯ୍ୟ ପରେ ବଳକା ସମୟ ଆପଣଙ୍କ କାମ ପାଇଁ ହିଁ ଅଛି ।

ଆପଣଙ୍କ ପ୍ରାଥମିକତା ସ୍ଥିର କରିବା ପାଇଁ ସମୟକୁ ବାଣ୍ଟନ୍ତୁ । ଯଦି ଦିଆଯାଇଥିବା ସମୟରେ ସମସ୍ତ କାମ ପୂର୍ଣ୍ଣ ହେବାର ନ ଦେଖନ୍ତି , ତେବେ ତାହାକୁ କାହା ସହିତ ବାଣ୍ଟନ୍ତୁ । ଆପଣଙ୍କ ଟାଇମ ଟେବୁଲ ହିସାବରେ କାମ କରନ୍ତୁ ଓ ଏବଂ ଛୁଟି ଦିନମାନଙ୍କରେ ବିଶ୍ରାମ ନିଅନ୍ତୁ । ଯଦି ବିଶ୍ଳେଷଣ କରନ୍ତି ତେବେ ଜଣା ପଡିବ ଯେ ଏଥିରେ ଅଧିକତମ କାର୍ଯ୍ୟ କରିବା ବ୍ୟତୀତ କାମ ଚିନ୍ତାରେ ଅଧିକ ସମୟ ଲଗାଉଛନ୍ତି ।

ସମୟ ପ୍ରବନ୍ଧନ :

ସମୟ ବ୍ୟର୍ଥରେ କଟାଉଥିବା ଲୋକଙ୍କ ସୂଚୀ :

1. ଟେଲିଫୋନ କରିବା
2. ମିଟିଂ
3. ମିଳାମିଶା କରିବାରେ
4. ସାମାଜିକତା
5. ଅଭିଜ୍ଞତାର ଅଭାବ
6. କାଗଜପତ୍ର କାମ
7. ସଂପ୍ରେଷଣର ଅଭାବ
8. ନୀତି, ପଦ୍ଧତି ଓ ସଂଯୋଜନର ଅଭାବ
9. ସକ୍ଷମ କାର୍ଯ୍ୟ କର୍ତ୍ତାର ଅଭାବ
10. ଲାଲ ଫିତାଶାହୀ
11. ଟାଳଟୁଳ କରିବା
12. କାର୍ଯ୍ୟରେ ଅସଫଳତା
13. ଅସ୍ପଷ୍ଟ ଉଦ୍ଦେଶ୍ୟ
14. ପ୍ରାଥମିକତା ସ୍ଥିର କରିବାରେ ଅସଫଳତା
15. ସଂକଟ ପ୍ରବନ୍ଧନ
16. ଟାଇମ ଟେବୁଲ ନ କରିବା
17. ଆତ୍ମାନୁଶାସନର ଅଭାବ
18. ଏକ ସମୟରେ ଅନେକ କାର୍ଯ୍ୟ କରିବାର ଚେଷ୍ଟା
19. ସମ୍ବନ୍ଧ କୌଶଳର ଅଭାବ

❑

ଅଧ୍ୟାୟ - 6

ଉଚ୍ଚରକ୍ତଚାପ ରୋଗୀଙ୍କ ପାଇଁ ଯୋଗ

ପରିଚୟ

ପୂର୍ବ କିଛି ଦଶକରେ ଉଚ୍ଚ ରକ୍ତଚାପ ଓ କେରୋନରୀ ହୃଦୟ ରୋଗର ଚିକିତ୍ସା ପାଇଁ ଯୋଗର ସଫଳତାର ପୂର୍ବକ ପ୍ରୟୋଗ କରାଯାଉଛି । ବର୍ତ୍ତମାନ କରାଯାଉଥିବା ଅଧ୍ୟୟନ ସ୍ପଷ୍ଟ କରିଦେଉଛି ଯେ ଏହି ଚିକିତ୍ସାରେ କେବଳ ରକ୍ତଚାପ ଘଟୁନାହିଁ ବରଂ ସୀରମ କୋଲେଷ୍ଟ୍ରଲ ସ୍ତର, ସୀରମ ଟ୍ରାଇଗ୍ଲିସରାଇଡ ସ୍ତର, ସୀରମ ଫ୍ରୀ ଫ୍ୟାଟି ଏସିଡ, ବ୍ଲଡ ଗ୍ଲୁକୋଜ , ଓଜନ ଓ କୋରୋନାରୀ ଧମନୀ ରୋଗ ବି କମୁଛି । କୋରୋନାରୀ ହୃଦୟ ରୋଗରେ ତ ଯୋଗ ଔଷଧଠାରୁ ଅଧିକ ଉପକାର କରୁଛି । ଏହାର କୌଣସି ଦୁଷ୍ପ୍ରଭାବ ନାହିଁ । ଯୌଗିକ ଅଭ୍ୟାସ ଦ୍ୱାରା ଶାରୀରିକ ଫିଟନେସ ବଢ଼ିବା ସହିତ ବ୍ୟକ୍ତିଗତ କ୍ଷମତା ବି ବଢ଼େ । ଏହି ପୁସ୍ତକରେ ମୁଁ ପ୍ରେକ୍ଷା ଯୋଗ ଉପରେ ଆଧାରିତ ଏକ ନିଶ୍ଚିତ ଜୀବନ ଶୈଳୀର ସୁଧାର ପାଇଁ ଏକ ସୁପାରିଶ କରିଛି ।

ଯୋଗର ପରିଭାଷା

ଯୋଗ ଏକ ଦାର୍ଶନିକ ସିଦ୍ଧାନ୍ତ ଅଟେ । ଯାହା ଭାରତରେ 500 ଇ.ପୂ.ରେ ବିକଶିତ ହେଲା । ଏହା ନୈତିକ ଆଦର୍ଶ, ଧ୍ୟାନର ଟେକନିକ ଓ ଏକ ବିଶେଷ ଶାରୀରିକ ପ୍ରଶିକ୍ଷଣ ହଠଯୋଗ ଉପରେ ଆଧାରିତ ଅଟେ, ଯାହାଦ୍ୱାରା ମୁଦ୍ରା ଓ ଶ୍ୱାସ ନିୟନ୍ତ୍ରଣ ସାମିଲ ଅଟେ । ଏଥିରେ ଶରୀର ତଥା ମନ ସମତ୍ୱ ଅବସ୍ଥାକୁ ଆସିଯାଏ ।

ଅନ୍ୟ ପରିଭାଷା

ଏହା ପ୍ରାଣ ତଥା ମହାଶକ୍ତିର ସଂଯୋଗ ଅଟେ ।

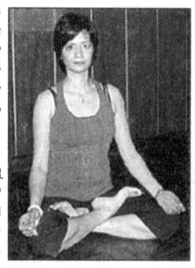

ଚିତ୍ତର ଅବରୋଧକୁ ଦୂର କରିବା
ସମତ୍ୱ ଓ ସାମଞ୍ଜସ୍ୟ ର ପ୍ରାପ୍ତି
ଯୋଗ କାର୍ଯ୍ୟର କୌଶଳ ଅଟେ ।

ପତଞ୍ଜଳିର ଅଷ୍ଟାଙ୍ଗ ଯୋଗ

ପ୍ରାଚୀନ ବିଜ୍ଞାନ ଯୋଗ 500 ବର୍ଷର ପୁରୁଣା । ବେଦ ତଥା ଅଗମ ପରି ପ୍ରାଚୀନ ଗ୍ରନ୍ଥମାନଙ୍କରେ ଏହାର ଉଲ୍ଲେଖ ମିଳେ । ଯୋଗର ଜନକ କବି ପତଞ୍ଜଳି 'ଅଷ୍ଟାଙ୍ଗ ଯୋଗ' ର ପରିଚୟ ଦେଇଛନ୍ତି । ଯାହା ନିମ୍ନ ଲିଖିତ :

1. ଯମ : ଅହିଂସା, ସତ୍ୟ, ଆସ୍ଥା, ବ୍ରହ୍ମଚର୍ଯ୍ୟ, ଅପରିଗ୍ରହ
2. ନିୟମ : ଶୌଚ, ସନ୍ତୋଷ, ତାପସ, ସ୍ୱାଧ୍ୟାୟ, ତ୍ୟାଗ
3. ଆସନ : ଶାରୀରିକ ବନ୍ଧ
4. ପ୍ରାଣାୟାମ : ଶ୍ୱାସ ନିୟନ୍ତ୍ରଣ
5. ପ୍ରତ୍ୟାହାର : ଇନ୍ଦ୍ରିୟ ଉପରେ ନିୟନ୍ତ୍ରଣ
6. ଧାରଣା : ଏକାଗ୍ରତା
7. ଧ୍ୟାନ : ଧ୍ୟାନ, ଏକାଗ୍ରତାର ପ୍ରବାହ
8. ସମାଧି : ସହଚେତନା ଅବସ୍ଥା

ଧ୍ୟାନ :

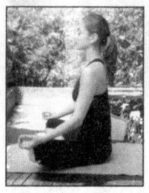

ଧ୍ୟାନ ଯୋଗର ବିଶେଷ ଅଙ୍ଗ ଅଟେ ଯାହା ଉଚ୍ଚରକ୍ତଚାପ କମାଇବାରେ ସହାୟକ ହୁଏ । ମସ୍ତିକ ବା ମନରୁ ହିଁ ଉତ୍ତେଜନା ସୃଷ୍ଟି ହୁଏ । ଧ୍ୟାନ ମନ ଓ ମସ୍ତିଷ୍କକୁ ଶାନ୍ତ କରିଦିଏ । ଧ୍ୟାନ ଦ୍ୱାରା ଆମେ ଭାବନାତ୍ମକ ମସ୍ତିଷ୍କକୁ ବି ସାଧ କରି ପାରିବା । ମାତ୍ର କ୍ରୋଧ, ଲୋଭ, ଦୁଃଖ ତଥା ପ୍ରତିଶୋଧକୁ ନିୟନ୍ତ୍ରଣ କରିବା ବାଲା ଭାବନାତ୍ମକ ମସ୍ତିଷ୍କ ହଲଚଲ କରାଇ ଦିଏ ।

ଧ୍ୟାନ ଦ୍ୱାରା ହିଁ ଏହାକୁ ସାଧ କରି ହୁଏ । ଯୋଗୀକୁ କେବେ କ୍ରୋଧ ଆସେ ନାହିଁ । ବୈଜ୍ଞାନିକ ରୂପେ ଧ୍ୟାନର 4 ମହତ୍ତ୍ୱପୂର୍ଣ୍ଣ ଅଟେ ।

ଅ) ଶାନ୍ତ ବାତାବରଣ
ବ) ଆରାମ ଦାୟକ ମୁଦ୍ରା
ସ) ଉଦାସୀନ ମନୋଭାବ
ଦ) ମସ୍ତିଷ୍କରେ କେନ୍ଦ୍ରିତ ହେବା

ଧ୍ୟାନ ଦ୍ୱାରା ମସ୍ତିଷ୍କରେ ଆଲ୍‌ଫା ତରଙ୍ଗ ସୃଷ୍ଟି ହୁଏ । ସେମାନେ ବି ଭାବନାତ୍ମକ ମସ୍ତିଷ୍କକୁ ସାଧ କରନ୍ତି । ଯାହା ଦ୍ୱାରା ଆମେ ଭାବନା ଉପରେ ଉତ୍ତମ ନିୟନ୍ତ୍ରଣ ରଖିପାରେ ।

ଧ୍ୟାନ କରିବା ପୂର୍ବରୁ

ଯଦି ଧ୍ୟାନ କରିବାକୁ ଚାହାଁନ୍ତି ତେବେ ଆପଣଙ୍କ ପାଖଆଖ ଉତ୍ତେଜକ ବାତାବରଣ ହେବା ଉଚିତ ନୁହେଁ । ଯଦି ମସ୍ତିଷ୍କ ଶାନ୍ତ ହେବ ତେବେ ଉତ୍ତମ ହେବ । ସେଠାରେ ଆଲୋକ ଅଧିକ ହେଉ ତଥା ଆପଣ ଆପଣଙ୍କ ଆଖି ମୁଦି ଦିଅନ୍ତୁ । ଚେଷ୍ଟା କରନ୍ତୁ ଯେ ସେଠାରେ କୌଣସି ଶବ୍ଦ ନ ହେଉ । ଯଦି ସକାଳୁ ସକାଳୁ ଧ୍ୟାନ କରନ୍ତି ତେବେ ଭଲ । ଧ୍ୟାନ କକ୍ଷରେ ବି ଲୋକମାନଙ୍କ ମଧ୍ୟରେ ଶାନ୍ତି ବଜାୟ ରଖିବାକୁ କୁହାଯାଏ ।

ଧ୍ୟାନ ସମୟରେ କୌଣସି ବସ୍ତୁ ଛୁଅନ୍ତୁ ନାହିଁ, କୌଣସି ଗନ୍ଧ ଶୁଙ୍ଘନ୍ତୁ ନାହିଁ ଏବଂ ଜିଭକୁ କୌଣସି ସ୍ୱାଦ ଦିଅନ୍ତୁ ନାହିଁ । ଆପଣଙ୍କ ଜ୍ଞାନେନ୍ଦ୍ରିୟକୁ ଆରାମ କରିବାକୁ ଦିଅନ୍ତୁ । ଆପଣ କଥା କୁହନ୍ତୁ ନାହିଁ । ଶରୀରର କୌଣସି ଅଙ୍ଗ ହଲଚଲ କରନ୍ତୁ ନାହିଁ । ଏହା ଦ୍ୱାରା ମସ୍ତିଷ୍କ ଶାନ୍ତ ହୋଇଯିବ ।

ଏକଥା ବି ଧ୍ୟାନ ଦିଅନ୍ତୁ ଯେ ଶରୀରରେ କୌଣସି ଜଏଣ୍ଟ ଅଥବା ମାଂସପେଶୀ ମସ୍ତିଷ୍କକୁ ଯନ୍ତ୍ରଣାର ସନ୍ଦେଶ ନ ଦେଉ । ଏଥିପାଇଁ ଆପଣଙ୍କୁ ଆରାମଦାୟକ ମୁଦ୍ରାରେ ବସିବାକୁ ହେବ । ଏହିପରି 'ଶୂନଶାନ ମୁଦ୍ରା' ଏହା ପାଇଁ ଠିକ୍ । ଯେଉଁ ବ୍ୟକ୍ତି ତଳେ ବସି ପାରନ୍ତି ନାହିଁ ସେମାନେ ସୋଫା ବା ଚୌକି ଉପରେ ବି ଆରାମରେ ବସି ପାରିବେ । ଧ୍ୟାନ ସମୟରେ ମେରୁଦଣ୍ଡ ହାଡ ସିଧା ରହିବା ଉଚିତ । ତା ଦ୍ୱାରା ଶରୀର ଦିଗରୁ ମସ୍ତିଷ୍କର ପ୍ରକ୍ରିୟା କମ ହେବ ।

ତାପରେ ଆପଣଙ୍କୁ ମସ୍ତିଷ୍କରେ ଚାଲୁଥିବା ବିଚାରକୁ ରୋକିବାକୁ ହେବ । ଆପଣଙ୍କ ମସ୍ତିଷ୍କରେ ଚାଲୁଥିବା ବିଚାର, ସ୍ମୃତି, ବର୍ତ୍ତମାନର ସମସ୍ୟା ତଥା ମସ୍ତିଷ୍କର ଭାବନା ଅଛି । ଏହା ମସ୍ତିଷ୍କରେ ବାରମ୍ବାର ରୋକିବାର ଚେଷ୍ଟା କରନ୍ତୁ । ଏହା କଠିନ ତ ନିଶ୍ଚୟ ମାତ୍ର ଅସମ୍ଭବ ନୁହେଁ । ଚେଷ୍ଟା କଲେ ସଫଳତା ଅବଶ୍ୟ ମିଳିବ ।

ପୁଣି ଆପଣଙ୍କୁ କୌଣସି ବିଷୟ ଉପରେ ଧ୍ୟାନ କେନ୍ଦ୍ରିତ କରିବାକୁ ହେବ । ଏହା କୌଣସି ମନ୍ତ୍ର, ଶ୍ୱାସ, ଚନ୍ଦ୍ରମା, ମୂର୍ତ୍ତୀ, ନୀଳ ଆକାଶ ବି ହୋଇପାରେ । ଆପଣ କୌଣସି ବିଚାର ଉପରେ ଧ୍ୟାନ କେନ୍ଦ୍ରିତ (ଅନୁପ୍ରେକ୍ଷା) କରି ପାରନ୍ତି; ଯେପରି ରୋଗୀ ଭାବୁ – 'ମୋର ରକ୍ତଚାପ କମି ଯାଉଛି, ମୋତେ ଆରାମ ଲାଗୁଛି ।' ଏପରି 5/10 ମିନିଟ କରନ୍ତୁ । ଏଥିରେ ଧ୍ୟାନ ପୂରା ହେବ । ଧ୍ୟାନ ରଖନ୍ତୁ ଏ ସମୟରେ ଆପଣ ଶୋଇବେ ନାହିଁ ।

ଧ୍ୟାନର ସାର

ପୃଥ୍ୱୀ ତତ୍ତ୍ୱ	:	କଳା ଗୋଲ ବିନ୍ଦୁ – ଈଶ୍ୱରଙ୍କ ପ୍ରତିମା
ଜଳ ତତ୍ତ୍ୱ	:	ଝରଣା, ନଦୀ ଅଥବା ସାଗର

ଧ୍ୱନି ତତ୍ତ୍ୱ	:	ଶବ୍ଦ, ମନ୍ତ୍ର, ଜପ ଅଥବା ଭଜନ
ଅଗ୍ନି ତତ୍ତ୍ୱ	:	ଦୀପ, ମହମବତୀ
ପ୍ରକୃତି ତତ୍ତ୍ୱ	:	ନୀଳ ଆକାଶ, ଘଞ୍ଚ ଜଙ୍ଗଲ, ସୂର୍ଯ୍ୟ, ଚନ୍ଦ୍ର, ସାଗର
ଶରୀର ତତ୍ତ୍ୱ	:	ଅଙ୍ଗ, ଶ୍ୱାସ
ଭୌତିକ ତତ୍ତ୍ୱ	:	କୁଣ୍ଡଳିନୀ
ରଙ୍ଗ	:	ନାରଙ୍ଗୀ, ସବୁଜ, ଧଳା
ବିଚାର	:	ଅନୁପ୍ରେକ୍ଷା

ଶରୀର ଉପରେ ଯୋଗ ଓ ଧ୍ୟାନର ବୈଜ୍ଞାନିକ ପ୍ରଭାବ

- ମେଡିକାଲ ଅନୁସନ୍ଧାନ ଯୋଗ, ଆସନ ଓ ଧ୍ୟାନକୁ ପ୍ରଭାବସିଦ୍ଧ କରି ଦେଇଛନ୍ତି ।
- ରକ୍ତଚାପ
- ହୃଦୟଗତି
- କେଟେକୋଲାମାଇନ୍‌ସ
- ଅକ୍ସିଜେନର ଖର୍ଚ୍ଚ
- ଟାଇପ ଏ ବ୍ୟକ୍ତିତ୍ୱ ରୋଗୀମାନଙ୍କ ଟାଇପ ବି ରେ ସକରାତ୍ମକ ପରିବର୍ତ୍ତନ
- ଉଦବେଗ ସ୍ତର
- କୋମଳତା
- ସୀରମ କୋଲେଷ୍ଟ୍ରଲ
- ଧୂମ୍ରପାନ
- ଶାରୀରିକ ଫିଟ୍ ନେଶ
- ଅନିଦ୍ରାରେ ସୁଧାର
- ଫୁସ୍‌ଫୁସର ଅକ୍ସିଜେନ ଗ୍ରହଣ କ୍ଷମତାରେ ସୁଧାର
- ହୃଦୟରୋଗରେ ସୁଧାର
- ଯୋଗର ଉପସମୂହ ଉଚ୍ଚ ରକ୍ତଚାପର ଯୋଗ ପଦ୍ଧତିରେ ବିଭିନ୍ନ ଉପସମୂହ ଶାମିଲ ଅଟେ ।
- ସ୍ୱାସ୍ଥ୍ୟବର୍ଦ୍ଧକ ବ୍ୟାୟାମ
- ଆସନ ଓ ଆରାମ ଦାୟକ ମୁଦ୍ରା
- ପ୍ରାଣାୟାମ ବା ଶ୍ୱାସ ଅଭ୍ୟାସ
- କାୟୋତ୍ସର୍ଗ
- ଧ୍ୟାନ : ପ୍ରେକ୍ଷାଧ୍ୟାନ
- ନୈତିକ ଶିକ୍ଷା ଓ ଅନୁପ୍ରେକ୍ଷା

ପ୍ରଶିକ୍ଷଣ ଓ ସମୟ

ପ୍ରତିଦିନ 40 ରୁ 60 ମିନିଟ୍ ପର୍ଯ୍ୟନ୍ତ ଯୋଗାଭ୍ୟାସ କରିବା ଉଚିତ । ଯଦି ଚାହାଁନ୍ତି ଦୀର୍ଘ ସମୟ ପର୍ଯ୍ୟନ୍ତ ଧ୍ୟାନ କରି ପାରନ୍ତି । ଯୋଗ କରିବାର ସବୁଠାରୁ ଉତ୍ତମ ସମୟ ପ୍ରାତଃ କାଳ ହିଁ ଅଟେ । କାରଣ ପ୍ରତ୍ୟେକ ବ୍ୟକ୍ତିକୁ କାମକୁ ଯିବାକୁ ପଡେ । ଯୋଗ କରିବା ସମୟରେ ପେଟ ଖାଲି ହେବା ଦରକାର । ଏହା ବ୍ୟତୀତ ଯୋଗ କରିବା ସମୟରେ ଆରାମ ଦାୟକ ବସ୍ତ୍ର, ଏକାନ୍ତ ବାତାବରଣ ତଥା ବାୟୁ ଯିବା ଆସିବା କରୁଥିବା ଘର ପ୍ରତି ଧ୍ୟାନ ରଖିବା ଦରକାର ।

ପ୍ରଶିକ୍ଷଣରେ 2 ଘଣ୍ଟାର ଅବଧିରେ 4 ଅବଧି ହେବ । ରୋଗୀଙ୍କୁ ସେମାନଙ୍କ ଜୀବନସାଥୀଙ୍କ ସହିତ ତାଙ୍କୁ ପ୍ରଶିକ୍ଷଣ ଦିଆଯିବ । ସେମାନେ ଘରେ ଅଭ୍ୟାସ କରିବା ସମୟରେ ବି ନିର୍ଦ୍ଦେଶିକାଙ୍କ ସାହାଯ୍ୟ ନେଇପାରନ୍ତି ।

ନିୟମ ତଥା କାଇଦା

1. **ଅଭ୍ୟାସ :** ଅଭ୍ୟାସ ନିୟମିତ ରୂପେ କରିବା ଦରକାର ।
2. **ସମୟ :** ଅଭ୍ୟାସ ପାଇଁ ସମୟ ସ୍ଥିର କରନ୍ତୁ । ସକାଳ ସମୟ ଠିକ୍ । ସେତେବେଳେ ପେଟ ଖାଲି ଥାଏ । କେତେକ ଲୋକ ସଂଧ୍ୟାକୁ ବି କରିବାକୁ ପସନ୍ଦ କରନ୍ତି । ଭୋଜନ ତଥା ଅଭ୍ୟାସ ମଧ୍ୟରେ କମ ସେ କମ ଦୁଇ ଘଣ୍ଟା ତଫାତ ହେବା ଦରକାର ।
3. **ଭୋଜନ :** ଏମିତି ତ ଚାହା କଫି ଛାଡି ଦେବା ଉଚିତ । ମାତ୍ର ଇଚ୍ଛା ହେଲେ ଆସନ ଆରମ୍ଭ କରିବା ଅଧଘଣ୍ଟା ପୂର୍ବରୁ ଚା, କଫି ବା ଦୁଧ ନେଇ ପାରନ୍ତି ।
4. **ସ୍ଥାନ :** ଆସନ ଓ ଅଭ୍ୟାସ ପାଇଁ ଘର ଖୋଲା ଓ ବାୟୁ ଗତାଗତ ହେବା ଦରକାର ତଥା କୌଣସି ପ୍ରକାର ଶୋର ଶବ୍ଦ ନ ହେବା ଉଚିତ ।
5. **ପୋଷାକ :** ଅଭ୍ୟାସ ପାଇଁ ହାଲକା, ଆରାମ ଦାୟକ ଓ ଢ଼ିଲା କପଡା ଉପଯୁକ୍ତ ।
6. **ନିଦ୍ରା :** ଜଣେ ବୟସ୍କ ବ୍ୟକ୍ତିଙ୍କ ପାଇଁ 6 ରୁ 8 ଘଣ୍ଟା ନିଦ୍ରା ଆବଶ୍ୟକ । ଯଦି ରାତିରେ ନିର୍ଦ୍ଦିଷ୍ଟ ସମୟରେ ଶୋଇବେ, ତେବେ ସକାଳେ ଯୋଗଭ୍ୟାସ ପାଇଁ ଠିକ୍ ସମୟରେ ଉଠି ପାରିବେ ।
7. **ବିଶ୍ରାମ :** ଯଦି ଆସନ କରିବା ସମୟରେ କ୍ଳାନ୍ତି ଅନୁଭବ କରନ୍ତି ତେବେ ବିଶ୍ରାମ କରନ୍ତୁ । ନିଜର କ୍ଷମତା ଠାରୁ ଅଧିକ ବ୍ୟାୟାମ କରନ୍ତୁ ନାହିଁ । କ୍ଷମତା ଧୀରେ ଧୀରେ ବଢ଼େ । ଆସନ ପରେ ପାଞ୍ଚ ମିନିଟ ପର୍ଯ୍ୟନ୍ତ କାୟୋତ୍ସର୍ଗ ଅବଶ୍ୟ କରନ୍ତୁ । ଏହା ପରେ ଧ୍ୟାନ କରି ପାରନ୍ତି ।

ଯୌଗିକ ଆହାର :

ଯୌଗିକ ପଦ୍ଧତିରେ ଆହାରକୁ ସାତ୍ତ୍ୱିକ, ରାଜସିକ ଓ ତାମସିକ ବର୍ଗରେ ବଣ୍ଟାଯାଏ । କେରେନରୀ ହୃଦୟ ରୋଗୀକୁ ସାତ୍ତ୍ୱିକ ଆହାର ନେବା ଦରକାର । ଏହି ଆହାରରେ ଶସ୍ୟ, ଡାଲି, ଫଳ,ସବଜୀ ତଥା ପ୍ରକୃତି ସହିତ ଜଡିତ ଖାଦ୍ୟ ପଦାର୍ଥ ଆସେ । ବର୍ତ୍ତମାନ

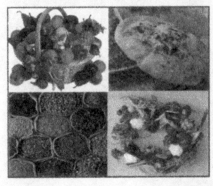

ଦୁଧ ଓ ଦହି ବି ଏହି ଶ୍ରେଣୀରେ ଆସୁଛି । ମାତ୍ର ସାଓଲ ହୃଦୟ କାର୍ଯ୍ୟକ୍ରମ ଏହାକୁ କମ ମାତ୍ରାରେ ଖାଇବାକୁ ପରାମର୍ଶ ଦେଉଛି ଯାହା ଦ୍ୱାରା ଧମନୀରେ ଜମିଯିବ ନାହିଁ । ଆହାରରେ ଚର୍ବି ତଥା କୋଲେଷ୍ଟ୍ରଲର ମାତ୍ରା ପ୍ରାୟ ନ ହେବା ଉଚିତ । ଚିନି ଓ ଲୁଣର ମାତ୍ରା ବି ସୀମିତ ହେବା ଦରକାର । ଆହାର ମଧ୍ୟରେ ଚାହା, କଫି ଓ ଅନ୍ୟ ଉତ୍ତେଜକ ପଦାର୍ଥ ସାମିଲ କରନ୍ତୁ ନାହିଁ ।

ଆହାରରେ ତନ୍ତୁର ଭରପୂର ମାତ୍ରା ହେବା ଦରକାର । ଟାଣ ଶସ୍ୟ, ଫଳୀ ସବ୍‌ଜୀ ଓ ଫଳରେ ତନ୍ତୁ ମିଳେ । ସେଥିରେ ଖଣିଜ ଏଞ୍ଜାଇମ ଓ ଆଣ୍ଟି ଅକ୍ସିଡେଣ୍ଟ ବି ଥାଏ । କୋଲେଷ୍ଟ୍ରଲର ମାତ୍ରା ପ୍ରାୟ ନ ହେବା ଉଚିତ । ଚିନି ଓ ଲୁଣର ମାତ୍ରା ବି ସୀମିତ ହେବା ଦରକାର । ଆହାର ମଧ୍ୟରେ ଚାହା, କଫି ଓ ଅନ୍ୟ ଉତ୍ତେଜକ ପଦାର୍ଥ ସାମିଲ କରନ୍ତୁ ନାହିଁ ।

ଆହାରରେ ତନ୍ତୁର ଭରପୂର ମାତ୍ରା ହେବା ଦରକାର । ଟାଣ ଶସ୍ୟ, ଫଳୀ ସବ୍‌ଜୀ ଓ ଫଳରେ ତନ୍ତୁ ମିଳେ । ସେଥିରେ ଖଣିଜ ଲବଣ ଏଞ୍ଜାଇମ ଓ ଆଣ୍ଟି ଅକ୍ସିଡେଣ୍ଟ ବି ଥାଏ, ଯାହା ରକ୍ତରେ କୋଲେଷ୍ଟ୍ରାଲର ସ୍ତର କମାଇବା ପାଇଁ ଅନିବାର୍ଯ୍ୟ ଅଟେ ।

ଦିନର ଆଦର୍ଶ ଆହାର

ଜଳଖିଆ : ଫଳ , ଯଅର ରେକଡ, ଗହମ ଅଥବା ମକ୍‌କା ର ଦାଲିୟା ଓ ଅଙ୍କୁରିତ ଦାନା ।

ଦ୍ୱିପ୍ରହରର ଭୋଜନ : ଗହମ, ଚଣା ଓ ସୋୟାବିନ ଅଟାର ରୁଟି, ସବ୍‌ଜୀର ସାଲାଡ, ଡାଲି, ଚଟଣୀ, ଚାଉଳ ଓ ସୂପ୍, ଅଟାରେ 50% ଗହମ ଓ 25% ସୋୟା ତଥା ଚଣାର ମାତ୍ରା ମିଶାନ୍ତୁ ।

ଦ୍ୱିପ୍ରହରର ପରେ : ଫଳ, ହର୍ବାଲ ଚାହା ।

ରାତି ଭୋଜନ : ଦଲିୟା, ଖେଚେଡି, କଢ଼ୀ, ସିଝା, ପତ୍ରବାଲା ସବ୍‌ଜୀ, ଅଙ୍କୁରିତ କଳା ଚଣା ଓ ମୁଗ ଆଦି । ଚପାତି ବି ନେଇ ପାରିବେ ।

ସ୍ୱାସ୍ଥ୍ୟବର୍ଦ୍ଧକ ବ୍ୟାୟାମ

ଆସନ କରିବା ପୂର୍ବରୁ ଆପଣଙ୍କ ନିମ୍ନଲିଖିତ ବ୍ୟାୟାମ କରିବା ଉଚିତ । ଯୌଗିକ ପ୍ରଶିକ୍ଷଣ ପୂର୍ବରୁ ଏହା ଅଭ୍ୟାସ କରିବା ଆବଶ୍ୟକ ଅଟେ ।

1. ନେତ୍ର ପାଇଁ
2. ଗଳା ପାଇଁ
3. କାନ ପାଇଁ
4. ଚେହେରା ପାଇଁ
5. କାନ୍ଧ ପାଇଁ
6. ଛାତି ପାଇଁ
7. ଅଣ୍ଟା ପାଇଁ
8. ଜଙ୍ଘ ପାଇଁ
9. ଆଣ୍ଠୁ ପାଇଁ
10. ବଳାଗଣ୍ଠି ଜଏଣ୍ଟ ପାଇଁ
11. ପଂଝା ତଥା ଏଡି ପାଇଁ

1. ନେତ୍ର ପାଇଁ

ଅ) **ମୁଦ୍ରା** - ଆରାମରେ ସିଧା ଠିଆ ହୋଇ ଯାଆନ୍ତୁ ।

ବ) **ବିଧି** -

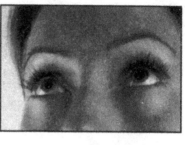

1. ମୁଣ୍ଡକୁ ଏକ ସ୍ଥାନରେ (ସ୍ଥିର) ରଖି କିଛି ସମୟ ପାଇଁ ତଳକୁ ଉପରକୁ ଦେଖନ୍ତୁ ।
2. ପୁଣି ନିଜର ଡାହାଣ ଓ ବାମକୁ ଦେଖନ୍ତୁ ତଥା ନେତ୍ର ଗୋଲକ ଘୁମାନ୍ତୁ । ଦୃଷ୍ଟି ବିସ୍ତୃତ କରିବାର ପ୍ରୟାସ କରନ୍ତୁ ।
3. ଦୁଇ ହାତକୁ ଜୋରରେ ଘସି ଆଖି ଉପରେ କିଛି ସମୟ ରଖନ୍ତୁ । ପଲକ ଝପକାନ୍ତୁ ।

2. ଗଳା (ବେକ) ପାଇଁ:

ଅ) ମୁଦ୍ରା - ଆରାମରେ ଠିଆ ହୋଇଯାଆନ୍ତୁ ।

ବ) ବିଧି -

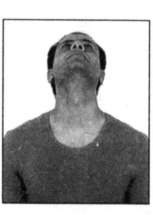

1. ହାତକୁ ଦଶବାର ଥର ଜୋରରେ ରଗଡନ୍ତୁ । ତାପରେ ଗଳାର ପଛ ଭାଗରେ କିଛି ସମୟ ପାଇଁ ରଖନ୍ତୁ ।
2. ଗଳାର ଅଗ୍ରଭାଗ ଉପରେ ମଧ୍ୟ ଏହି ପ୍ରକ୍ରିୟା ପାଞ୍ଚଥର ଦୋହରାନ୍ତୁ ।
3. ଯେତେ ସମ୍ଭବ ହୋଇପାରେ ବେକକୁ ତଳ ଆଡକୁ ଝୁଙ୍କାନ୍ତୁ ତଥା ଚିବୁକକୁ ଛାତିରେ ଲଗାନ୍ତୁ । ଏ ପ୍ରକ୍ରିୟା ବି ପାଞ୍ଚଥର ଦୋହରାନ୍ତୁ ।
4. ବେକକୁ ବାମ ଆଡକୁ ଘୁମାଇ କାନ୍ଧ ପାଖକୁ ଆଣନ୍ତୁ । ଏହିପରି ଡାହାଣ ପଟେ ମଧ୍ୟ କରନ୍ତୁ ।
5. ବେକକୁ ଥରେ ଥରେ କରି ବାମ ଡାହାଣକୁ ଝୁକାନ୍ତୁ ତଥା କାନ ବାମ ବାହୁ ତଥା ଡାହାଣ ବାହୁକୁ ସ୍ପର୍ଶ କରୁ ।
6. ଆଖି ବନ୍ଦ କରନ୍ତୁ, ଚିବୁକକୁ ଛାତିରେ ଲଗାଇ ମଥା ହଲାନ୍ତୁ । କାନକୁ କାନ୍ଧରେ ଛୁଇଁ ଉପରକୁ ଦେଖନ୍ତୁ । ବେକକୁ ସଳଖ କରି ପଛକୁ ନୁଆଁଇ ଉପରକୁ ଦେଖନ୍ତୁ । ବେକକୁ ସଳଖ କରି ପଛକୁ ନୁଆଁଇ ଉପରକୁ ଦେଖନ୍ତୁ । ଏପରି ଦୁଇଥର କରନ୍ତୁ ।

3. କାନ ପାଇଁ

ଅ) ମୁଦ୍ରା : ସିଧା ଠିଆ ହୁଅନ୍ତୁ ତଥା ଦୁଇ କାନର ଉପର ଅଂଶକୁ ଆଙ୍ଗୁଠି ତଥା ପରି ଆଙ୍ଗୁଠିରେ ଧରନ୍ତୁ ।

ବିଧି :

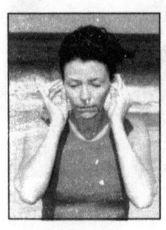

1. ଦୁଇ କାନକୁ ଉପର ଆଡକୁ ଟାଣନ୍ତୁ ।
2. କାନର ମଝି ଅଂଶକୁ ଉପର ଆଡକୁ ଟାଣନ୍ତୁ ।
3. କାନର ନିମ୍ନ ଅଂଶକୁ ତଳ ଆଡକୁ ଟାଣନ୍ତୁ ।
4. ଦୁଇ କାନକୁ ହାତରେ ଡାଙ୍କି ଚାପ ଦିଅନ୍ତୁ ।
5. ତିନି ଅଙ୍ଗୁଳି ତଥା ଆଙ୍ଗୁଠି ଯୋଡି ମୁଠା କରନ୍ତୁ ଓ ପରି ଆଙ୍ଗୁଠି ଅଗ୍ରଭାଗ ମଳନ୍ତୁ ।
6. ସେହି ଆଙ୍ଗୁଠିରେ ପଛ ଭାଗ ମଳନ୍ତୁ ।

4. ଚେହେରା ପାଇଁ

ଅ) **ମୁଦ୍ରା :** ଆରାମରେ ଠିଆ ହୋଇ ଯାଆନ୍ତୁ ।

ବ) **ବିଧି :** ଶରୀରକୁ ଢିଲା ଛାଡି ଦିଅନ୍ତୁ ।

5. କାନ୍ଧ ପାଇଁ :

ଅ) **ମୁଦ୍ରା :** ସିଧା ଠିଆ ହୋଇ ଯାଆନ୍ତୁ ।

ବ) **ବିଧି :**

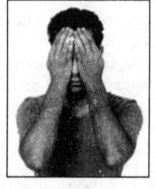

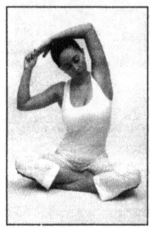

1. ଦୁଇ ବାହୁ ମୁଠା ବାନ୍ଧି କରି ଲଟକାନ୍ତୁ । କହୁଣୀ ନ ଝୁଙ୍କାଇ, ଶ୍ୱାସ ନେବା ସମୟରେ କାନ୍ଧ ଉଟକାନ୍ତୁ ତଥା ଶ୍ୱାସ ଛାଡିବା ସମୟରେ ପ୍ରଥମ ସ୍ଥିତିକୁ ଆସନ୍ତୁ ।
2. ବାହୁକୁ ଢିଲା ରଖି କାନ୍ଧକୁ ଆଗରୁ ପଛକୁ ତଥା ପଛରୁ ଆଗକୁ ଗୋଲାକାରରେ ଘୁମାନ୍ତୁ । ଏହାକୁ 5 ଥର କରନ୍ତୁ ।
3. ନିଜ ବାହୁ, ଆଙ୍ଗୁଳି ତଥା ବୁଢା ଆଙ୍ଗୁଳି ମୋଡିକରି କାନ୍ଧକୁ ଛୁଅନ୍ତୁ । ଗଭୀର ଶ୍ୱାସ ନେଇ ବାହୁକୁ ଆଗ ପଛ ତଥା ପଛ ଆଗକୁ ଗୋଲାକାରରେ ଘୁରାନ୍ତୁ ।

6. ଛାତି ପାଇଁ

ଅ) ମୁଦ୍ରା : ଦୁଇ ବାହୁ ଭିତର ଆଡକୁ ମୋଡନ୍ତୁ ତଥା ହାତ ଛାତି ଉପରେ ରଖନ୍ତୁ ।

ବ) ବିଧି:

1. ଶ୍ୱାସ ଭିତରକୁ ନିଅନ୍ତୁ ତଥା ବାମ ହାତ ମେଲା କରନ୍ତୁ । ଶ୍ୱାସ ବାହାରକୁ ବାହାର କରନ୍ତୁ ତଥା ହାତକୁ ପ୍ରଥମ ସ୍ଥିତିକୁ ଆଣନ୍ତୁ । ଏହି ବ୍ୟାୟାମ ଡାହାଣ ହାତରେ ବି କରନ୍ତୁ । (ଏହାକୁ 5 ଥର ଦୋହରାନ୍ତୁ) । ପୁଣି ଏହାକୁ ଦୁଇ ବାହୁରେ ପାଞ୍ଚ ଥର କରନ୍ତୁ ।
2. ହାତକୁ ଜଂଘ ଉପରେ ରଖନ୍ତୁ, ଗଭୀର ଶ୍ୱାସ ନିଅନ୍ତୁ । ବାମ ବାହୁ ନମୋଡି କାନକୁ ଛୁଇଁ ଉଚ୍ଚା କରନ୍ତୁ । ବାହୁ ତଳକୁ ନିଅନ୍ତୁ ତଥା ଶ୍ୱାସ ଛାଡି ଦିଅନ୍ତୁ । ଏହାକୁ ଡାହାଣ ବାହୁରେ ବି ଦୋହରାନ୍ତୁ । ପୁଣି ଦୁଇ ବାହୁରେ 5 ଥର ଦୋହରାନ୍ତୁ ।

7. ଅଣ୍ଟା ପାଇଁ

ଅ) ମୁଦ୍ରା : କାନ୍ଧର ଚଉଡା ଯେତେ ପାରୁଛନ୍ତି ଖୋଲି ଦିଅନ୍ତୁ । ବାହୁ ଶରୀରର ଦୁଇପଟେ ଲଟକି ରହୁ ।

ବିଧି:

1. ଶ୍ୱାସ ଭିତରକୁ ନେଇ ହାତ ଉପରକୁ ଉଠାନ୍ତୁ । ଶ୍ୱାସ ଛାଡି ଅଣ୍ଟାକୁ ୩୦ଡିଗ୍ରୀ ପର୍ଯ୍ୟନ୍ତ ବାମ ପଟକୁ ଝୁଙ୍କାନ୍ତୁ । ବାମ ହାତ ଆଣ୍ଠୁ ପାଖକୁ ଆଣନ୍ତୁ । ବେକକୁ ବି ବାମ ଆଡକୁ ମୋଡନ୍ତୁ । ବାମ ହାତ ମୁଣ୍ଡ ଉପରକୁ ନେଇ ଯାଆନ୍ତୁ । ତିନିଥର ଶ୍ୱାସ ନିଅନ୍ତୁ ତଥା ଛାଡନ୍ତୁ । ଏହି ପ୍ରକ୍ରିୟା ବିପରୀତ ଭାବରେ କରି ସାମାନ୍ୟ ମୁଦ୍ରାକୁ ଆସନ୍ତୁ । ଏହି ମୁଦ୍ରା ବାମ ପଟେ ବି ଦୁଇଥର ଦୋହରାନ୍ତୁ ।

2. ଆଙ୍ଗୁଳିକୁ ନିଜ ମଧ୍ୟରେ ଯୋଡି ହାତ ଉପରକୁ ଉଠାନ୍ତୁ ।
- ଅ) ହାତ ଆକାଶ ଆଡକୁ ରହିବ ।
- ବ) ଅଣ୍ଟାକୁ 30 ଡିଗ୍ରୀ ପର୍ଯ୍ୟନ୍ତ ଝୁଙ୍କାନ୍ତୁ । ବାହୁ କାନ ସିଧା ବାମ ଆଡକୁ ରହୁ ।
- ଦ) ହାତ ତଳକୁ ଆଣନ୍ତୁ ତଥା ଏହି ପ୍ରକ୍ରିୟା ଦୁଇ ଥର ଡାହାଣ ପଟେ ବି ଦୋହରାନ୍ତୁ ।
- ସ) ପ୍ରଥମ ମୁଦ୍ରାକୁ ଫେରି ଯାଆନ୍ତୁ ।
- ଦ) ହାତ ତଳକୁ ଆଣନ୍ତୁ ତଥା ଏହି ପ୍ରକ୍ରିୟା ଦୁଇ ଥର ଡାହାଣ ପଟେ ବି ଦୋହରାନ୍ତୁ ।

3. ଦୁଇ ହାତକୁ ଜୋଡନ୍ତୁ ।
- ଅ) ଶ୍ୱାସ ନେଇ ବାହୁ ଉପରକୁ ନିଅନ୍ତୁ । ବାହୁ କାନ ସିଧାରେ ଉଚ୍ଚା ରହିବ ।
- ବ) ଶ୍ୱାସ ଛାଡି ପ୍ରାୟ 30 ଡିଗ୍ରୀ ପର୍ଯ୍ୟନ୍ତ ବାମ ପଟକୁ ଝୁଙ୍କନ୍ତୁ 5 ଥର ଶ୍ୱାସ ନିଅନ୍ତୁ ତଥା ଛାଡନ୍ତୁ)
- ସ) (ଅ) ମୁଦ୍ରାକୁ ଫେରି ଆସନ୍ତୁ ।
- ଦ) ଆଣ୍ଠୁ ତଳକୁ ଆଣନ୍ତୁ ଏବଂ ଏହାକୁ ଡାହାଣ ପଟେ ଦୋହରାନ୍ତୁ ।

4) ଅ) ଶ୍ୱାସ ନେଇ ବାହୁ କାନ୍ଧ ପର୍ଯ୍ୟନ୍ତ ଉଠାନ୍ତୁ, ହାତ ଗୋଟିଏ ଅନ୍ୟ ପଟକୁ ରହୁ ।

ବ) ଅଣ୍ଟା ଏପରି ଝୁଙ୍କାନ୍ତୁ ଯେ ଡାହାଣ ହାତ ବାମ କାନ୍ଧ ତଥା ବାମ ହାତ ଡାହାଣ ପିଚ୍ଛ ପର୍ଯ୍ୟନ୍ତ ଯାଇପାରିବ । (ପାଞ୍ଚ ଥର ଶ୍ୱାସ ନିଅନ୍ତୁ ଛାଡନ୍ତୁ)

ସ) ଶ୍ୱାସ ଭିତରକୁ ନେଇ ମୁଦ୍ରା (ଅ) କୁ ଫେରି ଆସନ୍ତୁ ।

ଦ) ଶ୍ୱାସ ଛାଡି ହାତ ତଳକୁ ଆଣନ୍ତୁ ତଥା ଏହି ପ୍ରକ୍ରିୟା ଡାହାଣ ପଟେ ଦୋହରାନ୍ତୁ ।

8. ଜଘଂ ତଥା ନିତମ୍ବ (ପିଚ୍ଛ) ପାଇଁ

ଅ) ମୁଦ୍ରା : 15 ରୁ 20 ସେ.ମି. ଦୂର ପର୍ଯ୍ୟନ୍ତ ଗୋଡ ଖୋଲି ଠିଆ ହୋଇ ଯାଆନ୍ତୁ ।

1. ବାମ ପାଦର ଗୋଇଠିରେ ପିଚ୍ଛ ଉପରେ ଥରକୁ ଥର ଆଘାତ କରନ୍ତୁ ।

9. ଘୁଟନ (ଗୋଇଠି) ପାଇଁ

ଅ) ମୁଦ୍ରା - ଉପରେ କୁହାଯାଇଥିବା ମୁଦ୍ରାରେ ଠିଆ ହୁଅନ୍ତୁ ।

ବିଧି :

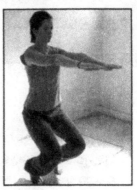

1. ବାମ ପାଦର ଗୋଇଠି ଦ୍ୱାରା ପିଚ୍ଛ ଉପରେ ଥରକୁ ଥର ଆଘାତ କରନ୍ତୁ ତଥା ଆଣ୍ଠୁ ଉପରେ ଚାପ ପକାନ୍ତୁ । ଏହାକୁ ଡାହାଣ ଗୋଡରେ କରନ୍ତୁ ଏହି ପ୍ରକ୍ରିୟା 5 ଥର ଦୋହରାନ୍ତୁ ।
2. ଦୁଇ ଆଙ୍ଗୁଠି ଆଗ ଆଡକୁ ରଖି ଅଣ୍ଟା ଉପରେ ହାତ ରଖନ୍ତୁ । ଦୁଇ ପାଦ 30 ସେ.ମି. ଦୂରରେ ରଖନ୍ତୁ । ଶରୀରକୁ ସିଧା ରଖି ଧୀରେ ଧୀରେ ଆଣ୍ଠୁ ମୋଡନ୍ତୁ ଓ ଉପରକୁ ଆସି ଯାଆନ୍ତୁ । ଏହାକୁ ପାଞ୍ଚ ଥର ଦୋହରାନ୍ତୁ ।

10. ବଳାଗଣ୍ଠି ଜଏଣ୍ଟ ପାଇଁ

ବାମ ଗୋଡକୁ ଭୂମିରୁ ଅଳ୍ପ ଉପରକୁ ଉଠାନ୍ତୁ । ବଳାଗଣ୍ଠିକୁ ପାଞ୍ଚ ଥର ଉପର ତଳ ଆଡକୁ ଘୁମାନ୍ତୁ । ପୁଣି ବାମ ତଥା ଡାହାଣ ଆଡକୁ ଘୁମାନ୍ତୁ । ଏହିପରି ଡାହାଣ ଗୋଡକୁ କରନ୍ତୁ ।

11. ପଂଝା ତଥା ଗୋଇଠି ପାଇଁ

ପ୍ରଥମେ ନିଜ ପଂଝା ବଳରେ ଚାଲନ୍ତୁ, ପୁଣି ନିଜ ଗୋଇଠି ବଳରେ ଓଲଟା ଚାଲନ୍ତୁ ।

ଉଚ୍ଚ ରକ୍ତଚାପ କମାଇବା ପାଇଁ ଯୋଗାସନ

ଅ) ଠିଆ ହୋଇ

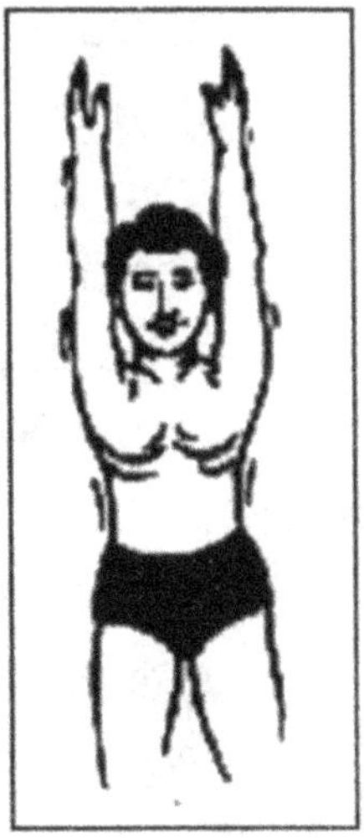

1.ତାଡାସନ

ମୁଦ୍ରା : ଦୁଇ ପାଦର ପଂଝା ତଥା ଗୋଇଠି 10 ସେ.ମି. ଦୂର ସମାନ ଅନ୍ତରରେ ରଖନ୍ତୁ । ବାହୁ ଦୁଇ ଦିଗକୁ ଲଟକି ରହୁ ।

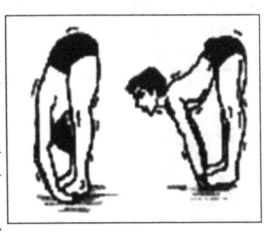

ବିଧି: ଶ୍ୱାସ ଭିତରକୁ ନିଅନ୍ତୁ ତଥା ବାହୁ ଉପରକୁ ଉଠାନ୍ତୁ । ଧୀରେ ଧୀରେ ପେଟ ତଥା ଛାତି ଫୁଲାନ୍ତୁ । ଦୁଇ ହାତ ଜୋଡନ୍ତୁ ତଥା ଶରୀର ଭାର ପଂଝା ଉପରେ ରଖନ୍ତୁ । ଏହି ମୁଦ୍ରାକୁ କୌଣସି ଏକ ବିନ୍ଦୁ ଉପରେ ଲକ୍ଷ୍ୟ ରଖି କରନ୍ତୁ । ଆଣ୍ଠୁ ସିଧା ରଖନ୍ତୁ । ପୁଣି ଶ୍ୱାସ ଛାଡି ଗୋଇଠି ତଥା ବାହୁ ତଳକୁ ନେଇ ଯାଆନ୍ତୁ ।

ସାବଧାନୀ : ସ୍ଲିପଡିସ୍କର ଅସୁବିଧା ଥିଲେ ଏ ଆସନ କରନ୍ତୁ ନାହିଁ ।

2. ପାଦହସ୍ତାସନ

ମୁଦ୍ରା : ଦୁଇ ପାଦରେ ସିଧା ଠିଆ ହୁଅନ୍ତୁ ।

ବିଧି : ବାହୁ ଉପରକୁ ଉଠାନ୍ତୁ ତଥା ଶ୍ୱାସ ଭିତରକୁ ନିଅନ୍ତୁ । ତଳକୁ ଝୁଙ୍କିବା ସମୟରେ ଧୀରେ ଶ୍ୱାସ ଛାଡନ୍ତୁ । ହାତରେ ପାଦର ବଳାଗଣ୍ଠି ଛୁଅନ୍ତୁ ତଥା ଆଣ୍ଠୁ ଦ୍ୱାରା ମଥାକୁ ସ୍ପର୍ଶ କରନ୍ତୁ । ଆଣ୍ଠୁ ତଥା ବଳାଗଣ୍ଠି ସିଧା ରଖିବାର ଚେଷ୍ଟାକରନ୍ତୁ । କେବଳ ସେହି ସୀମା ପର୍ଯ୍ୟନ୍ତ ଝୁଙ୍କନ୍ତୁ ଯେଉଁ ପର୍ଯ୍ୟନ୍ତ ଆପଣ ସହଜରେ ଝୁଙ୍କି ପାରିବେ ତଥା ମନେ ରଖନ୍ତୁ ଯେ ଆପଣଙ୍କର ମଥାକୁ ଆଣ୍ଠୁରେ ଛୁଇଁବାର ଅଛି । ଶ୍ୱାସ ନେଇ ଶରୀରକୁ ଉପରକୁ ଉଠାନ୍ତୁ ତଥା ବାହୁ ଉପରକୁ କରିବା ସମୟରେ ଶ୍ୱାସ ଛାଡନ୍ତୁ । ଏବଂ ପୁଣି ବାହୁ ତଳକୁ ନେଇ ଯାଆନ୍ତୁ ।

ସାବଧାନୀ : ସ୍ଲିପଡିସ୍କ ଅସୁବିଧା ହେଲେ ଏହି ଆସନ କରିବେ ନାହିଁ ।

ବ) ବସିବା ମୁଦ୍ରାରେ

3. ବଜ୍ରାସନ

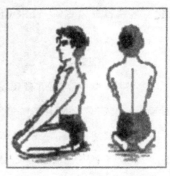

ମୁଦ୍ରା: ଆଣ୍ଠୁ ଟେକି ବସନ୍ତୁ ।

ବିଧି: ଆଣ୍ଠୁ ବଳରେ ବସି ଯାଆନ୍ତୁ, ଗୋଇଠି ଖୋଲା ରହୁ, ପଞ୍ଝା ମିଳିତ ହୋଇ ରହୁ ତଥା ତଳ ବାହାର ଆଡକୁ ହେଉ । ଦୁଇ ଆଣ୍ଠୁ ଯୋଡନ୍ତୁ ତଥା ପାଦ ଉପରେ ବସି ଯାଆନ୍ତୁ । ଧୀର ଗତିରେ ଲୟ ବଦ୍ଧ ଶ୍ୱାସ ନିଅନ୍ତୁ ଓ ଛାଡନ୍ତୁ ।

4. ଶଶଂକାସନ

ମୁଦ୍ରା: ବଜ୍ରାସନ ମୁଦ୍ରାରେ ବସନ୍ତୁ । ଦୁଇ ବାହୁ ସିଧା ରହୁ, ଦୁଇ ପାପୁଲି ଆଣ୍ଠୁ ଉପରେ ରଖନ୍ତୁ ।

ବିଧି: ଶ୍ୱାସ ନିଅନ୍ତୁ ତଥା ଦୁଇ ବାହୁ ଉପରକୁ ଉଠାଇ ମିଳାନ୍ତୁ । ଧ୍ୟାନ ରଖନ୍ତୁ ଯେ ବାହୁ କାନକୁ ସ୍ପର୍ଶ କରୁ । ଶ୍ୱାସ ଛାଡି ତଳକୁ ଝୁଙ୍କନ୍ତୁ ତଥା ହାତ ପାପୁଲିରେ ଭୂମି ଛୁଅନ୍ତୁ । ପାଞ୍ଚ ଥର ଶ୍ୱାସ ନେଇ ଓ ଛାଡି ଏହି ମୁଦ୍ରା ଲଗାଇ ରଖନ୍ତୁ । ପୁଣି ଶ୍ୱାସ ନେଇ ବାହୁ ଉପରକୁ ଉଠାନ୍ତୁ । ଶ୍ୱାସ ଛାଡନ୍ତୁ ତଥା ତଳକୁ ଆସନ୍ତୁ । ଏହି ପ୍ରକ୍ରିୟା ଦୁଇଥର କରନ୍ତୁ ।

5. ପ୍ରାଣାୟାମ (ନାଡି ଶୋଧନ ପ୍ରାଣାୟାମ)

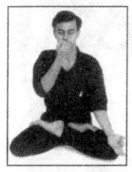

ଆରାମଦାୟକ ମୁଦ୍ରାରେ ବସନ୍ତୁ ତଥା ଶ୍ୱାସ ନିଅନ୍ତୁ । ଡାହାଣ ନାକକୁ ଆଙ୍ଗୁଠିରେ ବନ୍ଦ କରନ୍ତୁ, ବାମ ନାକରେ ଧୀରେ ଧୀରେ ଶ୍ୱାସ ନିଅନ୍ତୁ । ଶ୍ୱାସ ନେବା ପରେ ବାମ ନାକ ବି ବନ୍ଦ କରନ୍ତୁ ତଥା ଦୁଇ ତିନି କ୍ଷଣ ପାଇଁ ଶ୍ୱାସ ରୋକନ୍ତୁ । ଏବେ ଡାହାଣ ନାକରୁ ଆଙ୍ଗୁଠି ହଟାଇ ଦିଅନ୍ତୁ , ବାମ ନାକ ବନ୍ଦ ରଖି ଧୀରେ ଶ୍ୱାସ ଛାଡିବା ପ୍ରକ୍ରିୟା ଦୋହରାନ୍ତୁ । ଏହା ନାଡି ଶୋଧନ ପ୍ରାଣାୟାମ ଏକ ଚକ୍ର ଅଟେ । ଏହାର ଦଶ ଚକ୍ର ଅଭ୍ୟାସ କରନ୍ତୁ ।

ସ) ଛାତି ବଳରେ ପେଟେଇ ହୋଇ ମୁଦ୍ରାରେ

6. ସଂଶୋଧିତ ଭୁଜଙ୍ଗାସନ

ପ୍ରଥମ ମୁଦ୍ରା : ଦୁଇ ପାଦରେ ପଂଝା ତଥା ଗୋଇଠି ପରସ୍ପର ମଧ୍ୟରେ ମିଳାଇ ମାଟି ଉପରେ ତଳ ମୁହାଁ ଶୋଇ ପଡନ୍ତୁ । ହାତ ଶରୀର ଠାରୁ 30 ସେ.ମି. ଦୂରରେ ରହୁ ।

ବିଧିଃ ଶ୍ୱାସ ନେଇ 15 ସେ.ମି. ଉପର ଆଡକୁ ଉଠନ୍ତୁ । ମୁହଁରେ ଫୁଫୁକାର କରି ଶ୍ୱାସ ଛାଡନ୍ତୁ ତଥା ନାଭିକୁ ଭିତରା ଆଡକୁ ଟାଣନ୍ତୁ । ଗଭୀର ଶ୍ୱାସ ନେଇ ଗଣ୍ଡିକୁ ହାତ ତଥା ଜଂଘ ସାହାଯ୍ୟରେ ଉଠାନ୍ତୁ ତଥା ଆକାଶକୁ ମୁହଁରେ ଫୁଫୁକାର କରି ଦେଖନ୍ତୁ ।

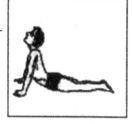

ଶ୍ୱାସ ଛାଡନ୍ତୁ ତଥା ଗଣ୍ଡିକୁ ଜମି ଉପରକୁ ନେଇ ଯାଆନ୍ତୁ ।

ଦ୍ୱିତୀୟ ମୁଦ୍ରା : ହାତକୁ ଶରୀର ଠାରୁ 15 ସେ.ମି. ଦୂର ପର୍ଯ୍ୟନ୍ତ ନେଇ ଯାଆନ୍ତୁ ।

ବିଧି : ଶେଷ ବିଧି ପ୍ରଥମ ମୁଦ୍ରା ପରି ଅଟେ ।

ତୃତୀୟ ମୁଦ୍ରାଃ ହାତକୁ ଶରୀର ପାଖକୁ ନେଇ ଆସନ୍ତୁ ।

ବିଧିଃ ଶ୍ୱାସ ନେଇ ଶରୀରକୁ ଭୂମି ଉପରୁ 15 ସେ.ମି. ଉପରକୁ ଉଠାନ୍ତୁ । ମୁହଁରେ ଫୁଫୁକାର କରି ଶ୍ୱାସ ଛାଡନ୍ତୁ । ଶ୍ୱାସ ନେଇ ଗଣ୍ଡିକୁ ଉପରକୁ ଉଠାନ୍ତୁ ମାତ୍ର ନାଭି ଭୂମିକୁ ଛୁଇଁ ରହିବ । ଫୁଫୁକାର କରି ଶ୍ୱାସ ଛାଡନ୍ତୁ ତଥା ଗଣ୍ଡିକୁ ତଳକୁ ଆଣି ମୁଖର ଡାହାଣ ଦିଗ ଶିର ତଳେ ହାତ ରଖନ୍ତୁ । ପଂଝା ଜୋଡନ୍ତୁ ତଥା ଗୋଇଠି ଅଲଗା ରହୁ । ପୂରା ଶରୀରକୁ ବିଶ୍ରାମ ଦିଅନ୍ତୁ ।

ଦ) ପିଠି ବଳରେ ଶୋଇବା ମୁଦ୍ରାରେ

7. ଉତ୍ତାନ ପାଦାସନ

ମୁଦ୍ରା : ଜମି ଉପରେ ପିଠି ବଳରେ ଶୋଇ ଯାଆନ୍ତୁ । ଆଙ୍ଗୁଳି ବେକ ତଳେ ବାନ୍ଧି ହୋଇ ରହୁ ତଥା କହୁଣୀ ଜମି ଉପରେ ହେଉ । ପାଦ 15 ସେ.ମି. ଦୂରରେ ରହୁ ।

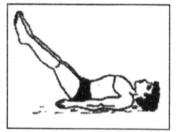

ବିଧିଃ ନିୟମିତ ଶ୍ୱାସ ନେଇ ଦୁଇ ଗୋଡ ଭୂମିଠାରୁ ପ୍ରାୟ 15 ସେ.ମି. ଉଠାଇ ନିଅନ୍ତୁ । ପାଞ୍ଚ ମିନିଟ ପର୍ଯ୍ୟନ୍ତ ଶ୍ୱାସ ଭିତରକୁ ନିଅନ୍ତୁ ତଥା ଛାଡନ୍ତୁ (ଶ୍ୱାସ ନେଇ ଗୋଡ ତଳକୁ ଆଣନ୍ତୁ ଏବଂ ପୁଣି ଶ୍ୱାସ ଛାଡନ୍ତୁ)

8. ମେରୁଦଣ୍ଡାସନ

ଭୂମି ଉପରେ ପେଟ ବଳରେ ଶୋଇ ପଡନ୍ତୁ । ବାହୁ ଶରୀରର ଦୁଇ ଦିଗରେ ସିଧା ରହୁ । ବାମ ଗୋଇଠି ଉଠାଇ ଡାହାଣ ପାଦର ପଂଝା ଉପରେ ରଖନ୍ତୁ । ଦୁଇ ପାଦ ସିଧା ରହିବ । ଏବେ ଶ୍ୱାସ ନେଇ ଶରୀରର ଉପରି ଭାଗକୁ ବାମ ଆଡକୁ ତଥା ନିମ୍ନ ଭାଗକୁ ଡାହାଣ ଆଡକୁ ଘୁମାନ୍ତୁ । ବାହୁ ତଥା କାନ୍ଧ ପ୍ରଥମ ପ୍ରକାର ସ୍ଥିତିରେ ରହୁ । ବାମ ପଂଝା ଭୂମିକୁ ସ୍ପର୍ଶ କରୁ । ଶ୍ୱାସ ଛାଡି ପ୍ରଥମ ମୁଦ୍ରାକୁ ଫେରି ଆସନ୍ତୁ । ଅନ୍ୟ ପଟରେ ବି ଏହି ପ୍ରକ୍ରିୟା ଦୋହରାନ୍ତୁ । ଗୋଡର ସ୍ଥିତି ବଦଳାଇ ଏହି ପ୍ରକ୍ରିୟା ଦୋହରାନ୍ତୁ ।

କିଛି ଅନ୍ୟ ଯୋଗାସନ ହାଇପର ଟେନସନର ସହାୟକ ହୁଏ :

9. ମତ୍ସ୍ୟାସନ

ପଦ୍ମାସନ ମୁଦ୍ରାରେ ବସନ୍ତୁ ତଥା ପିଠି ବଳରେ ଶୋଇ ଯାଆନ୍ତୁ । କହୁଣୀ ତଥା ଶିର ସହାୟତାରେ ଗଣ୍ଡିକୁ ଭୂମିରୁ ଉପରକୁ ଉଠାନ୍ତୁ । ଦୁଇ ପଂଝା ହାତରେ ଧରନ୍ତୁ । ଗଣ୍ଡିକୁ ଶିର ତଥା ପିଠ ସାହାଯ୍ୟରେ ବିଶ୍ରାମ ଦିଅନ୍ତୁ ।

10. ଅର୍ଦ୍ଧ ମତ୍ସ୍ୟାସନ

ଯେଉଁମାନେ ମତ୍ସ୍ୟାସନ କରିପାରୁ ନାହାନ୍ତି ସେମାନେ ଅର୍ଦ୍ଧମତ୍ସ୍ୟାସନ କରି ପାରିବେ । ପଦ୍ମାସନ ମୁଦ୍ରାରେ ବସିବା ବଦଳରେ ଗୋଡ ଲମ୍ବାଇ ଦିଅନ୍ତୁ । କହୁଣୀ ସାହାଯ୍ୟରେ ଶରୀର ଉପରକୁ ଉଠାନ୍ତୁ ତଥା ପଛ ପଟକୁ ମୋଡନ୍ତୁ । ଶିର ଭୂମିକୁ ସ୍ପର୍ଶ କରୁ ତଥା ହାତ ଜଂଘ ଉପରେ ରହୁ । କହୁଣୀ ସହାୟତାରେ ଶିର ସିଧା କରି ବିଶ୍ରାମ ନିଅନ୍ତୁ ।

କାୟୋତ୍ସର୍ଗ

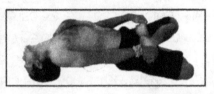

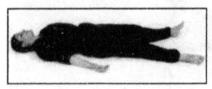

ଧ୍ୟାନର ପ୍ରଥମ ଚରଣ ହେଉଛି 'କାୟୋତ୍ସର୍ଗ' । ଏଥିରେ ଅନ୍ୟ ସଜାଗତା ସହିତ ଶରୀରକୁ ଶିଥିଳ କରେ । ଆପଣଙ୍କ ଶରୀରକୁ ସିଧା, ଶାନ୍ତ ଓ ଉତ୍ତେଜନା ରହିତ ରଖେ । ବେକ ଓ ମେରୁଦଣ୍ଡ ହାଡ ସିଧା ହୋଇ ସେଥିରେ ଯନ୍ତ୍ରଣା ନ ହେଉ । ଶରୀରର ସମସ୍ତ ମାଂସପେଶୀ ଶିଥିଳ ହେବାକୁ ଦିଅନ୍ତୁ । ଶରୀର ପୂର୍ଣ୍ଣ ଢ଼ିଲା ହୋଇଯାଏ ।

ପାଞ୍ଚ ମିନିଟ ପର୍ଯ୍ୟନ୍ତ ଶରୀରକୁ ସେମିତି ରଖନ୍ତୁ । ଶରୀର ମୂର୍ତ୍ତି ପରି ସ୍ଥିର ରହୁ । ଶରୀରରେ କେଉଁଠାରେ କୌଣସି ଗତି ନ ହେଉ ।

କାୟୋତ୍ସର୍ଗରେ ଆତ୍ମ ସଜାଗତା ସହିତ ପୂରା ଶରୀର ବିଶ୍ରାମ ବି ସାମିଲ ଅଟେ । ଆମକୁ ମାନସିକ ରୂପେ ଏହାକୁ କେତେକ ଅଂଶରେ ବାଣ୍ଟିବା ତଥା ଶିରଠାରୁ ପାଦ ପର୍ଯ୍ୟନ୍ତ ପ୍ରତ୍ୟେକ ଅଂଶ ଉପରେ ଏକାଗ୍ର ହେବା । ମସ୍ତିଷ୍କକୁ ପୂର୍ଣ୍ଣ ଶରୀରକୁ ଯାତ୍ରା କରିବାକୁ ଦିଅନ୍ତୁ । ଆତ୍ମ ପରାମର୍ଶ ଟେକନିକ ଆପଣାଇ ଏହାକୁ ବିଶ୍ରାମ ଅବସ୍ଥାକୁ ଆସିବାକୁ ଦିଅନ୍ତୁ । ଅନୁଭବ କରନ୍ତୁ ଯେ ପ୍ରତ୍ୟେକ ମାଂସପେଶୀ ଶିଥିଳ ହେଉଛି । ପୂରା ଶରୀର ବିଶ୍ରାମ କରୁଛି । ଗଭୀର ଏକାଗ୍ରତା ସହିତ ନିଜର ସଜାଗତା ବଜାୟ ରଖନ୍ତୁ ।

କାୟୋତ୍ସର୍ଗ ପାଇଁ ବିସ୍ତୃତ ନିର୍ଦ୍ଦେଶ

ଆପଣଙ୍କ ପାଦର ଅଙ୍ଗୁଳି ଉପରେ ଧ୍ୟାନ ଏକାଗ୍ର କରନ୍ତୁ । ମସ୍ତିଷ୍କକୁ ସେ ପର୍ଯ୍ୟନ୍ତ ପହଞ୍ଚିବାକୁ ଦିଅନ୍ତୁ ।

ମାଂସପେଶୀକୁ ଶିଥିଳ ହେବାକୁ କୁହନ୍ତୁ । ତାର ଶିଥିଳତାକୁ ଅନୁଭବ କରନ୍ତୁ । ଠିକ୍ ଏହିପରି ପାଦର ଅବଶିଷ୍ଟ ଅଙ୍ଗୁଳି, ପଂଝା, ଗୋଇଠି, ପାଦର ଉପରିଭାଗ, ପିଣ୍ଡଲୀ, ଆଣ୍ଠୁ, ଜଂଘ, ପିଚ୍ଛର ଜଏଣ୍ଟ ପର୍ଯ୍ୟନ୍ତ ସବୁକୁ ଶିଥିଳ କରି ଦିଅନ୍ତୁ ।

ଏବେ ଅଣ୍ଟା ଠାରୁ ବେକ ପର୍ଯ୍ୟନ୍ତ, ଶରୀରର ମଧ୍ୟ ଭାଗକୁ ଶିଥିଳ କରନ୍ତୁ । ପେଟର ନିମ୍ନ ଓ ଅଗ୍ରଭାଗ, ପିଠି ଓ ଦାନ୍ତ ଅଂଶ ଉପରେ ଧ୍ୟାନ ଏକାଗ୍ର କରନ୍ତୁ । ପୁଣି ବାମ ବାହାର ଓ ପେଟର ନିମ୍ନ ଭାଗ ଭିତରକୁ ଧ୍ୟାନ ଦିଅନ୍ତୁ ଏବେ ନାଭିରୁ ପେଟ ଭିତରେ ପ୍ରବେଶ କରି ଛୋଟ ବଡ ଅନ୍ତ୍ର, ପ୍ଲିହା, ଅଗ୍ନାଶୟ ଓ ପେଟ ଆଦିକୁ ଶିଥିଳ କରନ୍ତୁ । ପୁଣି ଛାତିର ପଞ୍ଜରାହାଡକୁ ଶିଥିଳ କରନ୍ତୁ । ପଞ୍ଜରାହାଡର ଆଗ ପଛ, ଉପର, ତଳ ଦେଖି ଅନୁଭବ କରନ୍ତୁ ଓ ଶିଥିଳ ହେବାକୁ ଦିଅନ୍ତୁ । ପୁଣି ଫୁସ୍ ଫୁସ୍ ସହିତ ଏଇଆ ବି କରନ୍ତୁ । ହୃଦୟ ରୋଗୀଙ୍କୁ ହୃଦୟକୁ ଆତ୍ମ ପରାମର୍ଶ ଦେବା ସମୟରେ ଉତ୍ତେଜନା ନଦେବା କହିବେ ।

ଏବେ ବେକର ମାଂସପେଶୀକୁ ଶିଥିଳ କରିବା ବାଦ ହାତ, ପାଦ ଉପରକୁ ଆଣନ୍ତୁ । ଆଙ୍ଗୁଠି, ହାତ, ବାହୁର ଉପର ଓ ତଳ ଅଂଶ ଓ କାନ୍ଧକୁ ଶିଥିଳ କରନ୍ତୁ । ଅନୁଭବ କରନ୍ତୁ ଯେ ଉପର ଶରୀରର ମଧ୍ୟଭାଗ ପୂର୍ଣ୍ଣ ଭାବରେ ଶିଥିଳ ହୋଇଗଲା ।

ଏବେ ବେକଠାରୁ ଶିର ପର୍ଯ୍ୟନ୍ତ ଅଂଶକୁ ଶିଥିଳ କରନ୍ତୁ । ଏ ପର୍ଯ୍ୟନ୍ତ ତ ସେହି ମାଂସପେଶୀମାନଙ୍କୁ ଶିଥିଳ କରୁଥିଲେ ଯେଉଁମାନେ ଝଟକରି ଆପଣଙ୍କ ଉପଦେଶ ମାନିନେଲେ । ମାତ୍ର ଏହି ଛୋଟ ମାଂସପେଶୀମାନଙ୍କୁ ଶିଥିଳ କରିବା ଅଧିକ କଠିନ । ପ୍ରଥମେ ନିଜର ଦାନ୍ତ ଓ ମାଢ଼ି ଖୋଲନ୍ତୁ ଏବଂ ଜିଭକୁ ଖୋଲା ଛାଡି ଦିଅନ୍ତୁ । ଓଠ ଧୀରେ ଧୀରେ ବନ୍ଦ କରନ୍ତୁ । ଏବେ ଚେହେରାର ସମସ୍ତ ମାଂସପେଶୀ ଶିଥିଳ କରନ୍ତୁ । ଚିବୁକ, ଓଠ, ମୁଖର ଭିତର ଭାଗ, ଦାନ୍ତ, ଦାନ୍ତମାଢ଼ି, ତାଲୁକା, ଜିଭ, ଗଳା, ନାକ, କାନ, କାନପଟି, ଦୁଇ ଆଖି, ମଥା, ଖୋପଡିକୁ ଆତ୍ମ ପରାମର୍ଶରେ ଶିଥିଳ କରନ୍ତୁ ।

କଳ୍ପନା କରନ୍ତୁ ଯେ ଶରୀରର ଉପର ଅଂଶ ପୂରାମାତ୍ରାରେ ଶିଥିଳ ହୋଇଗଲା ।

ଶିରରୁ ପାଦ ପର୍ଯ୍ୟନ୍ତ ବୁଦ୍ଧି ଖର୍ଚ୍ଚ କରି ଦୌଡାଇ ଦେଖନ୍ତୁ ଶରୀରର କୌଣସି ଅଙ୍ଗରେ ଉତ୍ତେଜନା ଅଛି କି ନାହିଁ । ଧ୍ୟାନ ଅବଧିରେ କାୟୋତ୍ସର୍ଗର ମୁଦ୍ରା ଜାରି ରଖନ୍ତୁ । ଶରୀରକୁ ସ୍ଥିର ଓ ଗତିହୀନ ରଖିବାର ପ୍ରୟାସ କରନ୍ତୁ ।

ଏବେ ସ୍ୱରତନ୍ତ୍ରକୁ ଶିଥିଳ କରି ପାଞ୍ଚ ମିନିଟ ପାଇଁ ଭିତର ମୌନ ଅଭ୍ୟାସ କରନ୍ତୁ । ଗଳା ଭିତରେ ସ୍ୱରତନ୍ତ୍ର ଉପରେ ଏକାଗ୍ର ହୋଇ ଏହାକୁ ପୂର୍ଣ୍ଣ ଭାବେ ଶିଥିଳ କରି ଦିଅନ୍ତୁ । ସଂପୂର୍ଣ୍ଣ ଭିତିରି ଶାନ୍ତିକୁ ନିରୀକ୍ଷଣ କରନ୍ତୁ । ସ୍ୱରତନ୍ତ୍ରରେ କୌଣସି କମ୍ପନ ନହେବା ଦରକାର ।

ପ୍ରେକ୍ଷାଧ୍ୟାନ

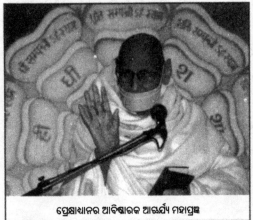

ପ୍ରେକ୍ଷାଧ୍ୟାନର ଆବିଷ୍କାରକ ଆଚାର୍ଯ୍ୟ ମହାପ୍ରଜ୍ଞ

ପ୍ରେକ୍ଷାଧ୍ୟାନର ଏହି ପଦ୍ଧତି ଆଧୁନିକ ତଥା ବ୍ୟବହାରିକ ଧ୍ୟାନ ପଦ୍ଧତି ମଧ୍ୟରେ ସର୍ବଶ୍ରେଷ୍ଠ ଅଟେ । ଧ୍ୟାନ ଅର୍ଥ ମାନସିକ ଗତିବିଧିର ଦମନ ନୁହେଁ । ମାନସିକ ଅବସ୍ଥାର ଶୁଦ୍ଧ ହିଁ ପ୍ରେକ୍ଷାଧ୍ୟାନର ଲକ୍ଷ୍ୟ ଅଟେ । ଯେତେବେଳେ ମନ ସଫା ଓ ଶୁଦ୍ଧ ହେବ ତେବେ ଶାନ୍ତି ମନକୁ ମନ ଆସିବ । ଏହା ସହିତ ମାନସିକ ସନ୍ତୁଳନ, ସମତ୍ୱ ଓ ସଂପୂର୍ଣ୍ଣତାର ବି ଆଭାସ ହେବ ।

ପ୍ରେକ୍ଷା ଅର୍ଥ 'ବୋଧ' ତଥା ଧ୍ୟାନର ଅର୍ଥ 'ଏକାଗ୍ରତା' । ପ୍ରେକ୍ଷାଧ୍ୟାନରେ ବିଚାର ଉପରେ ନୁହେଁ ବରଂ ବୋଧ (ପ୍ରତ୍ୟକ୍ଷ ଜ୍ଞାନ) ଉପରେ ଏକାଗ୍ର ହେବା । ମନ ଚିନ୍ତନ ସହିତ ପ୍ରତ୍ୟକ୍ଷ ଜ୍ଞାନର ବି ସାଧନ ଅଟେ । ପ୍ରତ୍ୟକ୍ଷ ଜ୍ଞାନ ବର୍ତ୍ତମାନ ସହିତ 'ସମ୍ବନ୍ଧିତ' ଅଟେ । ଏହା ଅତୀତର ସ୍ମୃତି ନୁହେଁ କି ଭବିଷ୍ୟର କଳ୍ପନା ନୁହେଁ । ବର୍ତ୍ତମାନ ଘଟଣାର ପ୍ରତ୍ୟକ୍ଷ ଜ୍ଞାନ ଏବେ ବାସ୍ତବିକତା ହେବା ଦରକାର ।

ପ୍ରେକ୍ଷାଧ୍ୟାନର ପ୍ରତ୍ୟକ୍ଷ ଜ୍ଞାନର ଅର୍ଥ : ପସନ୍ଦ-ନାପସନ୍ଦର ବିଶେଷତାର ଲାଭର ଅନୁଭବ କରିବା । କିଛି ସମୟ ପରେ ଆମର ଚେତନ ମନ ଭିତର ଯଥାର୍ଥତା ପର୍ଯ୍ୟନ୍ତ ପହଞ୍ଚିବା ପାଇଁ ସମର୍ଥ ହୋଇଯାଏ । ପ୍ରତ୍ୟକ୍ଷ ଜ୍ଞାନର ବି କେତେକ ଚରଣ ଅଛି । ଆମେ ସର୍ବ ପ୍ରଥମେ ଶ୍ୱାସ ପ୍ରେକ୍ଷା (ଶ୍ୱସନର ପ୍ରତ୍ୟକ୍ଷ ଧ୍ୟାନ) ଉପରେ ଧ୍ୟାନ ଦେବାକୁ ହେବ ।

ପ୍ରଥମ ଚରଣ : କାୟୋତ୍ସର୍ଗ ଦ୍ୱାରା ପୂରା ଶରୀରକୁ ଶିଥିଳ କରି ଦିଅନ୍ତୁ ।

ଦ୍ୱିତୀୟ ଚରଣ : ଶ୍ୱାସ ଉପରେ ପୂରା ଧ୍ୟାନ ଦିଅନ୍ତୁ । ବାକି ଅନୁଭୂତିରୁ ଧ୍ୟାନ ହଟାଇ ନିଅନ୍ତୁ । ଶ୍ୱାସକୁ ନିୟମିତ, ଗଭୀର ଏବଂ ତାଳମୟୀ ହେବାକୁ ଦିଅନ୍ତୁ । ନାଭି ଉପରେ ଧ୍ୟାନ କେନ୍ଦ୍ରିତ କରନ୍ତୁ ଓ ଶ୍ୱାସ ଛାଡିବା ଓ ନେବା ସହିତ ପେଟକୁ ସଂକୋଚନ ପ୍ରସାରଣ ଉପରେ ଧ୍ୟାନ ରଖନ୍ତୁ ।

ତୃତୀୟ ଚରଣ : ସେହିପରି ଧୀର ଲୟବଦ୍ଧ ଶ୍ୱାସ ନେଇ ନିଜ ଧ୍ୟାନ ନାଭିରୁ

ହଟାଇ ନାକ ମଧ୍ୟକୁ ଆଣନ୍ତୁ । ପ୍ରତ୍ୟେକ ଆସୁଥିବା ଓ ଯାଉଥିବା ଶ୍ୱାସର ପ୍ରତ୍ୟକ୍ଷ ବୋଧ କରନ୍ତୁ । ଏହାକୁ ଦେଖନ୍ତୁ ଓ ଅନୁଭବ କରନ୍ତୁ ।

ଚତୁର୍ଥ ଚରଣ : ଯଦି ଧ୍ୟାନ ଭାଙ୍ଗିଯାଏ ତେବେ ତାହାକୁ ପୁଣି ଶ୍ୱାସ ଉପରେ କେନ୍ଦ୍ରିତ କରନ୍ତୁ । ଯଦି ଏପରି ବାରମ୍ବାର ହୁଏ ତେବେ କିଛି ସେକେଣ୍ଡ ପାଇଁ ଶ୍ୱାସ ରୋକି ପୁଣି ସାମାନ୍ୟ ଶ୍ୱାସ ନିଅନ୍ତୁ ।

ପଞ୍ଚମ ଚରଣ : ଧ୍ୟାନ ଶେଷ କରିବା ପାଇଁ ଦୁଇ ତିନି ଥର ଗଭୀର ଦୀର୍ଘଶ୍ୱାସ ନିଅନ୍ତୁ । ସୂତ୍ରପାଠ କରନ୍ତୁ ଓ ଆଗକୁ ଝୁଙ୍କି ପ୍ରଣାମ କରନ୍ତୁ ।

ଅନୁପ୍ରେକ୍ଷା ଓ ନୈତିକ ସଂହିତା:

ଅନୁପ୍ରେକ୍ଷା ଅର୍ଥ 'ଭବନ' । ଏହିପରି ଆମେ ଗହନ ନିରୀକ୍ଷଣ ଦ୍ୱାରା ଦୈନନ୍ଦିନ ଜୀବନରେ କେତେକ ଉତ୍ତେଜନା ପୂର୍ଣ୍ଣ ଘଟଣାକୁ ବାହାର କରି ପାରିବା । ନିଜର ଇଚ୍ଛା, ଭାବନା ଓ ଆବେଗକୁ ନିୟନ୍ତ୍ରଣ କରି ପାରିବେ । ଏହା ଆମକୁ ନୈତିକ ଜ୍ଞାନ ଦିଏ । ଆମର ପୂରା ଜୀବନଶୈଳୀ ଉତ୍ତେଜନା ରହିତ, ଉଦ୍ଦେଶ୍ୟପୂର୍ଣ୍ଣ ଓ ସହଜ ହୋଇପାରିବ ।

ହୃଦୟ ରୋଗୀମାନଙ୍କ ମଧ୍ୟରେ ଅନୁପ୍ରେକ୍ଷା ଦ୍ୱାରା ଧମନୀର ବସିଯିବାକୁ ଖୋଲା ଯାଇପାରେ । ସକାରାତ୍ମକ ବିଚାରଧାରାର ଏହି ପଦ୍ଧତିକୁ ମେଡିକାଲ ବିଜ୍ଞାନଶାଖା (PNI) ସାଇକୋ- ନ୍ୟୁରୋ ଇମ୍ୟୁନୋଲଜି ପ୍ରମାଣିତ କରିଛି । PNI ଅନୁସାର ସକାରାତ୍ମକ ବିଚାର ଧାରା ଦ୍ୱାରା ଆମର ଇଚ୍ଛା ପୂର୍ତ୍ତି ହୁଏ । ଡା. ଡୀନ ଓର୍ନିଶ ବି ନିଜର ଜୀବନ ଶୈଳୀ ଉପରେ ଆଧାରିତ ଟେକନିକରେ ଏହାକୁ ସାମିଲ କରି, କୋରୋନାରୀ ଧମନୀ ଖୋଲିବାରେ ସଫଳତା ପାଇଛନ୍ତି ।

ଅଧ୍ୟାୟ-7

ଅଭ୍ୟାସରେ ପରିବର୍ତ୍ତନ

ଉଚ୍ଚରକ୍ତଚାପ ଉପରେ କାବୁ ପାଇବା ପାଇଁ ନିମ୍ନଲିଖିତ ଅଭ୍ୟାସକୁ ବଦଳାଇବାକୁ ହେବ ।

1. ଧୂମପାନ ଓ ତମ୍ବାଖୁ ପିଇବା ଅଭ୍ୟାସ
2. ଚାହା ତଥା କଫିର ଅଧିକ ସେବନ
3. ପୂରା ନିଦ ନ ନେଇ ପାରିବା
4. ମଦିରା ସେବନ
5. ଫୁଡ ଲେବଲ ନ ପଢ଼ିବା
6. କାମ ବା ଦୈନନ୍ଦିନ ଜୀବନରେ ଶାରୀରିକ ଗତିବିଧିର କମ

ଧୂମ୍ରପାନ ଓ ତମ୍ବାକୁ ପିଇବା ଛାଡନ୍ତୁ

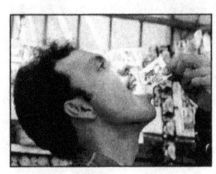

ଉଚ୍ଚ ରକ୍ତଚାପ ନିୟନ୍ତ୍ରିତ କରିବାକୁ ହେଲେ ସିଗାରେଟ, ବିଡି, ତମ୍ବାକୁ ଓ ସିଗାରେଟ ପିଇବା ବନ୍ଦ କରିବାକୁ ହେବ । ଭାରତର ବିଭିନ୍ନ ସ୍ଥାନରେ ଜର୍ଦ୍ଦା, ଖଇନୀ, ଗୁଡାଖୁ, କିମାମ, ଗୁଟଖା ଓ ନିଶା ରୂପେ ତମ୍ବାକୁର ସେବନ ହେଉଛି । ଏହାକୁ ବନ୍ଦ କରିବାକୁ ହେବ । ଏହା କେବଳ ହୃଦୟରୋଗୀ ଓ କ୍ୟାନସର ପାଇଁ କ୍ଷତିକାରକ ତା ନୁହେଁ । ଏହା ରକ୍ତଚାପ ବି ବଢ଼ାଏ ।

କଫି ତଥା ଚାହା ଅଧିକ ପିଅନ୍ତୁ ନାହିଁ

ଏହା ବି ମସ୍ତିଷ୍କକୁ ଉତ୍ତେଜନା ଦିଏ । ଆପଣ ଦେଖିଥିବେ ଯେ ଅନିଦ୍ରା ଅନୁଭବ କଲେ କପେ ଚାହା କିମ୍ବା କଫି ନେଲେ ଦେହ ପୂର୍ତ୍ତି ହୋଇଯାଏ । ଲମ୍ବା

ଡ୍ରାଇଭ ଯିବା ସମୟରେ ଡ୍ରାଇଭର ବି ଗାଡି ରୋକି ଚାହା କିମ୍ବା କଫି ପିଅନ୍ତି । ଏହି ଉତ୍ପାଦନରେ କେଫିନ ବା ନିକୋଟିନ ଥାଏ, ଯାହା ମସ୍ତିଷ୍କକୁ ଉତ୍ତେଜିତ କରିଦିଏ । ଭଲ ହେବ ଆପଣ ଚାହା କଫି ପରିବର୍ତ୍ତେ ହର୍ବାଲ ଡ୍ରିଙ୍କ, ଜୁସ୍ ବା ସୁପ ନିୟନ୍ତୁ । ଯଦି ପିଇବାକୁ ଚାହାନ୍ତି ତେବେ ଡୀକେଫୀନ ଡ୍ରିଙ୍କ ନିଅନ୍ତୁ ।

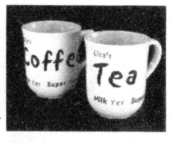

ପୂର୍ଣ୍ଣ ଏବଂ ପ୍ରଚୁର ନିଦ୍ରା ନିଅନ୍ତୁ

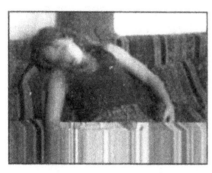

ଆମ ଶରୀର ଓ ମସ୍ତିଷ୍କ ଦିନରାତି କାମ କରି ପାରେ ନାହିଁ । ତାକୁ ଆରାମ ଓ ନିଦ୍ରାର ଆବଶ୍ୟକତା ହୁଏ । ନିଦ୍ରାରେ ବ୍ୟାଘାତ ଘଟିଲେ ଉଚ୍ଚ ରକ୍ତଚାପ ହୋଇପାରେ । ବର୍ତ୍ତମାନ ଲୋକ ମାନଙ୍କର ବ୍ୟସ୍ତତା କାରଣରୁ ଭରପୂର ନିଦ୍ରା ହେଉନାହିଁ । 18 ରୁ ଅଧିକ ବୟସ୍କଙ୍କୁ 6-8 ଘଣ୍ଟା ଭରପୂର ନିଦ୍ରା ଦରକାର । 50 ବର୍ଷ ପରେ 5 ରୁ 7 ଘଣ୍ଟା ହୋଇପାରେ । କେତେକ ଲୋକ ଉତ୍ତେଜନା ଯୋଗୁଁ ଶୋଇ ପାରନ୍ତି ନାହିଁ । ସେମାନଙ୍କୁ ମସ୍ତିଷ୍କକୁ ନିୟନ୍ତ୍ରିତ କରି ଭାବନାର ସାଧନା କରିବାକୁ ହେବ । ଯୋଗ ଓ ଧ୍ୟାନ ଦ୍ୱାରା ବି ସାହାଯ୍ୟ ମିଳିପାରେ । ଯଦି ଉତ୍ତେଜନା ବହୁ ଅଧିକ ତେବେ ଉତ୍ତେଜନା କମିବା ପର୍ଯ୍ୟନ୍ତ ନିଦ ବଟିକା ନେଇ ଶୋଇବାର ସୁପାରିଶ କରିବି ।

ମଦିରା ପାନରୁ ବଞ୍ଚିତ ହୁଅନ୍ତୁ

ସୁସ୍ଥ ଶରୀର ଓ ମନ ସହିତ ମଦର କୌଣସି ସଂପର୍କ ନାହିଁ । ମଦର କମ ମାତ୍ରା ମସ୍ତିଷ୍କକୁ ଉତ୍ତେଜିତ କରେ । ମାତ୍ର ଅଧିକ ମାତ୍ରା ତାକୁ ନିଷ୍କ୍ରିୟ କରିଦିଏ । ଏ ଦୁହେଁ ହି ଖରାପ । ଏହା ଏକ ଖରାପ ଅଭ୍ୟାସ ଯାହା ପାରିବାରିକ ଉତ୍ତେଜନା ଆଣେ । ସ୍ନାୟୁ ତନ୍ତ୍ରକୁ ନଷ୍ଟ କରେ ତଥା ଆରାମ କରିବାର ଭୁଲ ପ୍ରଣାଳୀ ଅଟେ । ମଦ ସହିତ ଲୋକେ ବେଳେ ବେଳେ କଡା ଲୁଣ ତଥା ଚର୍ବିଯୁକ୍ତ ଆହାର ନିଅନ୍ତି । ଉଚ୍ଚ ରକ୍ତଚାପ ରୋଗୀଙ୍କୁ ଏଥିରୁ ବଞ୍ଚିତ ହେବା ଦରକାର ।

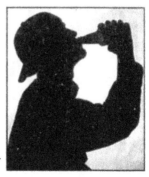

ଫୁଡ ଲେବଲ ପଢ଼ନ୍ତୁ

ଆଜିକାଲି ଭୋଜନର ପ୍ରତ୍ୟେକ ପ୍ୟାକେଟ ଉପରେ ଫୁଡ ଲେବଲ ଥାଏ । ସେମାନଙ୍କୁ ପ୍ୟାକେଟ ଉପରେ ତାର ତତ୍ତ୍ୱ ଲେଖିବାକୁ ପଡେ । କୌଣସି ଖାଦ୍ୟ ପଦାର୍ଥ ଖର୍ଦ୍ଦି କରିବା ପୂର୍ବରୁ ତାର ଚର୍ବି, ଲୁଣ, କ୍ୟାଲୋରୀ, କୋଲେଷ୍ଟ୍ରାଲ, କୈଫିନ ଓ ନିକୋଟିନ ତତ୍ତ୍ୱର ସନ୍ଧାନ ନିଅନ୍ତୁ । ଏହିପରି ଆପଣ ସୁସ୍ଥ ଓ ଉତ୍ତମ ଭୋଜନ ନେଇ ଉଚ୍ଚ ରକ୍ତଚାପରୁ ରକ୍ଷା ପାଇ ପାରିବେ ।

ଦୈନନ୍ଦିନ ଜୀବନରେ ଶାରୀରିକ ଗତିବିଧି ବଢ଼ାନ୍ତୁ

ବୁନ୍ଦା ବୁନ୍ଦା ହୋଇ ସାଗର ହୁଏ । ଆମକୁ ଦୈନନ୍ଦିନ ଜୀବନରେ ଶାରୀରିକ ଗତିବିଧି ବଢ଼ାଇବା ଦରକାର । ବିନା ଲିଫ୍ଟରେ ତିନି ମହଲା ପର୍ଯ୍ୟନ୍ତ ଯିବା କେତେକ ମହଲାରୁ ବିନା ଲିଫ୍ଟରେ ଓହ୍ଲାଇବା, ନିଜେ ନିଜେ ପାଣି ନେବା, କାର ବଦଳରେ କିଛି ବାଟ ପାଦରେ ଚାଲିବା, ନିଜ କାର ନିଜେ ସଫା କରିବା, ବଗିଚା କରିବା, ନିଜ କପଡା ଇସ୍ତ୍ରୀ କରିବା, ନିଜ ରୁମ କିମ୍ବା ବହିପତ୍ର ନିଜେ ସଜାଡିବା ଆଦି ଶାରୀରିକ ଗତିବିଧିର ଉଦାହରଣ । ଏହାଦ୍ୱାରା ଆପଣଙ୍କ ଓଜନ, ଉତ୍ତେଜନା ଓ କୋଲେଷ୍ଟ୍ରାଲ କମିବ ।

□

ଅଧ୍ୟାୟ - 8

ଉଚ୍ଚ ରକ୍ତଚାପ ରୋଗୀଙ୍କ ପାଇଁ ଚାଲବୁଲ ତଥା ବ୍ୟାୟାମ

ଯଦି ଉଚ୍ଚ ରକ୍ତଚାପ ରୋଗୀ ପ୍ରାୟ 35 ମିନିଟ ପର୍ଯ୍ୟନ୍ତ ଚାଲବୁଲ କରେ ତେବେ ତାହା ରକ୍ତ ଚାପ କମାଇବାକୁ ସହାୟକ ହେବ । ଏମିତି ତ ସକାଳେ କରିବା ଉଚିତ ମାତ୍ର ସମୟ ନହେଲେ ଦିନରେ ଯେତେବେଳେ ହେଲେ କରିପାରନ୍ତି । ନିଜର ଫିଟନେସ ହିସାବରେ ବୁଲିବାର (ଚାଲିବା) ଗତି ରଖନ୍ତୁ । ଅଧିକ ଜୋରରେ ଚାଲିଲେ ରକ୍ତଚାପ ବଢ଼ିବ ଏବଂ ଧୀରେ ଚାଲିଲେ କୌଣସି ଲାଭ ହେବ ନାହିଁ । ସଠିକ ପ୍ରଣାଳୀ ଏଇଆ ଯେ ଗତି ସମୟରେ ଆପଣ କାହା ସଙ୍ଗେ କଥା ହୁଅନ୍ତୁ ନାହିଁ । ଏହା ସବ-ମେକ୍ସିମଲ ସ୍ପିଡ କହିପାରନ୍ତି ।

ପ୍ରଥମେ କିଛି ସମୟ ପର୍ଯ୍ୟନ୍ତ ଶରୀରକୁ ୱାର୍ମଅପ୍ କରନ୍ତୁ (ଧୀର ଚାଲିରେ) ପୁଣି ଶେଷରେ ଚାଲିବା ଧୀମା କରି ଶରୀର ଥଣ୍ଡା କରନ୍ତୁ । ଏହି ବୁଲିବା ସମୟରେ ଅଟକନ୍ତୁ ନାହିଁ । ଯଦି କୌଣସି ସ୍ଥାନକୁ ଯାଉଛନ୍ତି ତେବେ ଅଟକିବା ନିୟମ ଭାଙ୍ଗିପାରେ । ଯେଉଁଠିକୁ ଯାଆନ୍ତୁ ପଛକେ ସେଠାରେ ଭ୍ରମଣ କରନ୍ତୁ । ଯଦି ଅଟକନ୍ତି ତେବେ ପୁଣିଥରେ ଚାଲିବାକୁ ଧୀରେ ଧୀରେ 35 ମିନିଟ ପର୍ଯ୍ୟନ୍ତ ଦିଥର କରନ୍ତୁ ।

ଏରୋବିକ, ଡାନ୍ସ, ଟେବୁଲ ଟେନିସ ଓ ସାଇକ୍ଲିଂ ବି ଏହି ରୋଗୀଙ୍କ ପାଇଁ ଉତ୍ତମ ଅଟେ । ଏହାକୁ ଆଇସୋଟୋନିକ ବ୍ୟାୟାମ କହନ୍ତି । ବି.ପି. ରୋଗୀଙ୍କୁ ଜିମ, ଭାର ଉଠାଇବା, ସ୍କୁକର, ଠେଲିବା ବାଲା ବ୍ୟାୟାମ ଓ କୁସ୍ତି ଆଦି କରିବା ମନା ।

ନିୟମିତ ଚାଲବୁଲ ତଥା ବ୍ୟାୟାମ ଦ୍ୱାରା ନିମ୍ନଲିଖିତ ଲାଭ ହେବ :

ଶାରୀରିକ ଲାଭ

1. ବିନା କ୍ଲାନ୍ତିରେ ଶାରୀରିକ କାର୍ଯ୍ୟ କରିବାରେ ବୃଦ୍ଧି

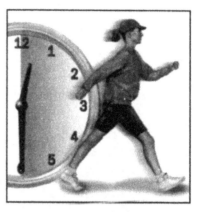

2. ଏଞ୍ଜାଇନା ଉପରେ ନିୟନ୍ତ୍ରଣ
3 . ରକ୍ତଚାପ ଉପରେ ନିୟନ୍ତ୍ରଣ
4. ରିଦିମ ତାଳମେଳରେ ବୃଦ୍ଧି
5. ଶରୀରର ଭାର ଉପରେ ନିୟନ୍ତ୍ରଣ
6. ଚର୍ବି ବିତରଣରେ ସୁଧାର
7. ଫୁସଫୁସର କାର୍ଯ୍ୟ କ୍ଷମତାରେ ବୃଦ୍ଧି
8. ଅଙ୍ଗର କାର୍ଯ୍ୟ କ୍ଷମତାରେ ବୃଦ୍ଧି
9. ବୃଦ୍ଧତ୍ୱରେ ହାଡ କମଜୋର କ୍ଷମତାରେ ବୃଦ୍ଧି
10.ସର୍ଦ୍ଦି-ଗରମ ସହିବାର କ୍ଷମତାରେ ବୃଦ୍ଧି
11. ଜଏଣ୍ଟ ସୁରକ୍ଷା
12. ଅତି ଅମ୍ଳତାରେ କମ
13. ମଳତ୍ୟାଗର ସୁଧାର
14. ଚର୍ମରେ ସ୍ୱଚ୍ଛତା
15. କୋରୋନରୀ ଧମନୀରେ ଜମାଟକୁ ରୋକିବା
16. ହୃଦୟାଘାତ ରୁ ରକ୍ଷା
17. ଜୀବନ କାଳରେ ବୃଦ୍ଧି

ଜୈବ ରସାୟନିକ ଲାଭ

1. ଖରାପ କୋଲେଷ୍ଟ୍ରାଲରେ କମ
2. ଉତ୍ତମ କୋଲେଷ୍ଟ୍ରାଲରେ ବୃଦ୍ଧି
3. ଚର୍ବି ସ୍ତରରେ ବୃଦ୍ଧି
4. ମଧୁମେହରେ ଉତ୍ତମ ନିୟନ୍ତ୍ରଣ
5. ନିରନ୍ତର କ୍ଲାନ୍ତି ଜମିବା ପ୍ରବୃତ୍ତିରେ କମ
6. ହର୍ମୋନର ଅନୁଚିତ ସ୍ରାବରୁ ଉତ୍ପନ୍ନ ଉତ୍ତେଜନାରେ କମ

ମାନସିକ ଲାଭ

1. ଶକ୍ତି, ଉତ୍ସୁକତା ଓ ଆତ୍ମଛବିରେ ସ୍ୱଚ୍ଛତା
2. ଉଦ୍‌ବେଗ ଓ ଅବସାଦ କମିବା
3. ଉତ୍ତେଜନାରୁ ରକ୍ଷା ପାଇବାର କ୍ଷମତା
4. ଉତ୍ତମ ଆରାମ ଓ ନିଦ
5. ନିଦ ଔଷଧ ଓ ଡ୍ରଗ୍‌ସ ଉପରେ ନିର୍ଭରତା କମ

ସାମାଜିକ ଆର୍ଥିକ ଲାଭ

1. ଲାଭଦାୟକ ରୋଜଗାର ଆଡକୁ ଜଲଦି ଫେରିବା
2. ଔଷଧ ଖର୍ଚ୍ଚରେ କମ

❑

ଅଧ୍ୟାୟ-9

ଉଚ୍ଚରକ୍ତଚାପର ଚିକିତ୍ସା ପାଇଁ ଔଷଧ

ପରିଚୟ

- ପରିଚୟ
- ବି.ପି.ରେ ଲାଭଦାୟକ ଏଲୋପ୍ୟାଥିକ ଔଷଧ
- ଚିକିତ୍ସା ସମୟରେ ନିଜ ବି.ପି. ଉପରେ ଦୃଷ୍ଟି ରଖିବା
- ବି.ପି. ଔଷଧର ବ୍ଲଡ ଗ୍ରୁପ
- ସାଇଡ ଇଫେକ୍ଟ

ଉଚ୍ଚ ରକ୍ତଚାପର କୌଣସି ସାମାନ୍ୟ ଲକ୍ଷଣ ବାହାରକୁ ଜଣା ପଡେ ନାହିଁ । ଏଥିପାଇଁ ଏହି ରୋଗୀ କୌଣସି ଔଷଧ ନିଅନ୍ତି ନାହିଁ । ଯଦି ବି ନିଅନ୍ତି ତେବେ ତାହା ଅନିୟମିତ ହୋଇଯାଏ । ତାଙ୍କ ମନରେ ବି.ପି. ଜାଂଚ ପାଇଁ ଚିନ୍ତା ହୁଏ । ସେମାନେ ପ୍ରାୟତଃ ଜାଂଚକୁ ଟାଳି ଦିଅନ୍ତି । ଏହା ଉତ୍ତମ ପ୍ରବୃତ୍ତି ନୁହେଁ । ଦୀର୍ଘ ସମୟରେ ଏହାଦ୍ୱାରା ଆହୁରି ବି କ୍ଷତି ହୋଇପାରେ ।

ଦ୍ୱିତୀୟ ସମସ୍ୟା - ଔଷଧ ଆରମ୍ଭ କରିବାରେ ଅନିଚ୍ଛା । ଏହା ଦୀର୍ଘକାଳୀନ ରୋଗ ଅଟେ । ଏଥିପାଇଁ ଲୋକେ ଜାଣନ୍ତି ଯେ ଏହାକୁ ଦୀର୍ଘ ସମୟ ଧରି ଖାଇବାକୁ ହେବ । ଏମାନେ ରୋଗକୁ ଜାଣିଥିଲେ ମଧ୍ୟ ଔଷଧ ଖାଇବା ଟାଳି ଦିଅନ୍ତି ।

ସେମାନେ ଯେଉଁ ଜେନେରାଲ ଫିଜିସିଆନଙ୍କ ପାଖକୁ ବି.ପି. ଜାଂଚ କରିବାକୁ ଯାଆନ୍ତି, ସେମାନେ ବି ଏହାକୁ ଗମ୍ଭୀରତାର ସହିତ ନିଅନ୍ତି ନାହିଁ । ଏବଂ କହନ୍ତି - ବି.ପି. ଅଳ୍ପ ବଢ଼ିଛି ଚିନ୍ତାର କିଛି କାରଣ ନାହିଁ । କେତେକ ଜି.ପି.(ଜେନେରାଲ ଫିଜିସିଆନ) ଏବେ ବି ଏହା ମାନନ୍ତି ଯେ, ଏକ ନିଶ୍ଚିତ ଆୟ ପରେ 140/ 90 mm Hg ବି.ପି. ସାମାନ୍ୟ ହୋଇଥାଏ । ମାତ୍ର ଏହା ସତ୍ୟ ନୁହେଁ (ଏବେ ଯେ କୌଣସି ଆୟୁ ପାଇଁ 110/ 75 ବା 120/80 କୁ ଉତ୍ତମ ମାନନ୍ତି)

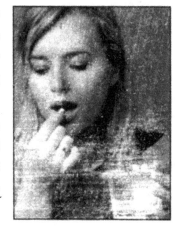

ଏପରି ଏଥିପାଇଁ ହୁଏ ଯେ, କାରଣ ଏହି ଆଧୁନିକ ମେଡିକାଲ ବିଜ୍ଞାନର ଅଧିକ ଅଭିଜ୍ଞତା ରଖନ୍ତି ନାହିଁ ତଥା 20-30 ବର୍ଷ ପୁରୁଣା ଅଭିଜ୍ଞତାରେ ରହିଥାନ୍ତି ।

ମୁଁ ବି.ପି. ରୋଗୀଙ୍କୁ ଗୋଟିଏ କଥା ସଫା ସଫା କରୁଛି ଯେ ଯଦି ସେମାନେ ନିଜର ଭୋଜନ, ଜୀବନ ଶୈଳୀ ଓ ବ୍ୟାୟାମ ଆଦି ଉପରେ ଧ୍ୟାନ ଦିଅନ୍ତି ସେମାନଙ୍କ ଜୀବନ ସାରା ଔଷଧ ଖାଇବାର ଆବଶ୍ୟକତା ପଡିବ ନାହିଁ । ଯୋଗ ଓ ଧ୍ୟାନ ବି ସହାୟକ ହୋଇପାରିବ । ଯଦି ଓଜନ ଅଧିକ ଥାଏ ତେବେ ଓଜନ କମାଇବାରେ ସହାୟକ ହେବ । ମୁଁ ଏପରି ଅନେକ ରୋଗୀଙ୍କୁ ଜାଣେ ଯେଉଁମାନେ ଜୀବନରେ ଏଇ ସବୁ କଥାକୁ ଆପଣାଇଛନ୍ତି । ଏମିତି ଗୋଟିଏ ଦିନ ଆସିଛି ସେମାନଙ୍କୁ ଆଉ ଔଷଧ ଖାଇବାର ଆବଶ୍ୟକତା ଆସିନାହିଁ ।

ଯଦି ଆପଣଙ୍କ ବି.ପି. ନିରନ୍ତର 140/90 ଠାରୁ ଅଧିକ ଆସୁଛି ଏବଂ ଆପଣ ତାହାକୁ ନିଜ ପ୍ରୟାସରେ ନିୟନ୍ତ୍ରଣ କରି ପାରୁ ପାରୁଛନ୍ତି ତେବେ ଡାକ୍ତରଙ୍କ ପରାମର୍ଶରେ ଏଲୋପାଥିକ ଔଷଧ ନେବା ଆରମ୍ଭ କରନ୍ତୁ । ନିୟମିତ ରୂପେ ଔଷଧ ନିଅନ୍ତୁ ବି.ପି. ସପ୍ତାହିକ ଜାଂଚ କରନ୍ତୁ । ଆପଣଙ୍କ ଜୀବନ ଶୈଳୀରେ ପରିବର୍ତ୍ତନର ପରାମର୍ଶ ବି ପାଳନ କରନ୍ତୁ । ମୁଁ ପ୍ରତିଜ୍ଞା କରୁଛି ଯେ ଆପଣ 100% ଫଳ ପାଇବେ । ଜଲଦି ହିଁ ଔଷଧ ଠାରୁ ମୁକ୍ତି ପାଇବେ ।

ଉଚ୍ଚରକ୍ତଚାପରେ ଏଲୋପ୍ୟାଥୀ ଔଷଧରେ ଲାଭ

ଏହା ଠିକ୍ ଯେ ଏଲୋପ୍ୟାଥୀ ଔଷଧର ରସାୟନ ମିଳେ, ଯାହା ଶରୀର ପାଇଁ ଭଲ ନୁହେଁ । ମାତ୍ର ଏହାର କିଛି ଭଲ ଗୁଣ ବି ଅଛି । -

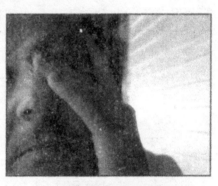

1. ଏହା କେବେ ବି, କାହାର ବି କାମରେ ଆସେ ।
2. ଜନ୍ତୁମାନଙ୍କ ଉପରେ ଏହାକୁ ପ୍ରୟୋଗ କରି ସାଇଡ ଇଫେକ୍ଟ ଆଦିର ପରୀକ୍ଷା କରାଯାଇଛି ।

3. ଆମେ ତାର କାର୍ଯ୍ୟବିଧି ଜାଣିଛେ ।
4. ଏହାର ଖୋରାକ ଆବଶ୍ୟକ ହିସାବରେ କମ/ଅଧିକ ହୋଇପାରେ ।
5. ଏହା 18, 12 ବା 24 ଘଣ୍ଟା ସମୟ ପାଇଁ କାମ କରେ । ଯଦି ଠିକ୍ ସମୟରେ ନେବେ ପୂରା 24 ଘଣ୍ଟା ପର୍ଯ୍ୟନ୍ତ ନିୟନ୍ତ୍ରିତ ରହିବ ।

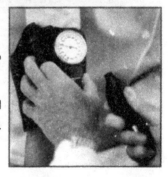

6. ଖୋରାକ ଅଧିକ ନେଲେ ରସାୟନରେ ବି ସାଇଡ ଇଫେକ୍ଟ ହୋଇପାରେ । ଯଦି ଆମେ କୌଣସି ଔଷଧର କମମାତ୍ରାରେ ବି.ପି. ନିୟନ୍ତ୍ରଣ କରିପାରେ ନାହିଁ, ତେବେ ଏହାର ସମୂହର ଔଷଧ ସାମିଲ କରିପାରିବା । ଆଣ୍ଟି ହାଇପର ଟେନଶନ ଔଷଧ 7.8 ସମୂହ ହୋଇଥାଏ ଓ ଏହାର ମେକାନିଜିମ୍ ଆକ୍ସନ ବି ଅଲଗା ହୋଇଥାଏ- ଆମେ ଔଷଧ ମେଳରେ ବି.ପି. କମାଇ ପାରିବା । କୌଣସି ଗୋଟିଏ ସମୂହରୁ ଅଧିକ ନେଲେ ସମୂହର ମେଳ ଅଧିକ ଉତ୍ତମ ହୁଏ ।

7. ଏହାର ପ୍ରଭାବ କେବେ ବି ରୋକାଯାଇପାରେ ।

8. ଏହାକୁ ପୂରା ଦେଶରେ କୌଣସି ଠାରେ ବି ସହଜରେ କିଣି ପାରିବେ । ଏହାକୁ ଏକ ଗ୍ଲାସ ପାଣିରେ ନେବା ଉଚିତ ।

9. ଅଧିକରେ ଏଲୋପ୍ୟାଥୀ ଔଷଧ ନେବାର 1 ଘଣ୍ଟା ବାଦ ପ୍ରଭାବ ଦେଖାଏ । ଯଦି ରାଗ ବା କୌଣସି ଅନ୍ୟ କାରଣରୁ ଆପଣଙ୍କ ବି.ପି. 200/100 mm Hg ପର୍ଯ୍ୟନ୍ତ ପହଞ୍ଚି ଯାଏ ତେବେ ଏପରି ଔଷଧ ବି ଅଛି କିଛି ମିନିଟ ମଧ୍ୟରେ ବି.ପି. କମାଇ ପାରେ । ଶିରାରେ ଦିଆଯିବା ଔଷଧ ବି ମିଳେ ।

10. ଏହି ଔଷଧ ପାଇଁ ଆପଣଙ୍କୁ କୌଣସି ନିର୍ଦ୍ଦିଷ୍ଟ ଡାକ୍ତର ବା କାର୍ଡିଓ ଲୋଜିଷ୍ଟ ଉପରେ ନିର୍ଭର ହେବାର ଆବଶ୍ୟକତା ନାହିଁ । କାରଣ ପ୍ରତ୍ୟେକ ସ୍ଥାନରେ ଏହା ଏକ ପ୍ରକାର ଦିଆଯାଏ । ଯଦି ଆପଣ ସହର ବଦଳାନ୍ତି ତେବେ ଅନ୍ୟ ଡାକ୍ତର ସହଜରେ ଔଷଧ ଦେଇ ପାରିବେ ।

ଚିକିତ୍ସା ସମୟରେ ବି.ପି. ଜାଂଚ

ଯେତେବେଳେ ନିୟମିତ ରୂପେ ଔଷଧ ନେବା ଆରମ୍ଭ କରିବେ । ତେବେ ବି.ପି.ର ରେକର୍ଡ ବି ରଖନ୍ତୁ । ପ୍ରଥମେ କେତେକ ସାପ୍ତାହିକ ବି.ପି. ଜାଞ୍ଚରେ ଜଣାପଡିବ ଯେ ଔଷଧ କାର୍ଯ୍ୟ କରୁଛି କି ନାହିଁ । ଯଦି ଏହା ତଳକୁ ଯାଉଛି କିମ୍ବା ନିୟନ୍ତ୍ରଣ ବାହାରେ ଅଟେ ତେବେ ଡାକ୍ତରଙ୍କୁ ଔଷଧ ପରିବର୍ତ୍ତନ ପାଇଁ କୁହନ୍ତୁ ।

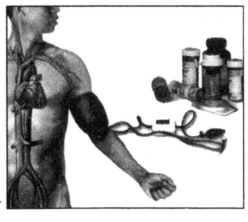

ବି.ପି. 120/80 mm Hg ପର୍ଯ୍ୟନ୍ତ ଆସିଗଲେ ଜାଂଚ କରିବା କମାଇ ଦିଅନ୍ତୁ । ମାସକୁ ଥରେ କରି ପାରନ୍ତି । ମୁଁ ଏପରି କେତେକ ରୋଗୀ ଦେଖିଛି ଯେଉଁମାନେ ଉଚ୍ଚ ରକ୍ତଚାପକୁ ଅଣଦେଖା କରି ଔଷଧ ନିଅନ୍ତି ନାହିଁ । ଏହା ଭଲ ଅଭ୍ୟାସ ନୁହେଁ, ଏହାକୁ ବଦଳାଇବା ଉଚିତ । ମନେ ରଖନ୍ତୁ ଯେ ଆପଣଙ୍କ ଉତ୍ତେଜନା କିମ୍ବା ଟନାବ ହିସାବରେ ରକ୍ତଚାପ ବି ପ୍ରତିଦିନ ଅଲଗା ହୋଇପାରେ ।

ଭୋଜନ ବ୍ୟାୟାମ ପରେ ଜାଂଚ କରନ୍ତି କିମ୍ବା ପୁଣି ସାରା ରାତି ଉଜାଗର ପରେ ଯଦି ଥରେ ଜାଂଚରେ ସନ୍ତୁଷ୍ଟ ନ ହୁଅନ୍ତି, ଯଦି ଉଚ୍ଚ ରକ୍ତଚାପ ହୋଇଥାଏ ବାରମ୍ବାର ଜାଂଚ କରନ୍ତୁ । ଯଦି ସାମାନ୍ୟ ଅବସ୍ଥାରୁ ବି ଅଧିକ ତେବେ ଜାଣି ନିଅନ୍ତୁ ଯେ ଡାକ୍ତରଙ୍କ ପାଖକୁ ଯିବାର ସମୟ ଆସିଗଲା ।

ରକ୍ତଚାପ ଜାଂଚ ଖୁବ୍ ସହଜ ତଥା ଅଧିକ ସମୟ ବି ଲାଗେ ନାହିଁ । ଆପଣ କୌଣସି ବି.ଏ.ଏମ.ଏମ. , ବି. ଏଚ. ଏମ୍. ଏସ, ଆର.ଏମ.ପି. ବା ନର୍ସଙ୍କ ପାଖରେ ବି ଏହାର ଜାଂଚ କରିପାରିବେ । ଯଦି ଆପଣଙ୍କୁ କେହି ମିଳନ୍ତି ମୁଁ ବି.ପି. ଟେଷ୍ଟର ମେସିନ (ସ୍ଫିଗମୋମେନମୀଟର) ଖର୍ଦ୍ଦି କରିବା ପାଇଁ ପରାମର୍ଶ ଦେବି । ଏହା ସହିତ ଷ୍ଟେଥୋସ୍କୋପ ବି ନିଅନ୍ତୁ ତଥା ଜାଂଚର ପ୍ରଣାଳୀ ଶିଖନ୍ତୁ ।

ନିଜେ ମାପିବା ପରେ ଡାକ୍ତରଙ୍କୁ ବି ଦେଖାନ୍ତୁ । ତା ଦ୍ୱାରା ଆପଣଙ୍କୁ ପକ୍କା ବିଶ୍ୱାସ ହୋଇଯିବ ଯେ ଆପଣଙ୍କୁ ଏହା ଦେଖି ଆସୁଛି । ଘରେ ପରିବାରର କୌଣସି ସଦସ୍ୟଙ୍କୁ ବି.ପି. ମାପିବା ଶିଖାଇ ଦିଅନ୍ତୁ ।

ସ୍ୱଚାଳିତ ବି.ପି. ଉପକରଣ ବି ଖରାପ ନୁହେଁ । ମାତ୍ର କୌଣସି ଇଲେକ୍ଟ୍ରୋନିକ ଯନ୍ତ୍ର ଉପରେ ବିଶ୍ୱାସ କରିବା ପୂର୍ବରୁ ଏହାର ରିଡିଙ୍ଗକୁ ଡାକ୍ତରଙ୍କ ରିଡିଂ ସହିତ ମିଳାଇ ଦେଖନ୍ତୁ ।

ଏପରି ମୁଁ ଉତ୍ତେଜନାଗ୍ରସ୍ତ ଲୋକଙ୍କୁ ବି ଗୋଟିଏ କଥା କହିବାକୁ ଚାହିଁବି ଏପରି ଲୋକ ଦଶବାର ବି.ପି. ଜାଂଚ କରନ୍ତି । ରିଡିଂରେ ସେମାନେ ଚିନ୍ତାଗ୍ରସ୍ତ ହୋଇ ଯାଆନ୍ତି । ଯାହାଦ୍ୱାରା ରକ୍ତଚାପ ବଢ଼ିଯାଏ । ଯଦି ବି.ପି. 160/100 mm Hg ଅଧିକା ହୁଏ ବା ରୋଗୀକୁ ଗମ୍ଭୀର ହୃଦୟରୋଗ ହୋଇଥାଏ ତେବେ ଦିନରେ କେତେ ଥର ବି.ପି. ଜାଂଚ କରିବା ଦରକାର । ତନାବଗ୍ରସ୍ତ ଲୋକଙ୍କୁ ସେମାନଙ୍କ ବି.ପି.ର ରିଡିଙ୍ଗ କହିବା ଉଚିତ ନୁହେଁ । କୌଣସି ସଂପର୍କୀୟ ଏହାକୁ ନୋଟ କରିପାରେ । ସେହି ହିସାବରେ ଡାକ୍ତର ଔଷଧରେ ପରିବର୍ତ୍ତନ କରିବେ ।

ବିସ୍ତୃତ ଔଷଧ ସମୂହ

ବି.ପି. ହଟାଇବା ବାଲା ଔଷଧ 7 -8 ସମୂହରେ ବାଣ୍ଟି ପାରନ୍ତି । ମୁଁ କେବଳ ଜାଣିବା ପାଇଁ ଏହାକୁ କହୁଛି । ମୁଁ ଚାହୁଁ ନାହିଁ ରୋଗୀ ଡାକ୍ତର ପରାମର୍ଶ ବିନା ଖାଇବା ଆରମ୍ଭ କରନ୍ତୁ । ଯଦି ରୋଗୀମାନଙ୍କୁ ଏହି ଔଷଧର ଅଭିଜ୍ଞତା ବି ଅଛି ଭୂଲ ହେବାର ସମ୍ଭାବନା ଅଛି । ଏବଂ ଲାଭ ବି ହୁଏ । ଏଥିରେ ରୋଗୀକୁ ସନ୍ତୋଷ ମିଳେ ଯେ ସେ କଣ ଓ କାହିଁକି ଖାଉଛି । ଏ ସମୂହ ନିମ୍ନଲିଖିତ ଅଟେ :-

1. ବୀଟା ବ୍ଲକର୍ସ
2. କାଲସିୟମ ଚେନେଲ ବ୍ଲକର୍ସ
3. ଏ.ସି.ଇ. ଇହ୍ନିବିଟର୍ସ

4. ଏଂଜିୟୋଟେନ୍‌ସନ ରିସେପ୍ଟର ବ୍ଲାକର୍ସ (ARBs)
5. ଡାଇୟୁରେଟିକ୍ସ
6. ଏଲ୍‌ଫା ରିସେପ୍ଟର ବ୍ଲାକର୍ସ
7. ସେଂଟ୍ରଲୀ ଏକ୍ଟିଙ୍ଗ ଡ୍ରଗ୍ସ
8. ବିବିଧ

ଏହି ଔଷଧ ମଧରେ ଶେଷ ତିନି ସମୂହ ଦୁର୍ଲଭ ଅଟେ । ଏହାକୁ ପୁରୁଣା ପୀଢ଼ୀର ଡାକ୍ତର (ଯେଉଁମାନେ 30 - 40 ବର୍ଷ ପୂର୍ବେ (ଏମ.ବି.ବି.ଏସ୍.) କରିଥିଲେ) ବ୍ୟବହାର କରନ୍ତି ବା ଯେତେବେଳେ କୌଣସି ନିର୍ଦ୍ଦିଷ୍ଟ ରୋଗୀକୁ ଏପରି କୌଣସି ଔଷଧ ଦେବାକୁ ପଡେ ।

ବୀଟା ବ୍ଲାକର୍ସ (ବି.ବି.)

ବୀଟା ରିସେପ୍ଟର କୁ ରୋକିବା ବାଲା ଔଷଧ ସ୍ନାୟୁ ତନ୍ତ୍ର ଓ ହୃଦୟ ପର୍ଯ୍ୟନ୍ତ ପହଞ୍ଚି ହୃଦୟ ଗତି କାମ କରେ । ଏହାଦ୍ୱାରା ଧମନୀରେ ଶିଥିଳତା ଆସେ । ହୃଦୟ ଗତିର ଚାପ କମେ ତଥା ରକ୍ତ ଚାପ ବି କମେ । ବୀଟା ବ୍ଲାକର୍ସ ହୃଦୟ ରୋଗୀଙ୍କ ପାଇଁ ବିଶେଷ ଲାଭଦାୟକ ଅଟେ ।

ଉଦାହିରଣ (ଏ ଟ୍ରେଡ ଓ କଂପାନୀ ନାମ ତଥା ଡୋଜ ହିସାବରେ ମିଳେ)

1. ବୀଟାଲାକ (ଏସ୍ଟ୍ରୋ) 25 mg, 50 mg, 100 mg
2. ବୀଟା କାର୍ଡ (ଟରେଣ୍ଟ) 25mg, 50 mg, 100mg
3. କୋଟବିସ (ୟୁନିସର୍ଚ୍ଚ)
4. ସ୍ଟେନ (କୋପଟନ) 25 mg, 50 mg, 75 mg, 100 mg
5. ଏଟିଲୋଲ (ଥାସିସ) 25 mg, 50 mg, 100mg
6. ଟୀନୋଲୋଲ (ଆଇ.ପି.ସି.ଏ) 12.5 mg, 25 mg, 50 mg, 100 mg
7. ସେଲୋକେନ XL (ଏସ୍ଟ୍ରୋ) 25 mg, 50 mg, 100 mg
8. ନେବୀକାର୍ଡ (ଟରେଣ୍ଟ) 2.5 mg, 5 mg
9. ମେଟୋଲର (ସିପଲା) 25 mg, 50 mg, 100 mg
10. କାନକର (ମର୍କ) 3. 125 mg, 6.25 mg, 12.5 mg
11. କାରକା (ଇଣ୍ଟାସ) 3. 125mg, 6. 25mg, 12. 25 mg, 25 mg
12. କାର୍ଡିଭାସ (ସନଫର୍ମା) 3. 125 mg, 6. 25mg, 12.25 mg, 25 mg
13. ଏଟକାଇଣ୍ଡ (ମାନକାଇଣ୍ଡ) 50 mg
14. ବି.ପି.ନାର୍ମ (ମେଡଲେ) 25 mg, 50 mg, 100 mg
15. କାରଲାକ (ସିପଲା) 3.125 mg, 6. 25 mg, 12. 5 mg, 25 mg
16. ଏମବୀଟା (ଇଣ୍ଟାସ) 25 mg, 50 mg, 100 mg
17. ଗୁଡ ପ୍ରେସ -XL- (ମାନକାଇଣ୍ଡ) 25 mg, 100 mg
18. ଆବେଟା (ଇଣ୍ଟାସ) 25 mg, 50mg, 100 mg

କାଲସିୟମ ଚେନେଲ ବ୍ଲକର୍ସ (CCB)

ଏ ଔଷଧ ବାସୋଡାଇଲେଟର ର ଏକ ପ୍ରକାର ଅଟେ , ଯାହା ହୃଦୟ ତଥା ରକ୍ତ ନଳିକାର ଉତ୍ତଙ୍କରେ କ୍ୟାଲସିୟମ ପ୍ରଭାବକୁ ରୋକେ, ହୃଦୟରୁ ଉତ୍ତେଜନା ଦୂର କରେ, ରକ୍ତ ନଳିକାକୁ ଶିଥିଳ କରାଇ ରକ୍ତଚାପ କମାଏ ।

ଉଦାହରଣ -

1. ଏମାଲୋଡେପିନ (କାଣ୍ଡିଲା) 2. 5 mg, 5mg, 10 mg
2. ଏମଲୋପିନ (ସେନ ମେଡ) 2.5 mg, 5 mg, 10 mg
3. ସ୍ଟେମଲୋ (ଡା.ରେଡ୍ଡୀ) 2.5 mg, 5mg, 10mg
4. ଏମଲୋପ୍ରେସ (ସିପଲା) 2.5mg, 5mg, 10 mg
5. ଏମ୍ କାର୍ଡ (ସିସ୍ଟୋପିକ) 2.5mg, 5mg, 10mg
6. ସ୍ଲାଂଗ (ଏରିସନ) 2.5mg, 5mg, 7.5 mg, 10mg
7. ଏମଟସ(ଇଣ୍ଟାସା) 2.5mg, 5mg, 10mg
8. ଏମଲୋସେଫ(ଗେଂଟିକା) 25mg, 5mg, 10mg
9. ମାୟୋଡୁରା (ବାକହାର୍ଡଟ) 2.5 mg, 5 mg, 10mg
10. ଡିଲଜେମ (ଟରେଣ୍ଟ) 30 mg, 60mg
11. ଏଂଜୀଜେମ (ସନଫାର୍ମା) 30mg, 60mg
12. କାଲବ୍ଲାକ (ୟୁନିସର୍ଚ) 10mg, 20mg
13. ଡେପିନ (କେଡିଲା) 5mg, 10mg, 20mg
14. ନିଫେଡାଇନ (ନିକୋଲସ) 5mg, 10mg
15. ଲାମା (ସ୍ଟେଡମେନ) 5mg, 10mg
16. ଏମଲୋକାଇଣ୍ଡ (ମାନକାଇଣ୍ଡ) 2.5 mg, 5mg, 10mg

ଏ.ସି.ଇ. ଇହ୍ନିବିଟର୍ସ (ACE- I)

ଏହା ଏକ ପ୍ରକାର ବାସୋଡାଇଲେଟର ଅଟେ ଯାହା ରକ୍ତରେ ଏପରି ତତ୍ତ୍ୱକୁ ଯିବାରେ ରୋକେ, ଯାହା କାରଣରୁ ରକ୍ତ ନଳିକା ସଂକୁଚିତ ହୁଏ । ଏ ରସାୟନ 'ଏଂଜିଓ ଟେଂସିନୋଜନ' ସମୂହ କୁହାଯାଏ ତଥା କିଡନିରୁ ବାହାରେ । ଯଦି ଏଂଜାଇମ ଏହାକୁ ଏଂଜିଟେଂସିନ 11 ରେ ବଦଳାଇ ଦିଏ ତେବେ ବି.ପି. ବଢ଼ିପାରେ । ଔଷଧର ଏହି ସମୂହ ACE (Angiotension Converting Enzyme) କୁ ରୋକେ ।

1. ଲିସ୍ଟିଲ (ଟରେଣ୍ଟ) 2.5mg, 5mg, 10mg
2. ଲିଜୋରିଲ (ଇପକୋ) 2.5mg, 5mg, 10mg
3. ସିପ୍ରିଲ (ସିପଲା) 2.5 mg, 5mg , 10 mg
4. ଇନବାସ(ଏଚ କେଡିଲା) 10mg

5. କାର୍ଡେସ (ଏବେଟିଂସ) 1.25mg, 2.5mg, 5mg, 10mg
6. ରିପେସ (ସନଫାର୍ମା) 25mg, 50mg, 100mg
7. ରାମେସ (ଏସ୍ତୋ) 1.25 mg, 2.5mg, 5mg, 10mg
8. କୋବାଂସ (ସ୍ଟେନକେୟର) 2.5 mg, 50mg
9. କୋବର୍ସିଲ (ସର୍ଡିୟା) 2mg, 4mg
10. ଇନକେ (ନିକୋଲାସ) 2.5mg, 5mg, 10 mg
11. କେପ୍ଟୋପ୍ରିଲ (ବାକହାର୍ଡଟ) 12.5mg, 25mg
12. ରେମିପ୍ରିଲ (ଥେମିସ) 1.25mg, 2.5mg, 5 mg, 10mg
13. ଲିପ୍ରିଲ (ନ୍ୟୁପିନ) 2.5mg, 5mg, 10mg
14. କାର୍ଡିୟୋପ୍ରିଲ (ଡା. ରେଡ୍ଡୀ) 1.25 mg, 2.5 mg, 5mg, 10mg
15. ଲୋସର (ୟୁନିସର୍ଚ) 25 mg, 50mg

ଏଞ୍ଜିୟୋଟେନସନ II ରିସେପ୍ଟର ବ୍ଲକର୍ସ (ARBs)

ଔଷଧର ଏହି ସମୂହ ଭଲ ଫଳ ଦେଉଛି ତଥା ହାଇପରଟେନଶନ ସହିତ ଜଡିତ ଜଟିଳତା କମାଇଛି ।

1. ଲୋସର (ୟୁନିସର୍ଚ) 25mg, 50 mg
2. ଲୋସାକାର (ଜାଇଡସ) 25 mg, 50mg
3. ଲୋସାକାଇଣ୍ଡ (ମାନକାଇଣ୍ଡ) 25mg, 50mg
4. ଲୋସାମେକ୍ସ (ଇଣ୍ଡୋକା) 25mg, 50mg

ଡାଇୟୁରେଟିକସ

ଏହି ଔଷଧରେ କିଡନୀରେ ମୂତ୍ର ଅଧିକ ତିଆରି ହୁଏ, ଯାହାଦ୍ୱାରା ଅତିରିକ୍ତ ଦ୍ରବ୍ୟ, ଖଣିଜ ଲବଣ ଓ ବିଶେଷତଃ ସୋଡିୟମ ଆଦି ବାହାରକୁ ବାହାରି ଯାଏ ।

1. ଲେସିକ୍ସ (ସ୍ୱେଣ୍ଟିସ) 40mg
2. ଡାଇ ରାଇଡ (ଗ୍ଲାମ୍ବୋ) 50 mg
3. ଲୈସିଲୈକ୍ଟୋନ (ସ୍ୱେଣ୍ଟିସ) 50 mg
4. ସ୍ୱୀପ୍ଟଂ (ଏଲଡର) 40 mg
5. ଥାଲିଜାଇଡ (ଇପକା) 12.5 mg
6. ଏଲ୍ଡିକଟୋନ (ଆର.ପି.ଜି) 25mg, 50mg
7. ଡାଇଟର (ସିପଲା) 10 mg, 20 mg, 100mg

ଏଲଫା ବ୍ଲକର୍ସ (AB)

ଏହି ଔଷଧ ଏଲଫାରିସେପ୍ଟରର୍ସକୁ ହୃଦୟ ଓ ସ୍ନାୟୁତନ୍ତ୍ର ପର୍ଯ୍ୟନ୍ତ ପହଞ୍ଚିବାକୁ ଦିଏ ନାହିଁ । ଧମନୀରେ ଶିଥିଳତା ଆସେ, ହୃଦୟଗତିର ଚାପ କମେ ତଥା ରକ୍ତଚାପ ବି କମେ ।

1. ମିନିପ୍ରେସ (ଫିଜର) 2.5mg, 5mg
2. ପ୍ରୋକୋପ୍ରେସ (ସନଫାର୍ମା) 1 mg, 2 mg, 3 mg
3. ଟେରାପ୍ରେସ (ଇଣ୍ଡାସ) 1 mg, 2 mg

ସେଣ୍ଟ୍ରଲି ଏକ୍ଟିଙ୍ଗ ଡ୍ରଗ୍ସ

ଏହି ଔଷଧ ସୋଡିୟମ ଅବରୋଧ ବିନା ରକ୍ତଚାପ ହଟାଇବାର କ୍ଷମତା ରଖେ ।

1. ମିଥାଇଲଡୋପା
   ଗାଇନା ପ୍ରେସ (ମାନକାଇଣ୍ଡ) 250 mg
2. କ୍ଲୋନିଡାଇନ
   ଏରକା ମାଇନ (ୟୁନିସର୍ଚ) 100 mg
   କୈଟା ପ୍ରେସ (ରେମିଡିଜ) 150 mg

ଔଷଧର ମେଳ

ବି.ପି. ଔଷଧର ପ୍ରଭାବ ବଢ଼ାଇବା ଓ ଦୁଷ୍ପ୍ରଭାବ କମାଇବା ପାଇଁ ପ୍ରାୟଃ ଆଣ୍ଟି ହାଇପର ଟେନଶନ ଔଷଧ ମିଶାଇ ଦିଆଯାଏ । ଏହାର ବିଭିନ୍ନ ମେଳ ଉପଲବ୍ଧ ଅଟେ । ଏ ପ୍ରକାର ରୋଗୀ ପାଇଁ ଗୋଲି ସଂଖ୍ୟା କମେ ଯାହାକୁ ସେ ପସନ୍ଦ କରେ । କେତେକ ସାଧାରଣ ଔଷଧର ମେଳ ନିମ୍ନ ପ୍ରକାର :

1. ଏମଲୋପ୍ରେସ AT (CCB + BB) (ସିପଲା), 5+25 mg , 5+50 mg
2. ଲୋସର ଏଚ (ACE -I + ହାଇଡ୍ରୋକ୍ଲୋରୋଥାଇଜାଇଡ) ୟୁନିସର୍ଚ -50+12.5 mg
3. ଲୋରମ -ଏଚ (ACE - I + ହାଇଡ୍ରୋକ୍ଲୋରୋଥାଇଜାଇଡ) ୟୁନିସର୍ଚ -50+12.5 mg
4. ଲୋସର ବୀଟା (ACE- I) ୟୁନିସର୍ଚ 50+50mg
5. ରୈମିକ - ଏମ୍ ଡି. ଆର. ଜାଇନ୍‌ସ ଲୈବ (ACE -I +BB) 2.5 +25mg
6. ରିପେସ - ଏ- ଏସଫାର୍ମା (ACE-I + BB) 2.5 m+ 25mg
7. ଏମଲୋକାଇଣ୍ଡ -ଏଲ - ACEI +CCB (ମାନକାଇଣ୍ଡ) (5+50mg)
8. ଏଡିପିନ ପ୍ଲସ - (CCB-BB) ସେନ ମୈଡିକେମେଣ୍ଟସ 5+50mg
9. ଏମକାର୍ଡ AT - ସିଣ୍ଟୋପିକ 5 +50mg
10. ଏମଲୋ - ଏଟି -ପ୍ରାଇଡ ଏଚ କେୟର (CCB-BB)-5+50mg
11. ଏମଲୋ କାଇଣ୍ଡ (CCB-B) AT - ମାନକାଇଣ୍ଡ 5+50mg
12. ଏମଲାଂଗ- ଏ (CCB-B) କୈରିସନ-5+50+100mg
13. ସ୍ଟୋଗାର୍ଡ -ପର୍କ- ଫାର୍ମା (CCB-BB) 5+ 50+ 100 mg
14. ବୀଟାବ୍ଲକ -ଲାଇଫସାଇନ୍‌ସ (CCB- BB - I) 50+5mg

15. ଏମେକ-ସିସ୍କୋପିକ୍ (CCB-ACE-I) 5+ 5 mg
16. ଏମଲୋପ୍ରେସ - ଏଲ (CCB- ACE-I) 5+5mg

ଔଷଧର ଦୁଷ୍ପ୍ରଭାବ

ପ୍ରତ୍ୟେକ ଏଲୋପ୍ୟାଥିକ ଔଷଧର କୌଣସି ନା କୌଣସି ଦୁଷ୍ପ୍ରଭାବ ଥାଏ । ମୁଁ କେତେକ ନିର୍ଦ୍ଦିଷ୍ଟ ଔଷଧ ସମୂହର ଦୁଷ୍ପ୍ରଭାବ ଦେଉଛି । କିନ୍ତୁ ମନେ ରଖନ୍ତୁ ଏହା କେବଳ 1.2 % ମାମଲାରେ ହିଁ ସାମନାକୁ ଆସେ । ଯଦି ଆପଣଙ୍କୁ କୌଣସି ଲକ୍ଷଣ ମିଳିବା ଦେଖନ୍ତି ତେବେ ଶୀଘ୍ର ଡାକ୍ତରଙ୍କ ସହିତ ସଂପର୍କ କରନ୍ତୁ ।

ଅଲ୍‌ଫା ଓ ବୀଟା ବ୍ଲକର୍ସର ଦୁଷ୍ପ୍ରଭାବ : - କ୍ଲାନ୍ତି, ଅଜୀର୍ଣ୍ଣ, ଭୁଲିଯିବା, ମାଂସପେଶୀରେ କ୍ଲାନ୍ତି, ଶକ୍ତି ଓ ଉତ୍ସାହ କମ ।

ଏ.ସି.ଇ ଇହ୍ନିବିଟର୍ସର ଦୁଷ୍ପ୍ରଭାବ : ଶୁଖିଲା କାଶ, ବି.ପି. କମିବା, ସ୍ୱାନହୀନତା, ମୁଣ୍ଡ ବୁଲାଇବା, ମୁଣ୍ଡବିନ୍ଧା, ଅନିୟମିତ ଝାଡା, ରକ୍ତର ଅଳ୍ପତା, ହାଇପର ଲ୍ୟୁକୋମିଆ (ପୋଟାସିୟମ ସ୍ତର ସାମାନ୍ୟରୁ ଅଧିକ ହେବା)

କାଲସିୟମ ଚ୍ଚନେଲ ବ୍ଲକର୍ସର ଦୁଷ୍ପ୍ରଭାବ : -ମଳରୋଧ, ଦେହହାତ ବିନ୍ଧିବା, ମୁଣ୍ଡ ବୁଲାଇବା, ମୁଣ୍ଡ ବିନ୍ଧିବା, ଝାଳ ବୋହିବା, କ୍ଲାନ୍ତି, ବ୍ୟସ୍ତତା, ବଳାଗଣ୍ଠି ବିନ୍ଧା, ଅନୁଭୂତିରେ କମ ।

ଡାଇୟୁରେଟିକ୍ସର ଦୁଷ୍ପ୍ରଭାବ :- ମୁଣ୍ଡ ବୁଲାଇବା, ଶ୍ରୁତିଶକ୍ତି କମ, ଏନୋରେକ୍ସିଆ, କମଜୋରୀ, ଆଳସ୍ୟ, ବାନ୍ତି, ହାଇପର ଲ୍ୟୁକୋମିଆ ଅଥବା ହାଇପୋକୈଲୀମିୟା ଆଦି ।

ଉଚ୍ଚ ରକ୍ତଚାପ ଔଷଧର ସାମାନ୍ୟ ବିନ୍ଦୁ

1. ଯଦି ଜୀବନ ଶୈଳୀରେ ପୂର୍ଣ୍ଣ ପରିବର୍ତ୍ତନ ପରେ ମଧ 130/90 ପର୍ଯ୍ୟନ୍ତ ନ ଆସେ ତେବେ ଔଷଧ ନିଅନ୍ତୁ ।
2. କୌଣସି ସମ୍ବନ୍ଧୀ, କେମିଷ୍ଟ ବା ସାଧାରଣ ଡାକ୍ତରଙ୍କ ରାୟ ନ ନେଇ ଏମ୍.ବି.ବି.ଏସ. ଡାକ୍ତରଙ୍କ ଠାରୁ ଉଚ୍ଚ ରକ୍ତଚାପ ଔଷଧ ନିଅନ୍ତୁ ।
3. ଯଦି ବଜାରରେ କୌଣସି ଔଷଧ ନ ମିଳେ ତେବେ ତାର ବିକଳ୍ପ ନେବା ପୂର୍ବରୁ ଡାକ୍ତରଙ୍କୁ ଦେଖାନ୍ତୁ । ତାଦ୍ୱାରା ସେ ଆପଣଙ୍କ ଚିକିତ୍ସା ଯୋଜନା ଅନୁସାର ଜାଂଚ କରିବେ ।
4. ରକ୍ତଚାପ କମାଇବା ପାଇଁ ଅନେକ ଔଷଧ ହୃଦୟ ରୋଗୀଙ୍କୁ ବି ଦିଆଯାଏ ।
5. ଉତ୍ତେଜନା କାରଣରୁ ଉଚ୍ଚ ରକ୍ତଚାପ ରୋଗୀମାନଙ୍କ ଠାରେ ହଠାତ୍ ବି.ପି. ବଢ଼ିପାରେ । ଏ ପରିସ୍ଥିତିରେ ଏକ ବି.ପି. ଔଷଧ ବି.ପି.କୁ ହଠାତ୍ କମାଇଦେଇ ପାରେ । ତାହା ହେଉଛି (କାପସୁଲ ଡେପିନ 5mg) ଏହାକୁ ଜିଭ ତଳେ ରଖନ୍ତୁ । ଯଦି ରକ୍ତଚାପ ଅଚାନକ 160/100mg Hg ହୋଇଯାଏ ତେବେ ଡାକ୍ତର ପରାମର୍ଶ କରି ଔଷଧ ନିଅନ୍ତୁ ।

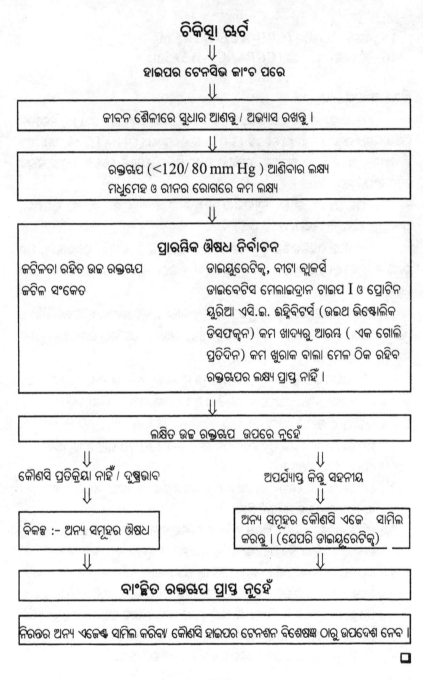

ଚିକିତ୍ସା ଚାର୍ଟ

⇓

ହାଇପର ଟେନସିଭ ଜାଂଚ ପରେ

⇓

ଜୀବନ ଶୈଳୀରେ ସୁଧାର ଆଣନ୍ତୁ / ଅଭ୍ୟାସ ରଖନ୍ତୁ ।

⇓

ରକ୍ତଚାପ (<120/ 80 mm Hg) ଆଣିବାର ଲକ୍ଷ୍ୟ
ମଧୁମେହ ଓ ରୀନର ରୋଗରେ କମ ଲକ୍ଷ୍ୟ

⇓

ପ୍ରାରମ୍ଭିକ ଔଷଧ ନିର୍ବାଚନ

ଜଟିଳତା ରହିତ ଉଚ୍ଚ ରକ୍ତଚାପ	ଡାଇୟୁରେଟିକ୍ସ, ବୀଟା ବ୍ଲାକର୍ସ
ଜଟିଳ ସଂକେତ	ଡାଇବେଟିସ ମେଲାଇଦ୍ରାନ ଟାଇପ I ଓ ପ୍ରୋଟିନ ୟୁରିଆ ଏସି.ଇ. ଈନ୍ହିବିଟର୍ସ (ଉଇଥ ଭିଷ୍ଟୋଲିକ ଡିସଫଙ୍କ୍ସନ) କମ ଖାଦ୍ୟରୁ ଆରମ୍ଭ (ଏକ ଗୋଲି ପ୍ରତିଦିନ) କମ ଖୁରାକ ବାଲା ମେଳ ଠିକ ରହିବ ରକ୍ତଚାପର ଲକ୍ଷ୍ୟ ପ୍ରାପ୍ତ ନାହିଁ ।

⇓

ଲକ୍ଷିତ ଉଚ୍ଚ ରକ୍ତଚାପ ଉପରେ ନୁହେଁ

⇓ ⇓

କୌଣସି ପ୍ରତିକ୍ରିୟା ନାହିଁ / ଦୁଷ୍ପ୍ରଭାବ	ଅପର୍ଯ୍ୟାପ୍ତ କିନ୍ତୁ ସହନୀୟ
⇓	⇓
ବିକଳ୍ପ :- ଅନ୍ୟ ସମୂହର ଔଷଧ	ଅନ୍ୟ ସମୂହର କୌଣସି ଏଜେ ସାମିଲ କରନ୍ତୁ । (ଯେପରି ଡାଇୟୁରେଟିକ୍ସ)
⇓	⇓

ବାଂଛିତ ରକ୍ତଚାପ ପ୍ରାପ୍ତ ନୁହେଁ

ନିରନ୍ତର ଅନ୍ୟ ଏଜେଣ୍ଟ ସାମିଲ କରିବା/ କୌଣସି ହାଇପର ଟେନଶନ ବିଶେଷଜ୍ଞ ଠାରୁ ଉପଦେଶ ନେବ ।

❑

ଉଚ୍ଚ ରକ୍ତଚାପର ଜଟିଳତା

ଯଦି ଉଚ୍ଚ ରକ୍ତଚାପକୁ ଦୀର୍ଘ ସମୟ ନିୟନ୍ତ୍ରିତ କରା ନ ଯାଏ । ତେବେ ଏହା ଅଧିକ ଜଟିଳ ହୋଇପାରେ :

1. ହୃଦୟ ରୋଗ

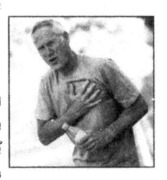

- ଲେଫ୍ଟ ଭେଣ୍ଟିକୁଲର ହାଇପରଟ୍ରୋଫୀ (ହୃଦୟର ବାମ କକ୍ଷ ଫୁଲିବା)
- ଏଞ୍ଜାଇନା
- ହୃଦୟାଘାତ(ମାୟୋ କାର୍ଡିୟଲ ଇନ୍ଫେକ୍ସନ)
- ହାର୍ଟ ଫେଲ ହୃଦୟର ପମ୍ପିଙ୍ଗ୍ କ୍ଷମତା କମିଯାଏ ଏବଂ ବାକି ଅଂଶ ଏପର୍ଯ୍ୟନ୍ତ ରକ୍ତ ପହଞ୍ଚି ପାରେ ନାହିଁ । ସବୁ ଅଙ୍ଗକୁ ଉଚିତ କାର୍ଯ୍ୟବାହୀ ପାଇଁ ଅକ୍ସିଜେନ ଦରକାର । ଏହି ଅକ୍ସିଜେନ ରକ୍ତ ମାଧ୍ୟମରେ ହିଁ ମିଳିଥାଏ ।

2. ମସ୍ତିଷ୍କ / ସ୍ନାୟୁ ତନ୍ତ୍ର

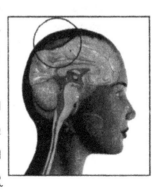

- **ଟ୍ରାଂସିଟେଂଟ ଇସକେମିକ ଆଟାକ :-** ମସ୍ତିଷ୍କ ପର୍ଯ୍ୟନ୍ତ ଅସ୍ଥାୟୀ କମଜୋରୀ, ଅନ୍ଧତ୍ୱ ଏବଂ ଶୂନ୍ୟତା ଅନୁଭବ କରେ । ଏହି ଲକ୍ଷଣ କିଛି ମିନିଟରେ କେତେ ଘଣ୍ଟା ପର୍ଯ୍ୟନ୍ତ ରହିପାରେ ।
- **ପକ୍ଷାଘାତ :-** ଧମନୀରେ ରକ୍ତର ଥକ୍କା ଜମିବା ଯୋଗୁ ବା ମସ୍ତିଷ୍କର କୌଣସି ଧମନୀ ଫାଟିଲେ ରୋଗୀ ନିଜର ହୋଶ ହରାଇ ବସେ ତଥା ଅଙ୍ଗରେ କମଜୋରୀ ଆସିଯାଏ । ରୋଗୀ କୋମାକୁ ଯାଇପାରେ ତଥା ଅନ୍ୟ ଜଟିଳତା କାରଣରୁ ମରି ବି ପାରେ ।
- **ହାଇପର ଟେନସିଭ ଏଂସୀ ଫୈଲୋପାଥୀ :** ହୃଦୟ ମସ୍ତିଷ୍କ

ପର୍ଯ୍ୟନ୍ତ ପର୍ଯ୍ୟାପ୍ତ ମାତ୍ରାରେ ରକ୍ତ ପହଞ୍ଚାଇ ପାରେ ନାହିଁ । ଯାହାଦ୍ୱାରା ତାକୁ ଭରପୂର ମାତ୍ରାରେ ଅକ୍ସିଜେନ ମିଳେନାହିଁ । ଏହାଦ୍ୱାରା ରୋଗୀ ଚିଡ଼ିଚିଡ଼ା ହୋଇଯାଏ, ଅସମ୍ବନ୍ଧ ପ୍ରଳାପ କରେ ତଥା ମୁଣ୍ଡବ୍ୟଥାର କାରଣ ହୋଇଯାଏ ।

3. କିଡନୀ (ଗୁର୍ଦା)

ହାଇପର ଟେନସିଭ ନେଫରୋପାଥୀ - ଏଥିରେ କିଡନୀର ନେଫରାଇଟିସ ତଥା ଆର୍ଟେରିଓସକ୍ଲେରୋଟିକ ସାମିଲ ଅଟେ ଯାହା କିଡନୀର ଛୋଟ ନଳିକାରେ ଉଚ୍ଚଚାପ କାରଣରୁ ହୁଏ ।

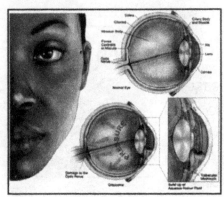

4. ଆଖି

ରେଟୀନୋପାଥୀ : ରେଟିନା ଆଖିର ସବୁଠାରୁ ମୂଲ୍ୟବାନ ଅଂଶ ଯାହା ଦେଖିବାରେ ସହାୟକ ହୁଏ । ହାଇପର ଟେନଶନ ରେଟିନା ଉପରେ ପ୍ରଭାବ ପକାଏ । ଯାହାଦ୍ୱାରା ରୋଗୀ ଅନ୍ଧ ହୋଇଯାଏ ।

5. ଧମନୀ ରୋଗ

ହାଇପର ଟେନଶନ ଯୋଗୁଁ ଏହି ଧମନୀରେ ଶୁଷ୍କପଣ, କଡ଼ାପଣ ତଥା ବାଧା ଆସେ ।

ଯଦି ଚିକିତ୍ସା ନ ହୁଏ । ତେବେ 50% କିଡନୀ ରୋଗରେ ମରନ୍ତି , 33% ପକ୍ଷାଘାତରେ ତଥା 10-15% ବୃକକ ରୋରେ ମରନ୍ତି । ଯାହାର ରକ୍ତଚାପ ତୀବ୍ରଭାବେ ବଢ଼େ ତା'ର ମୃତ୍ୟୁ କିଡନୀ ରୋଗରେ ହୁଏ; ଯାହା କି କିଡନୀର ଅନ୍ୟ ରୋଗ ଅପେକ୍ଷା ଅଧିକ ହାନୀକାରକ ହୁଏ ।

ରୋଗୀ ସମୟ ସମୟରେ ଆଖି, କିଡନୀ ଏବଂ ହୃଦୟ ଜାଂଚ କରିବା ଉଚିତ ।

❑

ଅଧ୍ୟାୟ - 11

ଗର୍ଭାବସ୍ଥା ସମୟରେ ରକ୍ତଚାପ କମାଇବା

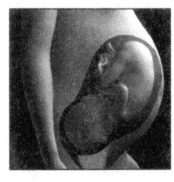

8 ରୁ 10% ମହିଳାଙ୍କୁ ଗର୍ଭାବସ୍ଥାରେ ହାଇପର ଟେନଶନ ହୋଇଥାଏ ।

ଏଥିରେ 140 mm Hg ବା ତା ଠାରୁ ଅଧିକ ସିସ୍ଟୋଲିକ ବି.ପି. ତଥା 90mm Hg ବା ତା ଠାରୁ ଅଧିକ ରିଡିଙ୍ଗ ଦେଖାଏ । ଏହା ନିରନ୍ତର ହେଉ ବା କମ ସେ କମ 6 ଘଣ୍ଟା ଅନ୍ତରାଳରେ ସେହି ଯନ୍ତ୍ରରେ ଦ୍ୱିତୀୟ ଥର ବି.ପି. ଜାଂଚ କରନ୍ତୁ ।

ଏହାକୁ ଦୁଇ ଭାଗରେ ବାଣ୍ଟି ପାରନ୍ତି ।

- ପ୍ରୀ-ଇକ୍ଲେମ୍ପସିୟା
- ଇକ୍ଲେମ୍ପସିୟା

ପ୍ରୀ- ଇକ୍ଲେମ୍ପସିୟା : ଏହା ଗର୍ଭାବସ୍ଥାରେ 20 ସପ୍ତାହ ପରେ ହୁଏ । ବି.ପି.ରେ ସାମାନ୍ୟରୁ ଅଧିକ ବୃଦ୍ଧି, ମୂତ୍ରରେ ପ୍ରୋଟିନର ବୃଦ୍ଧି (0.3 ଗ୍ରାମ/ଲିଟର ରୁ ଅଧିକ) ବା ଶରୀରରେ ଫୁଲା (ଉତଙ୍ଗରେ ଦ୍ରବ ଭରିବା) ହୁଏ ।

ଇକ୍ଲେମ୍ପସିୟା : ଯଦି କୌଣସି ଗର୍ଭବତୀ ମହିଳା ଠାରେ ଉଚ୍ଚ ରକ୍ତଚାପ , ମୂତ୍ରରେ ପ୍ରୋଟିନ, ଶରୀରରେ ଶୋଥ ସହିତ ମସ୍ତିଷ୍କରେ କୌଣସି ବ୍ୟସ୍ତତା ନ ହେଲେ ତାକୁ ଇକ୍ଲେସିଆ କୁହାଯାଏ ।

ଉପଚାର

ଗର୍ଭାବସ୍ଥା ସମୟରେ ହେଉଥିବା ଏହି ହାଇପର ଟେନଶନର ଚିକିତ୍ସା ଡେଲିଭରୀ ଅଟେ ।

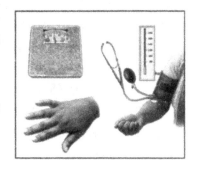

❑

ଅଧ୍ୟାୟ- 12

ଉଚ୍ଚରକ୍ତଚାପ ଉପରେ 201 ପ୍ରଶ୍ନ ବା ଟିପ୍ସ

1. ସାମାନ୍ୟ ପ୍ରଶ୍ନ

ପ୍ରଶ୍ନ 1: ରକ୍ତଚାପ (ବ୍ଲଡପ୍ରେସର) କଣ ? ଆମକୁ ଏହାର ଆବଶ୍ୟକତା କାହିଁକି ?

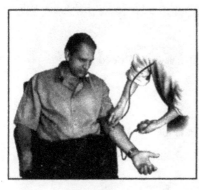

ଉତ୍ତର : ଆମ ଶରୀରରେ ରକ୍ତର ଆପୂର୍ତ୍ତି ହୁଏ, ଯେପରି ମ୍ୟୁନିସପାଲ କର୍ପୋରେସନ ପୂରା ସହରକୁ ଜଳ ଆପୂର୍ତ୍ତି କରେ । ସେହି ପ୍ରକାର ହୃଦୟ ପୂରା ଶରୀରକୁ ରକ୍ତ ପହଞ୍ଚାଏ । ଏଥିପାଇଁ ଚାପ ପକାଇବା ଜରୁରୀ ଅଟେ । ତଦ୍ୱାରା ହୃଦୟରୁ ଶରୀରର ପ୍ରତ୍ୟେକ ଅଂଶକୁ ରକ୍ତ ପହଞ୍ଚି ପାରିବ । ହୃଦୟ ପମ୍ପ କରେ ତ ସମସ୍ତ ରକ୍ତ ନଳିକାରେ ରକ୍ତ ଭରିଯାଏ । ରକ୍ତର ଚାପ ବଢ଼ିଲେ ପୂରା ଶରୀରରେ ରକ୍ତ ପହଞ୍ଚି ଯାଏ । ଏହା କିଛି ଏପରି ଅଟେ ଯେପରି ମ୍ୟୁନିସିପାଲ କର୍ପୋରେସନରେ ପାଣିର ପ୍ରେସର କମ ଆସେ ତ ପୂରା ସହରରେ ପାଣି ପହଞ୍ଚି ପାରିବ ନାହିଁ । ସେହିପରି ହୃଦୟକୁ ବି ପୂରା ଶରୀରରେ ରକ୍ତ ପ୍ରବାହିତ କରିବା ପାଇଁ ବ୍ଲଡପ୍ରେସରର ଆବଶ୍ୟକତା ହୁଏ ।

ପ୍ରଶ୍ନ 2 : ସାମାନ୍ୟ ରକ୍ତଚାପ (ବ୍ଲଡପ୍ରେସର) କ'ଣ ?

ଉତ୍ତର : ଆମର ସାମାନ୍ୟ 120/80 mm Hg ଅଟେ । ବର୍ତ୍ତମାନର ତାଜା ଅଧ୍ୟୟନ ଅନୁସାରେ ଏହାକୁ 155/ 75 mm Hg ଉତ୍ତମ ହେବା ଦରକାର ।

ପ୍ରଶ୍ନ 3 : ହାଇପର ଟେନଶନ କ'ଣ ?

ଉତ୍ତର: ହାଇପର ଟେନଶନ ମେଡିକାଲ ଶବ୍ଦ ଅଟେ । ଯାହାର ଅର୍ଥ ଉଚ୍ଚରକ୍ତ ଚାପ । ଯେତେବେଳେ ରକ୍ତର ଚାପ 130/90 mm Hg କୁ ଟପିଯାଏ ତେବେ ତାହାକୁ ହାଇପର ଟେନଶନ କୁହାଯାଏ ।

ଏହା ଏକ ସାମାନ୍ୟ ରୋଗ ଅଟେ । ଯାହା ଦୁନିଆରେ ପ୍ରତ୍ୟେକ ସ୍ଥାନରେ ଦେଖାଯାଏ । ଭାରତରେ ହାଇପରଟେନଶନ ରୋଗୀଙ୍କ ସଂଖ୍ୟା ବୟସ୍କ ଜନସଂଖ୍ୟା ଅନୁମାନିତ 8% ରୁ 10% ଅଟେ ।

ପ୍ରଶ୍ନ : 4 : ସାମାନ୍ୟ ରକ୍ତଚାପର ନୂତନ ସଂଖ୍ୟା କେତେ ?

ଉତ୍ତର : ଜେ.କେ କମିଶନ 2003ରେ ସନ୍ଧାନ କଲେ ଯେ, 115/75 mm Hg ର ରକ୍ତଚାପ ଆଦର୍ଶ ଅଟେ । ସେ କୁହନ୍ତି 120/80mmHg ରୁ ଏହା ଉନ୍ନତତର । ଆଜିକାଲି କୌଣସି ବୟସ୍କଙ୍କ ସାମାନ୍ୟ ରକ୍ତଚାପ 115/ 75 mm Hg ଧରାଯାଉଛି ।

ପ୍ରଶ୍ନ 5 : mm Hg କଣ ?

ଉତ୍ତର : ଏହାର ଅର୍ଥ ମି.ମି. ଅଫ ଦ ମର୍କରୀ । ରକ୍ତଚାପକୁ ଯେ କୌଣସି ରୂପେ ମପାଯାଇପାରେ । ମାତ୍ର ଏହାକୁ ଚାପ ଆକାରରେ ମାପିବା ସବୁଠାରୁ ଭଲ, ଯାହା ମିଟର ଦ୍ୱାରା ଏକ ସ୍ତମ୍ଭରେ ମର୍କରୀ ବଢ଼ାଇ ପାରେ ।

ପ୍ରଶ୍ନ 6 : ସିସ୍ଟୋଲିକ ରକ୍ତଚାପ କ'ଣ ?

ଉତ୍ତର : ଆମ ଶରୀରରେ ୫ ଲିଟର ରକ୍ତ ଉପସ୍ଥିତ ଅଛି । ଏଥିରୁ କେବଳ 300-400 କି.ମି. ହୃଦୟରେ ଥାଏ । ବାକି ପୂରା ଶରୀରରେ ସଂଚଳିତ ହୁଏ । ଯେଉଁ ଶୁଦ୍ଧ-ରକ୍ତ ଚତୁର୍ଥ କକ୍ଷରେ ପ୍ରବାହିତ ହୁଏ ତାହା ସିସ୍ଟୋଲିକ ବ୍ଲଡପ୍ରେସର ଅଟେ । ଏହା 120 mm Hg ବା କମ୍ ହେବା ଆବଶ୍ୟକ ।

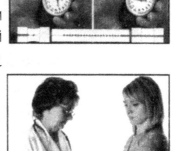

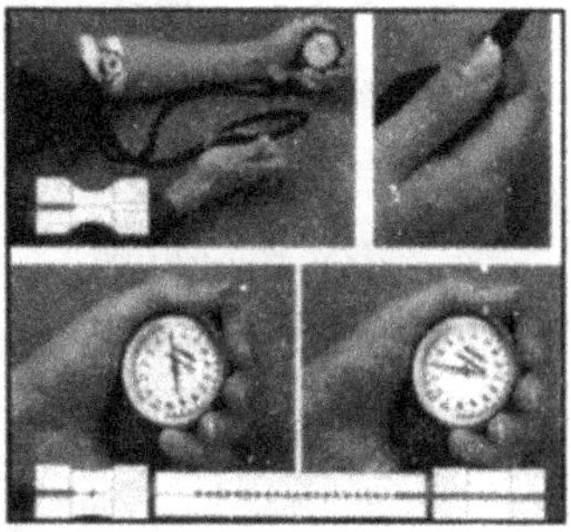

ପ୍ରଶ୍ନ 7 : ଡାୟସ୍ଟୋଲିକ ରକ୍ତଚାପ କଣ ?

ଉତ୍ତର : ଯେତେବେଳେ ହୃଦୟ ବିଶ୍ରାମ ଅବସ୍ଥାରେ ଥାଏ । ସେତେବେଳେ ଶରୀର ରକ୍ତଟାଣି ପାରେ ନାହିଁ । ରକ୍ତକୁ ଶରୀରକୁ ହୃଦୟ ପର୍ଯ୍ୟନ୍ତ ଆଣିବାକୁ ହୁଏ, ଯାହାକୁ 'ଡାୟସ୍ଟୋଲିକ ରକ୍ତଚାପ କୁହାଯାଏ । ସାମାନ୍ୟ ରକ୍ତଚାପ 80 mmHg ଅଟେ ।

ପ୍ରଶ୍ନ 8 : ରକ୍ତଚାପ କିପରି ମପାଯାଏ ?

ଉତ୍ତର : ରକ୍ତଚାପକୁ ଷ୍ଟେଥୋସ୍କୋପ ବା ବି.ପି. ମେଶିନ ସହାୟତାରେ ମପାଯାଏ, ଯାହାକୁ 'ସ୍ପିଗମୋ ମେଥୋମିଟର ' କୁହାଯାଏ । ବାହୁର ଉପର ଅଂଶରେ ବ୍ରାକିମଲ ଧମନୀ ଉପରେ କଫ ବନ୍ଧା ଯାଏ ଯାହା ହାତକୁ ରକ୍ତ ପ୍ରବାହିତ କରେ । ଯେତେବେଳେ ଆମେ କଫକୁ ଫୁଲାଉ

ଧମନୀର ରକ୍ତ ପ୍ରବାହ ସଂକୁଚିତ ହୋଇଯାଏ । ଯେତେବେଳେ ଆମେ ଧୀରେ ଧୀରେ ବାୟୁ ବାହାର କରେ ସେତେବେଳେ ଏପରି ଏକ ବିନ୍ଦୁ ଆସେ ଯେତେବେଳେ ଧମନୀରେ ରକ୍ତର ଚାପ ରକ୍ତ ପ୍ରବାହିତ କରିବାରେ ଲାଗେ । ସେ ସମୟରେ ଆମେ ଏକ ଶବ୍ଦ ଶୁଣୁ ଯାହା ବି.ପି. ଉପକରଣର ମିଟର ଉପରେ ନୋଟ କରିବାକୁ ପଡେ । ଏହାକୁ ସିସ୍ଟୋଲିକ ରକ୍ତଚାପ କୁହାଯାଏ । କିଛି ସମୟ ପରେ ଏହି ଶବ୍ଦ ବନ୍ଦ ହୋଇଯାଏ । ଯେଉଁଠାରେ ଶବ୍ଦ ବନ୍ଦ ହୋଇଯାଏ, ସେହି ବିନ୍ଦୁକୁ ଡାୟସ୍ଟୋଲିକ ରକ୍ତଚାପ କୁହାଯାଏ । ଏହିପରି ଆମେ ରକ୍ତଚାପ ମାପି ପାରିବା ।

ପ୍ରଶ୍ନ 9 : ମଧ୍ୟ ବ୍ଲଡପ୍ରେସର କାହାକୁ କହନ୍ତି ?

ଉତ୍ତର : ଏହା ସାଧାରଣ ରକ୍ତଚାପ ଅଟେ ,ଯାହା ସବୁବେଳେ ରକ୍ତ ନଳିକା ଓ ଶିରାରେ ରହେ । ଏହି ଚାପ ଡିସ୍ଟୋଲିକ + 1/3 ସିସ୍ଟୋଲିକ ଓ ଡାୟସ୍ଟୋଲିକ ରକ୍ତଚାପ ଅନ୍ତର ଉପରେ ମପାଯାଏ ।

ଧରି ନିଅନ୍ତୁ ସାମାନ୍ୟ ରକ୍ତଚାପ 120/80 mm Hg ଅଟେ । ତେବେ ମଧ୍ୟ ବ୍ଲଡପ୍ରେସର ହେବ : 80+1/3 (120-80) = 80 + 1/3 x 40 = 93.3 mm Hg

ପ୍ରଶ୍ନ 10 : ରକ୍ତଚାପ ଆୟୁ ଅନୁସାରେ ଅଲଗା ହୁଏ କି ?

ଉତ୍ତର : ଆଜ୍ଞା ହଁ, ପିଲାମାନଙ୍କ ଠାରେ ପ୍ରାୟତଃ ରକ୍ତଚାପ କମ ହୁଏ । 18 ବର୍ଷ ବୟସ ପରେ ଆମେ ସାମାନ୍ୟ ରକ୍ତଚାପ 120/80 mm Hg କୁ ଅପେକ୍ଷା ରଖୁ । ଯେଉଁ ଲୋକ କମ ଲୁଣ ଖାଆନ୍ତି, ନିୟମିତ ବ୍ୟାୟାମ କରନ୍ତି , ନିଜର ଓଜନ ସଠିକ ରଖନ୍ତି, ଉତ୍ତେଜନାର ଉଚିତ ପ୍ରବନ୍ଧନ କରନ୍ତି ସେମାନଙ୍କ ପାଇଁ ସବୁ ଆୟୁରେ ରକ୍ତଚାପ 120 / 80 ରୁ କମ ହେବା ଦରକାର ।

ପ୍ରଶ୍ନ 11 : ନିମ୍ନ ରକ୍ତଚାପରେ କଣ ହୁଏ ?

ଉତ୍ତର : ରକ୍ତଚାପ ନିମ୍ନ ହେଲେ ପୂରା ଶରୀରରେ ରକ୍ତର ଆପୂର୍ତ୍ତି ହୋଇପାରେ ନାହିଁ । ଏଥିରେ ପ୍ରତ୍ୟେକ ଅଙ୍ଗରେ ରକ୍ତ କମିଯାଏ । ଏପରି ସ୍ଥଳେ ବ୍ୟକ୍ତି କମଜୋରୀ ଓ ମୁଣ୍ଡ ବୁଲାଇବା ଅନୁଭବ କରେ । କେତେଥର ଆଖି ଆଗରେ ଅନ୍ଧାର ଛାଇ ହୋଇଯାଏ ।

ପ୍ରଶ୍ନ 12 : ନିମ୍ନ ରକ୍ତଚାପ କିପରି ଜାଣିପାରିବା ?

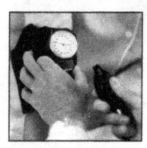

ଉତ୍ତର : ନିୟମିତ ରକ୍ତଚାପ ଜାଂଚରେ ଏହାର ସନ୍ଧାନ ମିଳିପାରିବ । ଯଦି ରକ୍ତଚାପ 110/70 mm Hg ରୁ କମ ରହେ ମାତ୍ର କୌଣସି ଲକ୍ଷଣ ଦେଖାଯାଏ ନାହିଁ । ଏପରି ଅବସ୍ଥାରେ ଆମେ ଏହାକୁ ନିମ୍ନ ରକ୍ତଚାପ କହୁ ଏବଂ ଚିକିତ୍ସାର ବି ଆବଶ୍ୟକତା ହୁଏ ନାହିଁ ।

ପ୍ରଶ୍ନ 13 : ହାଇପରଟେନେଶନ ଗ୍ରେଡ କ'ଣ ?

ପ୍ରଶ୍ନ 13 : ହାଇପରଟେନଶନ ଗ୍ରେଡ କ'ଣ ?

ଉତ୍ତର : ଉଚ୍ଚ ରକ୍ତଚାପର ଗ୍ରେଡ :

	ସିସ୍ଟୋଲିକ (mm Hg)	ଡାୟସ୍ଟୋଲିକ (mm Hg)
ନ୍ୟୁନତମ	120 ବା ଏଥିରୁ କମ୍	ଏବଂ 80 ବା କମ୍
ସାମାନ୍ୟ	129 ବା ଏଥିରୁ କମ୍	ଏବଂ 84 ବା କମ୍
ଉଚ୍ଚ ସାମାନ୍ୟ	130-139	ଏବଂ 85- 89
ହାଇପରଟେନଶନ		
ଷ୍ଟେଜ-I	140-159	ଏବଂ 90-99
ଷ୍ଟେଜ-II	160-179	ଏବଂ 100-109
ଷ୍ଟେଜ-III	180 ବା ଏଥିରୁ ଅଧିକ	ଏବଂ 110 ବା ଏଥିରୁ ଅଧିକ

ପ୍ରଶ୍ନ 15 : କେଉଁ ବ୍ଲଡପ୍ରେସର ଅଧିକ ମହତ୍ତ୍ୱ ରଖେ, ସିସ୍ଟୋଲିକ ବା ଡାୟସ୍ଟୋଲିକ ?

ଉତ୍ତର : ଏ ଦୁହିଁଙ୍କର ମହତ୍ତ୍ୱ ଏକାପରି । ଆଜିକାଲି ସିସ୍ଟୋଲିକ ବ୍ଲଡପ୍ରେସର କୁ ଅଧିକ ମହତ୍ତ୍ୱ ଦିଆଯାଉଛି । ପ୍ରଥମେ ମାନ୍ୟତା ଦିଆଯାଉଥିଲା ଯେ ଯଦି ଡାୟସ୍ଟୋଲିକ ରକ୍ତଚାପ 90 mm Hg ରୁ ଅଧିକ ତେବେ ଏହା ଶରୀରର ଧମନୀ ନଷ୍ଟ କରେ । ମାତ୍ର ବର୍ତ୍ତମାନ ଅଧ୍ୟୟନରୁ ଜଣା ଯେ ସିସ୍ଟୋଲିକ ଚାପ ଅଧିକ ମହତ୍ତ୍ୱ ରଖେ । ଯଦି ଏହା 130 mm Hg ରୁ ଅଧିକ ଅଟେ ତେବେ ତତ୍‌କାଳ ଚିକିତ୍ସା କରାନ୍ତୁ । ରକ୍ତଚାପକୁ 130 mm Hg ଉପରେ ରହିବାକୁ ଦିଅନ୍ତୁ ନାହିଁ । ଆଦର୍ଶ ରକ୍ତଚାପ 120/80 mm Hg ଅଟେ ।

ପ୍ରଶ୍ନ 15 : ଲେବାଇଲ ହାଇପର ଟେନଶନ କ'ଣ ?

ଉତ୍ତର : ତନାବ ବା ଉଦ୍‌ବେଗ ଗ୍ରସ୍ତ ରୋଗୀମାନଙ୍କ ମଧ୍ୟରେ ରକ୍ତଚାପ ଅଚାନକ 200 mm Hg ପର୍ଯ୍ୟନ୍ତ ପହଞ୍ଚି ଯାଏ । ଏହାକୁ ଲେବାଇଲ ହାଇପରଟେନଶନ କହନ୍ତି । ଏହା ବେଳେବେଳେ ତନାବ କାରଣରୁ ହୁଏ ।

ପ୍ରଶ୍ନ 16 : ପ୍ରୀ. ହାଇପର ଟେନଶନ କ'ଣ ?

ଉତ୍ତର : ଏହା ଏପରି ଏକ ଅବସ୍ଥା ଅଟେ ଯେଉଁଥିରେ ରକ୍ତଚାପ ବହୁତ ଉପରକୁ ହୋଇଯାଏ । ଏହାକୁ ଷ୍ଟେଜ-୧ ହାଇପରଟେନଶନ କୁହାଯାଏ ଯାହା କି ମେଟାବଲିକ ସିଂଡ୍ରୋମ କାରଣରୁ ହୁଏ । ଏଥିରେ ରକ୍ତଚାପ 140/90 mm Hg ରୁ କମ୍ ହେବା ଦରକାର । ପ୍ରୀ. ହାଇପର ଟେନଶନ ପାଇଁ କୌଣସି ଔଷଧ ଦରକାର ହୁଏନାହିଁ । ଏହାକୁ ଖାଦ୍ୟ ତଥା ଉତ୍ତେଜନା ଦ୍ୱାରା ନିୟନ୍ତ୍ରଣ କରିପାରନ୍ତି ।

ପ୍ରଶ୍ନ 17 : ଜେ.ଏନ.ସି.କାହାକୁ କହନ୍ତି ? ଏହା କେଉଁ ଆଧାରରେ ହାଇପର ଟେନଶନର ଗ୍ରେଡିଙ୍ଗରେ ବଦଳେ ?

ଉତ୍ତର : ଜେ.ଏନ. ସି. ର ଅର୍ଥ 'ଯାଇଣ୍ଟ ନାସନାଲ କମେଟୀ' । ଏହାକୁ ସାରା ଦୁନିଆର

ହୃଦୟ ରୋଗ ବିଶେଷଜ୍ଞ ମାନେ ମିଶି ତିଆରି କରିଛନ୍ତି । ଏହାକୁ ପ୍ରତିବର୍ଷ ନୂତନ ଶୋଧ ପ୍ରକାଶିତ କରିବାକୁ ହୁଏ । ଏପର୍ଯ୍ୟନ୍ତ ଏମାନେ ହାଇପର ଟେନଶନ ଉପରେ ସାତଟି ଅଧ୍ୟୟନ ପ୍ରସ୍ତୁତ କରିଛନ୍ତି । ତଥା ଅନ୍ତିମ ଅଧ୍ୟୟନରେ କୁହାଗଲା ଯେ ପ୍ରତ୍ୟେକ ଆୟୁରେ ରକ୍ତଚାପ 115/75 mm Hg ହେବା ଦରକାର । ଏହି କମିଟି ଜୀବନ ଶୈଳୀରେ ପରିବର୍ତ୍ତନ , ଆହାର ନିୟନ୍ତ୍ରଣ ତଥା ବ୍ୟାୟାମର ଅନୁଶଂସା ଦିଏ । ତା ଦ୍ୱାରା ରକ୍ତଚାପ ସାମାନ୍ୟ ଅବସ୍ଥାରେ ନିୟନ୍ତ୍ରଣରେ ରଖାଯାଇପାରିବ ।

ପ୍ରଶ୍ନ 18 : କେତେକ ଡାକ୍ତର ଏବେ ବି ମାନୁଛନ୍ତି ଯେ 140/ 90 mm Hg ବ୍ଲଡ ପ୍ରେସର ସାମାନ୍ୟ ଅଟେ । ଏହା ଠିକ୍ କି ?

ଉତ୍ତର - ନାଁ, ଏହା ଠିକ୍ ନୁହେଁ । ଅନେକଥର ଡାକ୍ତରଙ୍କ ପାଖରେ ତାଜା ଅଭିଜ୍ଞତା ପହଞ୍ଚି ପାରେନାହିଁ । ପୁରୁଣା ଅଧ୍ୟୟନ ଅନୁସାର 140/90 mm Hg ରକ୍ତଚାପକୁ ସାମାନ୍ୟ ମାନ୍ୟତା ଦିଆଯାଉଥିଲା । କେତେକ ଡାକ୍ତର ପୁରୁଣା ଶୋଧ ଅନୁସାର ରୋଗୀଙ୍କୁ ଚିକିତ୍ସା କରନ୍ତି । ସେମାନେ କହନ୍ତି ଯେ , 140/90 mm Hg ରିଡିଙ୍ଗ ସାମାନ୍ୟ ଅଟେ ।

ପ୍ରଶ୍ନ 19: ଆୟୁ +100 ହିଁ ସିସ୍ଟୋଲିକ ରକ୍ତଚାପ ହୋଇଥାଏ, ଏହା କଣ ଠିକ୍ ?

ଉତ୍ତର - ନାଁ, ଏହା ଠିକ୍ ନୁହେଁ । ପ୍ରଥମେ କହୁଥିଲେ ବୟସ ବଢ଼ିବା ସଙ୍ଗେ ସଙ୍ଗେ ରକ୍ତଚାପ ବଢ଼େ । 50 ବର୍ଷ ବୟସରେ 150 mm Hg କୁ ସାମାନ୍ୟ ମାନ୍ୟତା ଦିଆଯାଉଥିଲା । ମାତ୍ର ଏବେ ଏହି ମାନ୍ୟତା ବଦଳି ଗଲାଣି । 70 ବର୍ଷ ଆୟୁରେ ଆଦର୍ଶ ରକ୍ତଚାପ 120/ 80 mm Hg ହେବା ଦରକାର ।

2 . ପରିଚୟ , ସଙ୍କେତ ଓ ଲକ୍ଷଣ

ପ୍ରଶ୍ନ - 20: ଷ୍ଟେଥୋସ୍କୋପରେ ରକ୍ତଚାପ ଜାଂଚ ସମୟରେ ଆମକୁ କେଉଁ ଶବ୍ଦ ଶୁଣାଯିବ ?

ଉତ୍ତର : ଷ୍ଟେଥୋସ୍କୋପରେ ରକ୍ତଚାପ ଜାଂଚ କରିବା ସମୟରେ ଆମେ ତେଜ ଶବ୍ଦ ଶୁଣେ ଯାହା କିଛି ସମୟ ବାଦ ଉଭେଇଯାଏ । ଯେଉଁ ବିନ୍ଦୁଉପରେ ଏହି ଶବ୍ଦ ଆରମ୍ଭ ହୁଏ, ତାହା ସିସ୍ଟୋଲିକ ରକ୍ତଚାପ ହୋଇଥାଏ । ତଥା ଯେଉଁଠାରେ ବନ୍ଦ ହୁଏ ତାହା ଡାୟସ୍ଟୋଲିକ ରକ୍ତଚାପ ହୋଇଥାଏ ।

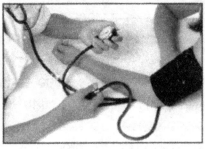

ପ୍ରଶ୍ନ 21 : ଆମେ ଷ୍ଟେଥୋସ୍କୋପ ବିନା ରକ୍ତଚାପ ଜାଂଚ କରିପାରିବୁ କି ?

ଉତ୍ତର : ଆଜ୍ଞା ହଁ, ଏପରି କରିବାରିବେ । ମାତ୍ର କେବଳ ସିସ୍ଟୋଲିକ ରକ୍ତଚାପ ଜାଣି ହେବ ।

ତଥା ରିଡିଙ୍ଗ ଆନୁମାନିକ ହେବ । ଏଥିପାଇଁ କଫ ଫୁଲାଇବା ପୂର୍ବରୁ କଲାଇ ପାଖରେ 'ବ୍ରାଜିୟାଲ ଧମନୀ'କୁ ଖୋଜିବାକୁ ହେବ । ଏହାପରେ ଆପଣଙ୍କୁ କଫକୁ ସିସ୍ଟୋଲିକ ଋପରେ ଉପର ପର୍ଯ୍ୟନ୍ତ ଫୁଲାଇବାକୁ ହେବ । ତାପରେ ବାୟୁ ଧୀରେ ଧୀରେ ବାହାର କରିବାକୁ ହେବ । ପ୍ରଥମ ମୁହୂର୍ତ୍ତରେ ଆମେ ଧମନୀକୁ ଅନୁଭବ କରେ । ତାହା ସିସ୍ଟୋଲିକ ବ୍ଲଡ ପ୍ରେସର । ଏହି ରିଡିଙ୍ଗ ମର୍କରେ କାଲମ ନେଇ ପାରିବେ ।

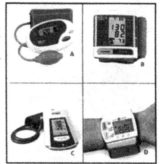

ପ୍ରଶ୍ନ 22 : ଆମେ ଷ୍ଟେଥୋସ୍କୋପ ଓ ବ୍ଲଡ ପ୍ରେସର ମେସିନ ସାହାଯ୍ୟରେ ନିଜର ରକ୍ତଋପ ମାପି ପାରିବୁ କି ? ମୋ ପରିବାର ସଦସ୍ୟ ଏହାକୁ ମାପି ପାରିବେ କି ?

ଉତ୍ତର : ଆଜ୍ଞା ହଁ, ଆମେ ଷ୍ଟେଥୋସ୍କୋପ ସାହାଯ୍ୟରେ ରକ୍ତଋପ ମାପି ପାରିବା, କଫକୁ କହୁଣୀ ଉପରକୁ ବାନ୍ଧିବାରେ କିଛିଟା ଅସୁବିଧା ହେବ । ବର୍ତ୍ତମାନ କେତେକ ପଟି ଏପରି ବି ଆସୁଛି ଯାହାକୁ ନିଜେ ବାନ୍ଧି ପାରିବେ । ଯଦି ଏହା ସଠିକ୍ ଜାଗାରେ ବାନ୍ଧି ହୋଇଯିବ ତେବେ ରକ୍ତଋପ ସହଜରେ ମାପି ପାରିବେ । ପରିବାର ସଦସ୍ୟ ବି ଏହାକୁ ଦେଖି ପାରିବେ । ସେମାନଙ୍କୁ କେବଳ ଜାଂଚ କରିବାର ସଠିକ୍ ପ୍ରଣାଳୀ ଶିଖିବାକୁ ହେବ ।

ପ୍ରଶ୍ନ 23 : ବଜାରରେ ରକ୍ତଋପ ମାପିବା ପାଇଁ କେଉଁ ଯନ୍ତ୍ର ମିଳୁଛି ? କେଉଁଟି ସବୁଠାରୁ ଭଲ ?

ଉତ୍ତର : ବ୍ଲଡପ୍ରେସର ମେସିନ ତିନିପ୍ରକାର ଅଟେ ।

1. ମର୍କରୀ ମେନୋମିଟର

2 . ଡାୟଲ ଟାଇପ ମେନୋମିଟର

୩. ଇଲେକ୍ଟ୍ରୋନିକ ବ୍ଲଡ ପ୍ରେସର ଅପରେଟରସ୍

ଏମାନଙ୍କ ମଧ୍ୟରେ ମର୍କରୀ ମେନୋମିଟର ତଥା ଡାୟଲ ଟାଇପ ମେନୋମିଟର ଅଧିକ ପ୍ରାମାଣିକ ଅଟେ । ଇଲେକ୍ଟ୍ରୋନିକ ମେଶିନରେ 5.6 ସେ.ମି. ମର୍କରୀ ଭୁଲ ହେବ । ଏଥିପାଇଁ ସେଥିରେ ଆନୁମାନିକ ରିଡିଙ୍ଗ ମିଳେ । ଏହା ବି ଦୁଇ ପ୍ରକାରର । ଗୋଟିଏ ଆପଣ ବାହୁ ଉପରେ କଫ ବାନ୍ଧି କିର ବଟନ ଚିପନ୍ତି । ଅନ୍ୟଟିରେ ଘଡି ପରି କଲାଇ ଉପରେ ପିନ୍ଧନ୍ତି । ଇଲୋକ୍ଟ୍ରୋନିକ ଉପକରଣରେ ଜାଞ୍ଚ କରିନିଅନ୍ତୁ । ଏହା ରିଡିଙ୍ଗ ହସ୍ତଋଳିତ ବ୍ଲଡପ୍ରେସର ଉପକରଣରେ ଜାଞ୍ଚ କରିନିଅନ୍ତୁ ।

ପ୍ରଶ୍ନ 24 : ଉଚ୍ଚ ରକ୍ତଋପ ସମୟରେ କଣ ହୁଏ ?

ଉତ୍ତର : ଉଚ୍ଚ ରକ୍ତଋପ ସମୟରେ ମୁଣ୍ଡରେ ବ୍ୟଥା ହୁଏ ତଥା ଚେହେରା ଲାଲ ପଡିପାରେ । ବର୍ତ୍ତମାନ ମୁଣ୍ଡବ୍ୟଥା ହେଲେ ବି ଲୋକେ ବ୍ଲଡପ୍ରେସର ମାପୁ ନାହାନ୍ତି । ଜାଞ୍ଚ

ହେଲାପରେ ଏହି ଉଚ୍ଚ ରକ୍ତଚାପ ବାହାରେ । ଏପରି ରକ୍ତଚାପରେ କୌଣସି ନିଶ୍ଚିତ ଲକ୍ଷଣ ଦେଖାଦିଏ ନାହିଁ ।

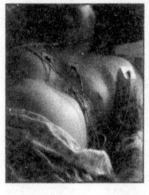

ପ୍ରଶ୍ନ 25 : ରକ୍ତଚାପର କାରଣ କଣ ?

ଉତ୍ତର : ହାଇ. ବି.ପି.ର ସାମାନ୍ୟ କାରଣ ଏବେ ବି ଅଜ୍ଞାତ ଅଟେ । ମାତ୍ର ଉତ୍ତେଜନା ଏହାର ବିକାଶରେ ମୁଖ୍ୟ ଭୂମିକା ଗ୍ରହଣ କରେ । ବର୍ତ୍ତମାନ ମେଦବହୁଳତା ବ୍ୟାୟାମ କମ, ଆନୁବଂଶିକତା ତଥା ଖାଦ୍ୟ ବି ହାଇପରଟେନଶନ ବା ଉଚ୍ଚ ରକ୍ତଚାପ ପାଇଁ ଉତ୍ତର ଦାୟୀ ଅଟେ ।

ପ୍ରଶ୍ନ 26 : ଉଚ୍ଚ ରକ୍ତଚାପର ଲକ୍ଷଣ କଣ ?

ଉତ୍ତର : ସାଧାରଣ ସ୍ତରରେ ହାଲକାରୁ ମଧ୍ୟମ ହାଇପରଟେନଶନରେ କୌଣସି ଲକ୍ଷଣ ଦେଖାଯାଏ ନାହିଁ । 1/3 ଲୋକଙ୍କର ତ ନିଜ ରୋଗର ପତା ବି ଜଣା ପଡେନି । ରୋଗୀର ଛାତିରେ ବ୍ୟଥା, ନିଶ୍ୱାସ ନେବାରେ ଅସୁବିଧା, କ୍ଲାନ୍ତି, ଚମ ଲାଲ କିମ୍ବା ହଳଦିଆ ପଡିବା, ନାକରୁ ରକ୍ତ ପଡିବା, କାନରେ ଶବ୍ଦ ହେବା, ନଂପୁଷକତା, ଶିର ବ୍ୟଥା ଓ ଶିର ବୁଲାଇବା ଆଦି ଲକ୍ଷଣ ଅନୁଭବ ହୋଇପାରେ ।

ପ୍ରଶ୍ନ 27 : ଉଚ୍ଚ ରକ୍ତଚାପକୁ କିପରି ଚିହ୍ନିବା ?

ଉତ୍ତର : ଯଦି କୌଣସି ଅବସରରେ ରକ୍ତଚାପ ରିଡିଙ୍ଗ 120/ 80 mm Hg ରୁ ଉପରକୁ ଆସେ ଏହାକୁ କେତେଥର ଆହୁରି ମାପିବା ଦରକାର । ଯଦି ଏହା ସାମାନ୍ୟ ଠାରୁ ଅଧିକ ଆସେ ତେବେ ତାହାକୁ ଉଚ୍ଚ ରକ୍ତଚାପ ମାନିବାକୁ ହେବ ।

ପ୍ରଶ୍ନ 28 : ପ୍ରାଇମେରୀ ହାଇପର ଟେନଶନ କାହାକୁ କୁହାଯାଏ ?

ଉତ୍ତର : 90 ରୁ 95 ମାମଲାରେ ପ୍ରାଇମେରୀ ହାଇପରଟେନଶନ ହୁଏ, ଯାହାର କୌଣସି କାରଣ ଜଣା ନାହିଁ । ନିମ୍ନଲିଖିତ କାରକକୁ ଉତ୍ତର ଦାୟୀ କରାଯାଇପାରେ । କାରଣ ଏହି ଉଚ୍ଚରକ୍ତଚାପ ବିପଦ ବଢ଼ାଇଦିଏ । ଉତ୍ତେଜନା, ପାରିବାରିକ ଇତିହାସ, ମେଦବହୁଳତା, ଧୂମ୍ରପାନ, ଶାରୀରିକ ଗତିବିଧିରେ କମ, ଅଧିକ କଫି ପିଇବା, ମଧୁମେହ,କାଲସିୟମ ଓ ମାଗ୍ନେସିୟମର ମାତ୍ରା କମ ନେବା ତଥା ଲୁଣଯୁକ୍ତ ଆହାର ଆଦି ।

ପ୍ରଶ୍ନ 29 : ସେକେଣ୍ଡ୍ରି ହାଇପର ଟେନଶନ କାହାକୁ କହନ୍ତି ?

ଉତ୍ତର : ଏହି ଅବସ୍ଥାରେ ରକ୍ତଚାପର କାରଣ ଜଣାପଡେ । ଯେପରି ସ୍କ୍ରିପ ପନିଆ, କିଡନୀର ସମସ୍ୟା, ଏଣ୍ଡୋକ୍ରାଇନ ରୋଗ, ଲିଭରର ଶିରୋସିସ, ଗର୍ଭାବସ୍ଥା , ଏନ.ଏସ୍. ଆଇ.ଡି., ସ୍ଟୀରାୟଡସ, ଧୂମ୍ରପାନ ମଦିରା ପାନ ଆଦି । ଏହା କୌଣସି ରୋଗ ବା ଅବ୍ୟବସ୍ଥାରେ ବି ହୋଇପାରେ । ଏହାକୁ ନିୟନ୍ତ୍ରଣ କରାଯାଇ ପାରିବ ।

ପ୍ରଶ୍ନ 30 : ହ୍ୱାଇଟ୍ କୋଟ ହାଇପରଟେନଶନ କାହାକୁ କହନ୍ତି ?

ଉତ୍ତର : କିଛି ଲୋକ ଜଣା ଅଜଣାରେ ବ୍ଲଡପ୍ରେସର ର ଜାଂଚ ସମୟରେ ଅଧିକ ଉତ୍ତେଜିତ

ହୋଇ ଯାଆନ୍ତି । ବେଳେ ବେଳେ ମେଡିକାଲ ଜାଂଚ ସମୟରେ ବି.ପି. ହାଇ ହୁଏ, ଏହାପରେ ସାମାନ୍ୟ ରହେ । ଏହାକୁ 'ହ୍ୱାଇଟ୍ କୋଟ ହାଇପର ଟେନଶନ' କହନ୍ତି । ଯଦି ଆପଣ ଏଥିରେ ଗ୍ରସ୍ତ ଅଟନ୍ତି ତେବେ ଘରେ ରିଡିଙ୍ଗ ନେଇ ରେକର୍ଡ ରଖନ୍ତୁ ।

ପ୍ରଶ୍ନ 31 : ଉଚ୍ଚ ରକ୍ତଚାପ ରୋଗୀଙ୍କୁ କେଉଁ କେଉଁ ଜାଂଚ କରିବା ପାଇଁ ଉପଦେଶ ଦିଆଯାଏ ।?

ଉତ୍ତର : ଆମେ ସର୍ବ ପ୍ରଥମେ କିଡନୀ ରୋଗ ଉପରେ ଧ୍ୟାନ ଦେବା ଉଚିତ । ଆମେ ସ୍ଥାରାୟଡ ବି ଜାଂଚ କରିପାରିବା । ଏହା ବ୍ୟତୀତ ରୋଗୀଙ୍କୁ ବ୍ଲଡସୁଗାରର ସ୍ତର, ସିରମ କୋଲେଷ୍ଟ୍ରାଟ ଓ ହାଇଗ୍ଲିସରାଇଡଜଡର ବି ଜାଂଚ କରିବା ଦରକାର । ୟୁରିନ ଟେଷ୍ଟ କାଉ ବି ହୋଇପାରେ । ସମସ୍ତ ରୋଗୀଙ୍କୁ ଇ.ସି.ଜି. ଓ ହୃଦୟର ପ୍ରସାରଣର ଜାଂଚ ପାଇଁ ଏକ୍ସ-ରେ ବି କରିବା ଉଚିତ ।

ପ୍ରଶ୍ନ 32 : ଏମ୍ବୁଲେଟରୀ ରକ୍ତଚାପ ଜାଂଚ କାହାକୁ କହନ୍ତି ?

ଉତ୍ତର : ଏପରି ରୋଗୀଙ୍କ ରକ୍ତଚାପ ଡାକ୍ତରଙ୍କ ପାଖରେ ପହଞ୍ଚିଲା ବେଳକୁ ତେଜ ହୋଇ ଯାଇଥାଏ । ମାତ୍ର ଶୋଇବା ଓ ଆରାମ କରିବା ସମୟରେ ସାମାନ୍ୟ ରହେ । ଏପରି ଲୋକଙ୍କୁ 'ଏମ୍ବୁଲେଟରୀ ରକ୍ତଚାପ ମେଶିନ' ପିନ୍ଧିବାକୁ ପରାମର୍ଶ ଦିଆଯାଏ । ଏହାକୁ ଶରୀର ଉପରେ ପିନ୍ଧାଯାଏ । ଏହା ସାରା ଦିନ ବ୍ଲଡପ୍ରେସର ଜାଂଚ କରୁଥାଏ । ଯଦି ରିଡିଙ୍ଗ ଅଧିକ ଆସେ ତେବେ ତାହାକୁ ହାଇବ୍ଲଡପ୍ରେସର ମାନି ଦିଆଯାଏ ।

ପ୍ରଶ୍ନ 33 : ମର୍କରୀ କିମ୍ବା ଡାୟଲ ଟାଇପ : କେଉଁ ମେଶିନ ସବୁଠାରୁ ଭଲ ?

ଉତ୍ତର : ମର୍କରୀ ଟାଇପ ମେଶିନ କୁହାଯାଏ । ପ୍ରଥମେ ଡାକ୍ତର ଏହାକୁ ବ୍ୟବହାର କରୁଥିଲେ । ଆଜିକାଲି ସୁବିଧା ପାଇଁ ଡାୟଲ ଟାଇପର ପ୍ରୟୋଗ କରୁଛନ୍ତି ।

ପ୍ରଶ୍ନ 34 : ଆମେ ଇଲେକ୍ଟ୍ରୋନିକ ବି.ପି. ମେଶିନ ଜାଂଚକୁ ପ୍ରାମାଣିକ ମାନି ପାରିବୁ କି ?

ଉତ୍ତର : ଏପରି ନୁହେଁ ଯେ ଏ ମେଶିନ ପ୍ରାମାଣିକ ରିଡିଙ୍ଗ ଦିଏ ନାହିଁ, କିନ୍ତୁ ଏହାକୁ ଖର୍ଦ୍ଦି କରିବା ସମୟରେ ଧ୍ୟାନ ରଖନ୍ତୁ ଯେ ଉପକରଣରେ କୌଣସି ଖରାପ ନ ଥାଉ ।

ପ୍ରଶ୍ନ 35 : ରକ୍ତଚାପ କେତେ ଥର ମପାଯିବା ଦରକାର ?

ଉତ୍ତର : ସାମାନ୍ୟ ରକ୍ତଚାପ ବାଲା, ମାସକୁ ଥରେ ମାପି ପାରନ୍ତି । ଯଦି ରକ୍ତଚାପ ବହୁ ଅଧିକ ଥାଏ ତେବେ ପ୍ରତିଦିନ ମାପିବା ଦରକାର । ଉଚ୍ଚ ରକ୍ତଚାପ ଓ ହୃଦୟ ରୋଗୀଙ୍କୁ ବାର ବାର ମାପିବା ଦରକାର । ଔଷଧ ନେବା ପରେ ନିୟମିତ ରେକର୍ଡ ରଖିବାକୁ ହେବ । ମାତ୍ର ଏହାକୁ ଘଣ୍ଟାକୁ ଘଣ୍ଟା ମାପିବା ଦରକାର ନାହିଁ ।

ହାଇପରଟେନଶନର ଚିକିତ୍ସା

ପ୍ରଶ୍ନ 36 : ବ୍ଲଡପ୍ରେସର ଚିକିତ୍ସାର ଲକ୍ଷ୍ୟ କଣ ହେବା ଦରକାର ?

ଉତ୍ତର : ଏହାର ମୁଖ୍ୟ ଲକ୍ଷ୍ୟ ଏହା ହେବା ଉଚିତ ଯେ ରକ୍ତଚାପର ସ୍ତରକୁ କମାଇ 120/ 80 mm Hg ନିମ୍ନକୁ ଅଣାଯାଉ । ଯଦି ଏହା 140/90mm Hg ରୁ ଅଧିକ ନାହିଁ, ତେବେ ତାଙ୍କୁ ଖାଦ୍ୟ, ସଂଯମ, ବ୍ୟାୟାମ ତଥା ଉତ୍ତେଜନା ପ୍ରବନ୍ଧନରେ ସୁଧାର ଅଣାଯାଇ ପାରିବ । କିନ୍ତୁ ଏହା ପୁଣି ଯଦି ଉଚ୍ଚା ରହେ ତେବେ ଏହାକୁ କମାଇବା ପାଇଁ ଔଷଧ ନେବା ଦରକାର ।

ପ୍ରଶ୍ନ 37 : ହାଇପର ଟେନଶନ ଚିକିତ୍ସା କିପରି କରାଯିବ ?

ଉତ୍ତର : ଏହା କେତେକ ପ୍ରଣାଳୀରେ ଚିକିତ୍ସା କରାଯାଏ । ଯଦି ସାମାନ୍ୟରୁ କିଛି ଅଧିକ ତେବେ ଜୀବନ ଶୈଳୀରେ ପରିବର୍ତ୍ତନ ପ୍ରବନ୍ଧନ ତଥା ଆହାରରେ ସଂଯମ ହିଁ ଉପଯୁକ୍ତ । ମାତ୍ର ଏହା 130/80 ଅଧିକ ହେଲେ ଏହାକୁ ଅଣଦେଖା ନକରି ଔଷଧ ଖାଆନ୍ତୁ ।

ପ୍ରଶ୍ନ 38 : ହାଇପରଟେନଶନରେ ଔଷଧର ଭୂମିକା କଣ ?

ଉତ୍ତର : ଔଷଧ କେତେ ପ୍ରକାର ହାଇପରଟେନଶନକୁ କମାଇବାରେ ସାହାଯ୍ୟ କରେ । କେତେକ ଔଷଧ ଧମନୀରେ କାଲସିୟମ ଅଏଲର ରିସାବକୁ ଅଟକାଏ । ଏହା ଏଓନବିସ ହର୍ମୋନକୁ ତିଆରି କରିବାରେ ରୋକେ । ରକ୍ତରେ ସୋଡିୟମ ଆଦିକୁ ବାହାର କରେ । ଏହିପରି ଏହା ରକ୍ତଚାପର ସ୍ତର ସାମାନ୍ୟ ରଖେ । ଏହି ଔଷଧକୁ ଦୀର୍ଘ ସମୟ ପର୍ଯ୍ୟନ୍ତ ଖାଇବାକୁ ପଡେ ।

ପ୍ରଶ୍ନ 39 : ହାଇପରଟେନଶନ ପାଇଁ କେଉଁ ଔଷଧ ନେଇ ପାରିବୁ ?

ଉତ୍ତର : ଏହା ଏକ ସାଧାରଣ ରୋଗ ହୋଇଗଲାଣି । କେତେକ ରୋଗୀ ଜାଣିପାରନ୍ତି ନାହିଁ ଯେ ସେମାନଙ୍କୁ ହାଇପର ଟେନଶନ ହୋଇଛି । ମାତ୍ର ଯେଉଁମାନେ ନିଜର ରକ୍ତଚାପ ବିଷୟରେ ଜାଣନ୍ତି, ସେମାନେ ଔଷଧ ନିଅନ୍ତି । ଉଚ୍ଚରକ୍ତଚାପ କମାଇବା ପାଇଁ ଏଲଫା ଏଣ୍ଡ୍ ବୀଟାବ୍ଲକର୍ସ, କାଲସିୟମ ଚାନେଲ ବ୍ଲକର୍ସ , ଏ.ସି.ଇ. ଏଜେଂଟ ଓ ଡାଇୟୁରେଟିକ୍ସ ଆଦି ଔଷଧ ସମୂହ ବ୍ୟବହାର କରାଯାଏ ।

ପ୍ରଶ୍ନ 40 : ଡାଇୟୁରେଟିକ୍ସ କାହାକୁ କହନ୍ତି ? କିଛି ଉଦାହରଣ ଦିଅନ୍ତୁ ?

ଉତ୍ତର : ଏହା ସେହି ଔଷଧମାନଙ୍କର ନାମ ଯାହା ଶରୀରରେ ଦ୍ରବର ମାତ୍ରା କମାଇବାରେ ସହାୟକ ହୁଏ । ଆଜିକାଲି ଏହାର ଅଧିକ ପ୍ରୟୋଗ ହେଉଛି । ଏହା ସହାୟତାରେ ମୂତ୍ରରେ ସୋଡିୟମର ଅଧିକ ମାତ୍ରା କମାଇ ଦିଏ । ଯାହାଦ୍ୱାରା ଧମନୀରେ ଯାଉଥିବା ରକ୍ତର ମାତ୍ରାରେ ସ୍ୱଚ୍ଛତା ଆସେ । ଏହି ପ୍ରକାର ରକ୍ତଚାପ ବି କମିଯାଏ । କେତେକ ସାମାନ୍ୟତଃ ପ୍ରୟୋଗରେ ଆସୁଥିବା ଡାଇୟୁରିୟା ନିମ୍ନଲିଖିତ:

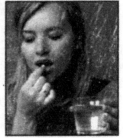

1 . ଥିୟାଜାଇଡିସ୍ : ଡିୟୁରିଲ, ହାଇଗ୍ରୋଟୋନ, ଓରୋଟୀକ୍, ଡିୟୁଲୋଜେରେକ୍ଲୋଲିନ ।

2 . ଲୁପ (ଅଧିକ ମାତ୍ରାରେ ସୋଡିୟମ ବାହାରିବା) : ଲୋସିକ୍ସ, ଏଡିକ୍ରିନ, ବ୍ୟୁମେକ୍ସ, ଡିମାଡେକ୍ସ

3 . ପୋଟାସିୟମ ସ୍ପେରିଙ୍ଗ : ମୀଡାମୋର, ଏଲଡେ କରୋନ, ଡାୟରେନିୟମ

ପ୍ରଶ୍ନ 41: ବୀଟାବ୍ଲାକର୍ସ କ'ଣ ? କିଛି ଉଦାହରଣ ଦିଅନ୍ତୁ ?

ଉତ୍ତର : ବିଟାବ୍ଲାକର୍ସ ନାର -ଏଣ୍ଡ୍ରେନାଲିନ ହର୍ମୋନର ପ୍ରଭାବକୁ ରୋକି ରକ୍ତଚାପ କମାଇବାରେ ସହାୟତା କରେ । ଏହା ହୃଦୟ ଗତି ତେଜ କରିବା ବାଲା ତଥା ରକ୍ତ ନଳିକାକୁ ସଂକୁଚିତ ଓ ପ୍ରସାରଣର ଉତ୍ତରଦାୟୀ, ବୀଟା ରିସେପ୍ଟର୍ସର ପ୍ରଭାବକୁ ବି କମାଏ । ପ୍ରଥମେ କେରୋନାରୀ ହୃଦୟ ରୋଗ ପାଇଁ ଏହି ଔଷଧ ପ୍ରୟୋଗ ହେଉଥିଲା । ମାତ୍ର ପୁଣି ଏହାକୁ ହାଇପରଟେନଶନ ଚିକିତ୍ସା ପାଇଁ ଅଧିକ ପ୍ରଭାବୀ ମାନ୍ୟତା ଦିଆଗଲା, ଯେପରି ଟେନରୋମିନ, ଇଣ୍ଡିରଲ,ଟେନୋଲୋଲ ସ୍ପିକୈଡ, ସ୍ପେଥ ଓ ବୀଟା କାର୍ଡ ଆଦି ।

ପ୍ରଶ୍ନ 42 : ଅଲଫା ବ୍ଲାକର୍ସ କ'ଣ ? କିଛି ଉଦାହରଣ ଦିଅନ୍ତୁ ?

ଉତ୍ତର : ଅଲ୍‌ଫା ବ୍ଲାକର୍ସ ଶରୀରେ ଏଡ୍ରେନାଲିନର ପ୍ରଭାବକୁ କମାଏ । ଏହି ହର୍ମୋନ ରକ୍ତ ନଳିକାକୁ ସଂକୁଚିତ କରିଦିଏ । ଯାହାଦ୍ୱାରା ହୃଦୟକୁ ଅଧିକ ପରିଶ୍ରମ କରିବାକୁ ପଡେ । ହୃଦୟ ଗତି ବଢ଼ିବା ଦ୍ୱାରା ରକ୍ତଚାପ ବି ବଢ଼େ । ଏହା ମୂତ୍ରର ପ୍ରବାହକୁ ସୁଧାରେ ଯାହା ପ୍ରୋସ୍ଟେଟ ରୋଗୀଙ୍କ ପାଇଁ ଭଲ । ଏହାର ଉଦାହରଣ : ହାଇଟ୍ରିନ, କାରଡୂରା ଓ ମିନି ପ୍ରେସ ଆଦି ।

ପ୍ରଶ୍ନ 43 : କାଲସିୟମ ଚେନେଲ ବ୍ଲାକର୍ସ କଣ ? କିଛି ଉଦାହରଣ ଦିଅନ୍ତୁ ?

ଉତ୍ତର : ଆମ ଶରୀରରେ ଛୋଟ ଚ୍ୟାନେଲ ବାଲା କେତେକ କୋଶିକା ଥାଏ ଯାହାକୁ କାଲସିୟମ ଚ୍ୟାନେଲ କୁହାଯାଏ । ଯେତେବେଳେ କାଲସିୟମ ଏହି ଚ୍ୟାନେଲରେ ପ୍ରବାହିତ ହୁଏ ତେବେ କୋଶିକାର ମାଂସପେଶୀ ସଂକୁଚିତ ହୁଏ ତଥା ଧମନୀ ସଂକୁଚିତ ହୋଇଯାଏ । ଏହାଦ୍ୱାରା ରକ୍ତଚାପ ବଢ଼େ । ଏହି ଔଷଧମାନଙ୍କ ମଧ୍ୟରୁ ଧମନୀ ରକ୍ତ ପ୍ରବାହ ପାଇଁ ସୁଚାରୁ ଅଟେ ତଥା ରକ୍ତପ୍ରବାହ କମାଏ । ଉଦାହରଣ -ଏମକାର୍ଡ, ଏମଡେ ପିନ, ଏମଲୋ, ଏମଲୋ ଡେକ, ଏମଲୋ ପ୍ରେସ, ଏମଲୋ ଭାସ ଆଦି ।

ପ୍ରଶ୍ନ 44 : ଏ.ସି.ଇ. ଇହ୍ନିବିଟର୍ସ କଣ ? କିଛି ଉଦାହରଣ ଦିଅନ୍ତୁ ?

ଉତ୍ତର : ଏହା ଏଞ୍ଜିଓଟେନସିନରେ ବଦଳିବା ବାଲା ଏଞ୍ଜାଇମ ଅଟେ । ଏହା ଦୁଇଟି ଶବ୍ଦରେ ତିଆରି । ଏଞ୍ଜିଓ -ରକ୍ତ ନଳିକା ତଥା ଟେନଶନ ଚାପ , ଏଞ୍ଜିଓ ଟେନସନ ଏକ ତତ୍ତ୍ୱ ଅଟେ, ଯାହା ରକ୍ତ ନଳିକାକୁ ସଂକୁଚିତ କରି ରକ୍ତଚାପ ବଢ଼ାଏ । ଇ.ସି.ଇ. ଇହ୍ନିବିୟର୍ସ ଏହାର ନିର୍ମାଣକୁ କମାଏ ତଥା ରକ୍ତ ପ୍ରବାହକୁ ସୁଚାରୁ କରେ । ଉଦାହରଣ : ରୈମେକ, ଲିସ୍ପିଲ, ଇନେସ, ଏନଭାସ, ଏସିଟନ,କେପଟ୍ରିଲ ଆଦି ।

ପ୍ରଶ୍ନ 45 : ଏଞ୍ଜିଓଟେନିସନ II ରିସେପ୍ଟର ବ୍ଲାକର୍ସ କ'ଣ ? କିଛି ଉଦାହରଣ ଦିଅନ୍ତୁ ?

ଉତ୍ତର : ଏଞ୍ଜିଓ ଟେନସିନ II ରିସେପ୍ଟର ବ୍ଲକର୍ସ ନୂଆ ଔଷଧ ଯାହା ହାଇପର ଟେନଶନକୁ ନିୟନ୍ତ୍ରିତ କରେ । ଏହା ଶରୀରରେ ଏଞ୍ଜିଓଟେନସିନକୁ ବି ସୃଷ୍ଟି ହେବାକୁ ଦିଏ ନାହିଁ । ଉଦାହରଣ : ଲୋସର, ଲୋସର ଏଚ, ଲୋସାକାର, ରୀ ପେକ, ତୋଜାର, ରିପେକ ଏଚ ଆଦି ।

ପ୍ରଶ୍ନ 46 : ସେଣ୍ଟ୍ରାଲ ଏକ୍ଟିଙ୍ଗ ଡ୍ରଗ୍ସ କେଉଁଥିରେ ହୁଏ ? କିଛି ଉଦାହରଣ ଦିଅନ୍ତୁ ?

ଉତ୍ତର : ସେଣ୍ଟ୍ରାଲ ଏକ୍ଟିଙ୍ଗ ଏଜେ ମସ୍ତିଷ୍କକୁ ସ୍ନାୟୁତନ୍ତ୍ର ପର୍ଯ୍ୟନ୍ତ, ହୃଦୟ ଗତି ବଢ଼ାଇପାରେ ଓ ରକ୍ତ ନଳିକାକୁ ସଂକୁଚିତ ଆଦେଶ ପଠାଇବାକୁ ଦିଏ ନାହିଁ । ଉଦାହରଣ : ଏରକାମିନ, କେଟାପ୍ରେସ, ଟେନେକ୍ସ, ଏଲଡି ମେଟ, ସରପାସିଲ ଆଦି ।

ପ୍ରଶ୍ନ 47 : ବାସୋ ଡାଇଲଟର୍ସ କଣ ? କିଛି ଉଦାହରଣ ଦିଅନ୍ତୁ ?

ଉତ୍ତର : ବାସୋଡାଇନେଟର୍ସ ଔଷଧ ଗମ୍ଭୀର ହାଇପରଟେନଶନ ର ଚିକିତ୍ସାରେ କାମରେ ଆସେ । ଏହା ଧମନୀକୁ ମାଂସପେଶୀର ଦ୍ୱାର ଉପରେ ସିଧା କାମ କରେ । ଏହାକୁ ଶକ୍ତ ହେବା ଓ ସଂକୁଚିତ ହେବାରୁ ରକ୍ଷାକରେ । ଉଦାହରଣ : କାର୍ଡିକ, ନାଇଟ୍ରୀପିନ, ଫେଲୋଗେରିସ, କେଲସିଗାର୍ଡ, ଡେପିନ, ମୟୋଗାର୍ଡ ଓ ନାଇଫଡାଇନ ଆଦି ।

ପ୍ରଶ୍ନ 48 : ଆପାଦକାଳରେ ହାଇପରଟେନଶନ କୁ କିପରି ସମ୍ଭାଳିବା ?

ଉତ୍ତର : ଏଣ୍ଟି ହାଇପର ଟେନଶନ ଔଷଧ ନେଲା ପରେ 30 ମିନିଟ ପର୍ଯ୍ୟନ୍ତ ପ୍ରଭାବ ଦେଖାଏ । ଏଥିପାଇଁ ଏହାକୁ ଆପାତକାଳରେ ପ୍ରୟୋଗ କରି ପାରିବେ ନାହିଁ । ଏପରି ଅବସ୍ଥାରେ ରୋଗୀଙ୍କୁ ଆରାମ କରିବାକୁ ଦିଅନ୍ତୁ ନାହିଁ ଓ ତାଙ୍କୁ ଜିଭ ତଳେ ଔଷଧ ରଖିବାକୁ କୁହନ୍ତୁ । ଏଥିରେ ରକ୍ତଚାପ ତୁରନ୍ତ କମି ଯିବ । ତାଙ୍କୁ ଏଣ୍ଟି-ଏଙ୍ଗଜାଇଟି ଇଞ୍ଜେକସନ୍ ବି ଦେଇ ପାରିବେ । ଏହା ଦ୍ୱାରା ବି ରକ୍ତଚାପ କମିବାରେ ଓ ସହାୟତା ମିଳେ ।

ପ୍ରଶ୍ନ 49 : ଉଚ୍ଚ ରକ୍ତଚାପ କମାଇବା ଔଷଧ କେତେ ସମୟ ପର୍ଯ୍ୟନ୍ତ କାମ ଦିଏ ?

ଉତ୍ତର : ଉଚ୍ଚ ରକ୍ତଚାପ କମାଇବା ଔଷଧ ପର୍ଯ୍ୟାପ୍ତ ସମୟ ପର୍ଯ୍ୟନ୍ତ ନେବା ଦରକାର । ଅନେକ ଥର ଲୋକେ ଭାବନ୍ତି ଯେ 10-15 ଦିନ ଔଷଧ ନେଇ ପୂରା ଚିକିତ୍ସା ହୋଇଗଲା । ମାତ୍ର ଦୁର୍ଭାଗ୍ୟ ଯେ ଏ ଔଷଧ କେବଳ ରକ୍ତଚାପକୁ ସାମାନ୍ୟ ରୂପେ ନିୟନ୍ତ୍ରିତ ରଖିବାରେ ସହାୟକ ହୁଏ । ରକ୍ତଚାପ ନିୟନ୍ତ୍ରିତ ହେବା ପାଇଁ ଏହାରା ମାତ୍ରା କମାଇ ପାରନ୍ତି ।

ପ୍ରଶ୍ନ 50 : ହାଇପର ଟେନଶନ ଔଷଧର ଦୁଷ୍ପ୍ରଭାବ ଅଛି ?

ଉତ୍ତର : ଆଜ୍ଞା ହଁ, ସମସ୍ତ ଏଲୋପ୍ୟାଥିକ ଔଷଧର କିଛି ନା କିଛି ଦୁଷ୍ପ୍ରଭାବ ଅଛି । କିନ୍ତୁ ଏହାପରେ ବି ଉଚ୍ଚରକ୍ତଚାପ ରୋଗୀକୁ ବ୍ଲଡପ୍ରେସର ନିୟନ୍ତ୍ରଣ କରିବା ପାଇଁ ଏହାକୁ ନେବାକୁ ହିଁ ହେବ ।

ପ୍ରଶ୍ନ 51: ଡାଇୟୁରେଟିକ୍ସ ର କଣ ଦୁଷ୍ପ୍ରଭାବ ଅଛି ?

ଉତ୍ତର : ଯଦି ୟୁରେଟିକ୍ସ ଅଧିକ ମାତ୍ରା ନେଇ ନିଅନ୍ତି ତେବେ କମଜୋରୀ ଆସିଯାଏ ଏବଂ ମୁଣ୍ଡ ଘୂରାଇବାକୁ ଲାଗେ । ଏହାଦ୍ୱାରା ହାଇସୁଗାର, କୋଲେଷ୍ଟ୍ରାଲ ଓ ୟୁରିକ ଏସିଡ ଲେବଲ ବି ଥାଏ । ଏହାର କାରଣରୁ ଭବିଷ୍ୟତରେ ଆବୁ ବି ହୋଇପାରେ ।

ପ୍ରଶ୍ନ 52 : ବୀଟା ବ୍ଲକର୍ସର ଦୁଷ୍ପ୍ରଭାବ କଣ ?

ଉତ୍ତର : ଏହି ଔଷଧ ସମସ୍ତ ବି.ପି. ଔଷଧ ତୁଳନାରେ ଅଧିକ ଦୁଷ୍ପ୍ରଭାବ ହୋଇଥାଏ । ଯେଉଁଥିରେ କ୍ଳାନ୍ତି, ହାତ ଥଣ୍ଡା ପଡିଯିବା, ଶୋଇବାରେ ଅସୁବିଧା, ସେକ୍ସର ଇଛା କମ ତଥା ଟ୍ରାଇଗ୍ଲିସରାଇଜଡ ସ୍ତରରେ ବୃଦ୍ଧି ବି ସାମିଲ ଅଟେ । ଗମ୍ଭୀର ଦମା ରୋଗୀଙ୍କୁ ଏ ଔଷଧ ଖାଇବାପାଇଁ ଉପଦେଶ ଦିଆଯାଏ ନାହିଁ ।

ପ୍ରଶ୍ନ 53 : ଏ.ସି.ଇ. ଇହ୍ନିବିଟର୍ସର କଣ ଦୁଷ୍ପ୍ରଭାବ ଅଛି ?

ଉତ୍ତର: ଏହାର ଦୁଷ୍ପ୍ରଭାବ ଶୁଖିଲା କାଶ, ଛୋଟ ଛୋଟ ଆବୁ, ଭୋକ ଲାଗିବା, ମୁହଁର ରଙ୍ଗ ବଦଳିବା ଆଦି ସାମିଲ ଅଟେ । ବୃକକ ଦ୍ୱାରା ଗମ୍ଭୀର ରୋଗୀଙ୍କୁ ଏ ଔଷଧ ଦିଆଯାଏ ନାହିଁ ।

ପ୍ରଶ୍ନ 54 : ଏଞ୍ଜିଓ ଟେନସିନ II ରିସେପ୍ଟର ବ୍ଲକର୍ସର ଦୁଷ୍ପ୍ରାଭ କଣ ?

ଉତ୍ତର : ଏହାର ଦୁଷ୍ପ୍ରଭାବ ଖୁବ୍ କମ ମାତ୍ର ଏହା କାରଣରୁ ମୁଣ୍ଡ ବୁଲାଇବା, ନାକ ବନ୍ଦ ହେବା ଗୋଡ, ପିଠିରେ ଦରଜ, ଡାୟରିଆ, ଅଜୀର୍ଣ୍ଣ ଓ ଅନିଦ୍ରା ରୋଗ ହୋଇପାରେ । ବୃକକ ରୋଗୀ ତଥା ଗର୍ଭାବସ୍ଥାରେ ଏଞ୍ଜିଓ ଟେନସନ II ରିସେପ୍ଟର ବ୍ଲକର୍ସ ଦିଆଯାଏ ନାହିଁ ।

ପ୍ରଶ୍ନ 55 : ଅଲଫା ବ୍ଲକର୍ସର ଦୁଷ୍ପ୍ରାଭାବ କ'ଣ ?

ଉତ୍ତର : ଏହାର ଦୁଷ୍ପ୍ରଭାବରେ ମୁଣ୍ଡ ବ୍ୟଥା, ଦେହ ବ୍ୟଥା, କମଜୋରୀ ଓ ହୃଦୟ ଭୟରେ କମ ସାମିଲ ଅଟେ ।

ପ୍ରଶ୍ନ 56 : ସେଣ୍ଟ୍ରାଲ ବ୍ଲକର୍ସର ଦୁଷ୍ପ୍ରଭାବ କ'ଣ ?

ଉତ୍ତର : ଏହାର ଦୁଷ୍ପ୍ରଭାବରେ କ୍ଳାନ୍ତି, ଅନିଦ୍ରାପଣ, ମୁଣ୍ଡ ଦୁଲାଇବା, ଓଜନ ବଢ଼ିବା ତଥା ଅବସାଦ ଆଦି ମାନସିକ ଲକ୍ଷଣ ସାମିଲ ଅଟେ ।

ପ୍ରଶ୍ନ 57 : ଓ୍ୱାଲୋଡିଲେଟର୍ସର ଦୁଷ୍ପ୍ରଭାବ କ'ଣ ?

ଉତ୍ତର : ଏହା କାରଣରୁ ପେଟର ଅସୁବିଧା, ଅନିଦ୍ରାପଣ, ମୁଣ୍ଡ ବୁଲାଇବା, ନାକ ବନ୍ଦ ହେବା ଶରୀରରେ ଅଧିକ ବାଳ ଉଠିବା ଓ ମାଢ଼ି ଫୁଲିବା ଅସୁବିଧା ହୋଇପାରେ ।

ପ୍ରଶ୍ନ 58 : ଦୀର୍ଘ ସମୟ ପର୍ଯ୍ୟନ୍ତ ହାଇପର ଟେନଶନ ଔଷଧ ନେବା ସୁରକ୍ଷିତ କି ?

ଉତ୍ତର : ଆଜ୍ଞା ହଁ, ଦୀର୍ଘ ସମୟ ପର୍ଯ୍ୟନ୍ତ ଔଷଧ ନେବା ସୁରକ୍ଷିତ ଅଟେ । କାରଣ ଏହା ରକ୍ତଚାପକୁ ନିୟନ୍ତିଣ ରଖେ । ଏହାର ଦୁଷ୍ପ୍ରଭାବ ବି ସୀମିତ ଅଟେ ।

ପ୍ରଶ୍ନ 59 : ଏହି ଔଷଧ ମିଶାଇ କରି ନିଆଯାଇ ପାରିବ କି ?

ଉତ୍ତର : ଆଜ୍ଞା ହଁ, ଏ ଔଷଧ ମିଶାଇ ନେଇପାରିବେ । କେତେକ ଥର କୌଣସି ଏକ ଔଷଧ ରକ୍ତଚାପକୁ ନିୟନ୍ତଣ କରିପାରେ ନାହିଁ । ଏପରି ମାମଲାରେ ସମୂହ ହିସାବରେ ନେବା ଭଲ ହୁଏ । ଏଥିରେ କମସେ କମ ଦୁଷ୍ପ୍ରଭାବ ସହିତ ରକ୍ତଚାପ ନିୟନ୍ତିତ କରିପାରେ ।

ପ୍ରଶ୍ନ 60 : ବ୍ଲଡ ପ୍ରେସର ଔଷଧ ନେବା ଜୀବନରେ କେବେ ବି ବନ୍ଦ କରି ହେବ ନାହିଁ ?

Cଉର : ଯଦି ରକ୍ତଚାପ 120 / 80 ବା ଏଠାରୁ କମ ରହେ ତେବେ ଔଷଧ ନେବା କେବେ ବି ବନ୍ଦ କରିପାରନ୍ତି ମାତ୍ର ଔଷଧ ବନ୍ଦ କରିବା ପୂର୍ବରୁ ସ୍ଥିର କରି ନିଅନ୍ତୁ ଯେ ଔଷଧ ବନ୍ଦ କରିବା ପରେ ରକ୍ତଚାପ ବଢ଼ିବ ନାହିଁ । ଏହା ବ୍ୟତୀତ ଯୋଗ, ଧ୍ୟାନ ତଥା ବ୍ୟାୟାମ କରିବା ଉଚିତ । ତାଦ୍ୱାରା ରକ୍ତଚାପ ନିୟନ୍ତ୍ରଣରେ ସହାୟତା ମିଳିପାରିବ ।

ଯଦି ବ୍ୟକ୍ତି ନିୟମର ସହିତ ଯୋଗ, ଧ୍ୟାନ ତଥା ବ୍ୟାୟାମ ସହିତ ରକ୍ତଚାପକୁ 120/ 80 mmHg ର ନିମ୍ନରେ ରଖିପାରେ ତେବେ ଔଷଧ ବନ୍ଦ କରାଯାଇ ପାରିବ ।

ପ୍ରଶ୍ନ 61 : ରକ୍ତଚାପ 120/ 80 mm Hg ହେଲେ ଔଷଧ ମାତ୍ରା କମାଇବା ଉଚିତ ?

ଉତ୍ତର : ଆଜ୍ଞା ହଁ, ରକ୍ତଚାପ 120 / 80 mm Hg ବା ତାଠାରୁ ନିମ୍ନକୁ ଆସେ ରକ୍ତଚାପର ଔଷଧର ମାତ୍ରା କମାଇ ପାରନ୍ତି । ମାତ୍ର ଯଦି ଔଷଧ କମାଇଲେ ରକ୍ତଚାପ ପୁଣି ବଢ଼ିବାକୁ ଲାଗେ ତେବେ ଏପରି ଅବସ୍ଥାରେ ଔଷଧର ମାତ୍ରା କମ କରିପାରିବେ ନାହିଁ ।

ପ୍ରଶ୍ନ 62 : ଯଦି ରକ୍ତଚାପ 120/80mm Hg ହେବ ତ କଣ କରିବୁ ?

ଉତ୍ତର : ଯଦି ରକ୍ତଚାପ ସାମାନ୍ୟ ସ୍ତରରେ ଅଛି ତେବେ ଏହି ସ୍ତରକୁ ଭବିଷ୍ୟତରେ ବଜାୟ ରଖିବାକୁ ଚାହାଁନ୍ତି ଆପଣ ଯୋଗ, ଧ୍ୟାନ ତଥା ପର୍ଯ୍ୟାପ୍ତ ଆହାର ଦ୍ୱାରା ଏହାକୁ ନିୟନ୍ତ୍ରିତ ରଖିପାରିବେ । ଉ‌େ ଜନା ଉଚ୍ଚରକ୍ତଚାପର ପ୍ରମୁଖ କାରକ ଅଟେ । ଏହାକୁ ନିୟନ୍ତ୍ରିତ କରି ନେବେ ତ ଭଲ ହେବ ।

ପ୍ରଶ୍ନ 63 : ଯଦି ରକ୍ତଚାପ 120/ 80 mm Hg କିଛି ତଳକୁ ଚାଲିଯାଏ ତେବେ କଣ କରିବୁ ?

ଉତ୍ତର : ଯଦି ରକ୍ତଚାପ 120/ 80 mm Hg କିଛି ତଳକୁ ଚାଲିଯାଏ ତେବେ ଚିନ୍ତାର କୌଣସି କାରଣ ନାହିଁ । ଏହା ଶରୀରରେ ଆଣ୍ଟିହାଇପର ଟେନସିଭ ଔଷଧ ପ୍ରଭାବରେ ହୋଇପାରେ । ମାତ୍ର ଏହା 40/60 mm Hg ପର୍ଯ୍ୟନ୍ତ ତଳକ ଚାଲିଯାଏ ତ କମଜୋରୀ ଓ ବ୍ୟସ୍ତତା ଲାଗିଲେ ତେବେ ଏକ କପ୍ ଚାହା / କଫି ନିଅନ୍ତୁ । ଏହା ରକ୍ତଚାପ ନିୟନ୍ତ୍ରିତ କରିବାରେ ସହାୟତା କରିବ ।

4 . ଆହାର ଓ ହାଇପରଟେନଶନ

ପ୍ରଶ୍ନ 64 : ହାଇପର ଟେନସିଭ ଆହାରରେ ଲୁଣ ନେଇ ପାରିବେ କି ?

ଉତ୍ତର : ହାଇପର ଟେନସିଭ ରୋଗୀ ଦୁଇପ୍ରକାର ହୋଇଥାନ୍ତି । ଲୁଣ ସଂବେଦନଶୀଳ ତଥା ଲୁଣ ଅସଂବେଦନଶୀଳ । ଦୁଇ ଅବସ୍ଥାରେ ଲୁଣର ମାତ୍ରା ସୀମିତ କରିବା ଆବଶ୍ୟକ । ଯଦି ଲୁଣ ପ୍ରତି ଅସଂବେଦନଶୀଳ ଅଟନ୍ତି ତେବେ ଲୁଣ ପକାନ୍ତୁ ମାତ୍ର ଅଧିକ ଲୁଣ ନୁହେଁ ।

ପ୍ରଶ୍ନ 65 : ଲୁଣ ସଂବେଦଦନଶୀଳ ହାଇପର ଟେନଶନ କଣ ?

ଉତ୍ତର : ହାଇପର ଟେନଶନ ରୋଗୀ ଦୁଇ ପ୍ରକାରର ହୋଇଥାନ୍ତି । - ସଲ୍ଟ ସେନସଟିଭ ତଥା ଇନସେନ୍‌ସଟିଭ । ସେନସିଟିଭ ରୋଗୀ ଲୁଣ ନେଲେ ରକ୍ତଚାପ ପ୍ରଭାବିତ ହୁଏ । ଅଳ୍ପ ଲୁଣ ବି ତାଙ୍କର ରକ୍ତଚାପ ବଢ଼ାଇ ପାରେ । ଲୁଣ ବନ୍ଦ କରିବା ରକ୍ତଚାପ କମାଇବାରେ ସହାୟକ ହୁଏ । ଏପରି ରୋଗୀଙ୍କୁ ଖାଦ୍ୟରେ ଲୁଣ ସେବନ କରିବା ଉଚିତ ନୁହେଁ ।

ପ୍ରଶ୍ନ 66 : ଲୁଣ ଅସଂବେଦନଶୀଳ ହାଇପର ନେଟଶନ କଣ ?

ଉତ୍ତର : ଏପରି ରୋଗୀ ଲୁଣ ପ୍ରତି ଅସଂବେଦନଶୀଳ ହୋଇ ଥାଆନ୍ତି । ଅର୍ଥାତ୍ ଲୁଣ ନେଲେ ବା ନ ନେଲେ ସେମାନଙ୍କର ରକ୍ତଚାପ ଜାଂଚ କରନ୍ତୁ । ଯଦି ଲୁଣ ନେବାଦ୍ୱାରା ରକ୍ତଚାପ ବଢ଼େ ତେବେ ଲୁଣ ନିଅନ୍ତୁ ନାହିଁ । ଯଦି ଲୁଣ ନେବାଦ୍ୱାରା ରକ୍ତଚାପ ନବଢ଼େ ତେବେ ଲୁଣର ସୀମିତ ମାତ୍ରାରେ ନେଇ ପାରନ୍ତି ।

ପ୍ରଶ୍ନ 67 : ଉଚ୍ଚ ତନ୍ତୁ ଯୁକ୍ତ ଆହାର ହାଇପର ଟେନଶନ କମାଇବାପରେ କେତେ ସହାୟକ ଅଟେ ?

ଉତ୍ତର : ତନ୍ତୁ ଯୁକ୍ତ ଆହାର ନେବା ଦ୍ୱାରା ଟ୍ରାଇଗ୍ଲିସରାଇଜଡ ଓ କୋଲେଷ୍ଟ୍ରାଲର ସ୍ତର କମାଇ ଦିଆଯାଇପାରେ । ରେଶା ମଧୁମେହ ତଥା ଓଜନ କମାଇବାରେ ବି ସହାୟକ ହୁଏ । ମେଦହବୁଲତା ତଥା ମଧୁମେହ ଦୁହେଁ ହିଁ ହାଇପର ଟେନଶନକୁ ନିୟନ୍ତ୍ରଣ କରନ୍ତି । ଏଥିପାଇଁ ଏହାକୁ ସୁଧାର କରି ହାଇପର ଟେନଶନକୁ କମାଇ ପାରନ୍ତି ।

ପ୍ରଶ୍ନ 68 : ମୁଁ ଦିନରେ 1-2 ଅଧିକ ଚା / କଫି ନେଇ ପାରିବି ?

ଉତ୍ତର : କଫି ଏକ ଉତ୍ତେଜକ ଦ୍ରବ ଅଟେ, ଯାହା ଆପଣଙ୍କ ହୃଦୟ ଗତି ଓ ରକ୍ତଚାପ ବଢ଼ାଇ ଦିଏ । ଅତଃ ହାଇପର ଟେନସିଭ ରୋଗୀକୁ ତେଜ ଚା ବା କଫି ପିଇବାକୁ କୁହାଯାଏ । ଦିନରେ 1-2 ଥର ଚାହା / କଫି ପିଇବାରେ କୌଣସି କ୍ଷତି ନାହିଁ, ମାତ୍ର ଅଧିକ ସେବନରେ କ୍ଷତି ହୋଇ ପାରେ ।

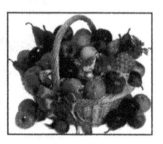

ପ୍ରଶ୍ନ 69 : ଉଚ୍ଚ କୋଲେଷ୍ଟ୍ରାଲ ଯୁକ୍ତ ଆହାରରେ ରକ୍ତଚାପ ବୃଦ୍ଧି ହୁଏ ?

ଉତ୍ତର : ଆଜ୍ଞା ହଁ, ଏପରି ଆହାର ନେଲେ ରକ୍ତଚାପ ବଢ଼େ । ଏହି କୋଲେଷ୍ଟ୍ରାଲ ଆପଣଙ୍କ ଧମନୀରେ ଜମା ହୋଇ ରହେ ଯାହା ପୂରା ଶରୀରକୁ ରକ୍ତ ପହଞ୍ଚାଏ । ଧମନୀରେ ରକ୍ତ ପ୍ରବାହ ପାଇଁ କମ ସ୍ଥାନ ରହିଯାଏ । କୋରୋନରୀ ଧମନୀରେ ବାଧା (ଆଥେରୋ ସକଲେରୋସିସ୍) କାରଣରୁ ରକ୍ତଚାପର ଚାପ ବଢ଼େ । ଅନ୍ୟ ଧମନୀରେ ଜମା ହେଲେ ବି ଉଚ୍ଚ ରକ୍ତଚାପ ହୁଏ ।

ପ୍ରଶ୍ନ 70 : ଡେଶ (Dash) ଡାଇଟ କାହାକୁ କହନ୍ତି ?

ଉତ୍ତର : ଡାସ ଡାଇଟ (Dietary Approaches to Hypertension) ରେ ଫଳ, ସବୁଜ ପରିବା ଓ କମ ଚର୍ବିଯୁକ୍ତ ଡେୟରୀ ଉତ୍ପାଦ ଉପରେ ବଳ ଦିଆଯାଏ । ଏଥିରେ ମାଛ, ପୋଲଟ୍ରୀ ଓ ନଟ୍‌ସର ଅଳ୍ପ ମାତ୍ରା ହୋଇଥାଏ । ତଥା ରେଡମିଟ ଓ ମିଠେଇ ର ମାତ୍ରାକୁ କମ କରାଯାଏ । ଏଥିରେ ଲୁଣର ମାତ୍ରା ବି କମିଆଯାଏ । ଡେସ ଆହାର ରେଶେ ତଥା ପ୍ରୋଟିନରେ ବି ଭରପୂର ହୋଇଥାଏ ।

ପ୍ରଶ୍ନ 71 : ଡେସ ଡାଇଟ କଣ ଉପଦେଶ ଦିଏ ?

ଉତ୍ତର : ନିଜ ଉର୍ଜାର ପରାମର୍ଶ ନିମ୍ନଲିଖିତ ଅଟେ:

- ନିଜ ଉର୍ଜାର ଆବଶ୍ୟକତା ଅନୁସାର ବିବିଧ ଖାଦ୍ୟ ପଦାର୍ଥ ଖାଆନ୍ତୁ
- ଶରୀରର ଓଜନ ଠିକ୍ ରଖିବା ପାଇଁ କ୍ୟାଲୋରୀ ମାତ୍ରା ଉପରେ ଧ୍ୟାନ ନିଅନ୍ତୁ ।
- ପ୍ରତିଦିନ ଶାରୀରିକ ଗତିବିଧି କରନ୍ତୁ ।
- ଫଳ, ପନିପରିବା, ସାବୁତ ଅନାଜ, କମ ଚର୍ବି ଯୁକ୍ତ ଦୁଧରେ ତିଆରି ଉତ୍ପାଦର ମାତ୍ରା ବଢ଼ାନ୍ତୁ ।
- ଉତ୍ତମ ସ୍ୱାସ୍ଥ୍ୟ ପାଇଁ ବୁଦ୍ଧିମତା ପୂର୍ବକ ଚର୍ବି ନିର୍ବାଚନ କରନ୍ତୁ ।
- କମ୍ ଲୁଣ ବାଲା ଭୋଜନ ନିର୍ବାଚନ କରନ୍ତୁ ।
- ଯଦି ମଦ୍ୟପାନ କରୁଥାନ୍ତି ତେବେ ସଂଯମିତ ମାତ୍ରାରେ ନିଅନ୍ତୁ ।
- କେବଳ ସୁରକ୍ଷିତ ଭୋଜନ ପ୍ରୟୋଗ କରନ୍ତୁ ।

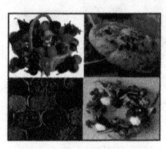

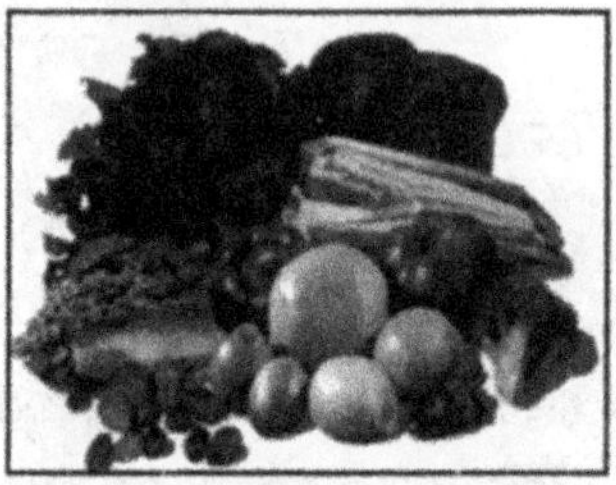

ପ୍ରଶ୍ନ 72 : 'କମ୍ବିନେଶନ ଡାଏଟ' କାହାକୁ କହନ୍ତି ?

ଉତ୍ତର : 'କାମ୍ବିନେଶନ ଡାଏଟ'ରେ ତାଜା ଫଳ, ପନିପରିବା, ଶସ୍ୟର ଭରପୂର ମାତ୍ରା ତଥା କମ ଚର୍ବି-ଯୁକ୍ତ ଡେୟରୀ ଉତ୍ପାଦକୁ ସାମିଲ କରେ । ଏହି ଡାଏଟ ଅନୁସାର ଚର୍ବିଗ୍ରହଣ ମୋଟ କ୍ୟାଲୋରୀର 30% ରୁ କମ ହେବା ଦରକାର ।

ପ୍ରଶ୍ନ 73 : କମ୍ବିନେଶନ ଡାଏଟକୁ ହାଇପରଟେନଶନ ରୋଗୀ ପାଇଁ କାହିଁକି ଲାଭକାରୀ କୁହାଯାଏ ?

ଉତ୍ତର : ଏହି ଡାଏଟକୁ ପାଳନ କରିବା ବାଲା ହାଇପର ଟେନଶନ ରୋଗୀର ସିସ୍ଟୋଲିକ ଚାପରେ 11.4 mmHg ତଥା ଡାୟସ୍ଟୋଲିକ ଚାପ 15.5 mm Hg ପ୍ରାୟତଃ କମ ଆସେ । ଔଷଧ ସେବନରେ ବି ଏତିକି ପ୍ରଭାବ ଦେଖା ଯାଇଛି ।

ପ୍ରଶ୍ନ 74: ହାଇପର ଟେନଶନ ରୋଗୀ ପାଇଁ କମ୍ବିନେଶନ ଡାଏଟକୁ ଉତ୍ତମ ବୋଲି କାହିଁକି କହନ୍ତି ?

ଉତ୍ତର : ଏହା ଏଇଥି ପାଇଁ ଉତ୍ତମ ଅଟେ ଯେ ଏହା ପୋଟାସିୟମ, କାଲସିୟମ ତଥା ମାଗ୍ନେସିୟମରେ ଭରପୂର ହୋଇଥାଏ ।

ପ୍ରଶ୍ନ 75 : କାଲସିୟମର ସ୍ରୋତ କଣ କଣ ଅଟେ ?

ଉତ୍ତର : ଜଣେ ବୟସ୍କକୁ 400 mmek ପ୍ରତିଦିନ କ୍ୟାଲିସିୟମର ମାତ୍ରା ହେବା ଦରକାର । ଏହି ଖାଦ୍ୟ ପଦାର୍ଥକୁ ନିର୍ବାଚନ କରି ପାରନ୍ତି । କାଲସିୟମର ପ୍ରମୁଖ ସ୍ରୋତ :

କାଲସିୟମ (ମି.ଗ୍ରା) ପ୍ରତି 100 ଗ୍ରାମ

ସ୍କିମଡ ମିଲକ	:	120
ଘୋଳଦହି	:	30
ଚଣା	:	344
ମୋଠ	:	202
ରାଜମା	:	260
ସୋୟାବିନ	:	240
ମାଁ ଡାଲି	:	154
ବଥୁଆ ପତ୍ର	:	150
କୋବି	:	626
ଧନିଆ ପତ୍ର	:	184
କଢ଼ୀ ପତ୍ର	:	830
ମେଥି ପତ୍ର	:	395
ସୋରିଷ	:	155
ସଲାଦ ପତ୍ର	:	320
ମୂଳାପତ୍ର	:	280
ପାଳଙ୍ଗ	:	75
ଗାଜର	:	80
ପିଆଜ	:	50
ମୂଳା	:	70
ବିନ୍‌ସ	:	50
ଭେଣ୍ଡି	:	66
କମଳ କକଡୀ	:	405
ଅଁଳା	:	50

ବେଲ	:	85
ଖଜୁର	:	120
ମୁନକ୍କା	:	130
ଅଂଜୀର	:	80
ଅମୃତଭଣ୍ଡା	:	50
ଲେମ୍ବୁ	:	70
ଫାସଲା	:	129
କିଶମିଶ	:	90
ଗନ୍ନାଗୁଡ	:	80
ଖଜୁରୀ ଗୁଡ	:	363

ପ୍ରଶ୍ନ 76 : ମାଗନିସିୟମର ସ୍ରୋତ କଣ କଣ ଅଟେ ?

ଉତ୍ତର : ଏହା ବିବିଧ ଖାଦ୍ୟ ପଦାର୍ଥ ତଥା ପାଣିରୁ ମିଳେ । ସବୁଜ ପତ୍ର ବାଲା ପନିପରିବା, ଫଳ ତଥା ସାବୁତ ଅନାଜରୁ ଏହାର ଭରପୂର ମାତ୍ରା ମିଳିବ । ଏହା ମାଂସ, ମାଛ ଓ ପୋଲଟ୍ରୀ ଉତ୍ପାଦରେ ବି ସୀମିତ ମାତ୍ରାରେ ମିଳେ । ବର୍ତ୍ତମାନ ହାଇପର ଟେନଶନ ରୋଗୀକୁ ମାଂସ, ମାଛ ଆଦି ସେବନ କରିବା ଉଚିତ୍ ନୁହେଁ ।

ପ୍ରଶ୍ନ 77 : ପୋଟାସିୟମର ସ୍ରୋତ କଣ କଣ ଅଟେ ?

ଉତ୍ତର : ନିମ୍ନଲିଖିତ ଖାଦ୍ୟ ପଦାର୍ଥରେ ପୋଟାସିୟମର ସଂଯମିତରୁ ଭରପୂର ମାତ୍ରା ମିଳେ - ଚୌଲାଇ, ବ୍ରୋକଲୀ, ଗାଜର, ଭୁଟ୍ଟା,ବିନ, କଦଳୀ, ମଟର,ଶାଲଗମ, ମସରୁମ୍, ଆଳୁ, କଦ୍ଦୁ, ପାଳଙ୍ଗ, ଶକରଗଂନ୍ଦୀ, ଟମାଟର, ସେଓ, ଜାମୁ, ଚେରୀ, ଆଡୁ , ନାଶପାତି, ଅନନ୍ନାସ, କିଶମିଶ, ଖୁମାନୀ, ଖଜୁର, ଅମୃତଭଣ୍ଡା, ଆମ୍ବ, ସଂତରା, ମୁନକ୍କା, ତରଭୁଜ ଓ ପପିତା ଆଦି ।

ପ୍ରଶ୍ନ 78: ଆଣ୍ଟି-ଅକ୍ସିଡେଣ୍ଟ କାହାକୁ କହନ୍ତି ?

ଉତ୍ତର : ଆଣ୍ଟି-ଅକ୍ସିଡେଣ୍ଟ କୋଶିକା ମାନଙ୍କରେ ସଂରକ୍ଷଣ କାର୍ଯ୍ୟ କରେ । ଏଣ୍ଟି ଅକ୍ସିଡେଣ୍ଟ ପୋଷକ (ଭିଟାମିନ ତଥା ଖଣିଜ ଲବଣ) ହେବା ସହିତ ଏଞ୍ଜାଇମ (ରସାୟନିକ) ପ୍ରତିକ୍ରିୟାରେ ସହାୟକ ପ୍ରୋଟିନ) ବି ହୋଇଥାଏ । ଏହା ଫ୍ରି ରେଡିକଲସର ହାନିକାରକ ପ୍ରଭାବରେ ଶରୀରକୁ ରକ୍ଷା କରେ । ଫ୍ରି ରେଡିକଲସ୍‌କୁ କାବୁ କରାନ ଗଲେ ହୃଦୟର କ୍ଷତି ହୋଇପାରେ । କ୍ୟାନସର ଅଥବା ଉଚ୍ଚ ରକ୍ତଚାପ ଆଦି ରୋଗୀ ବି ହୋଇ ପାରନ୍ତି । ଏହା ତିନି ପ୍ରକାରର ହୋଇଥାଏ :

(1) ଭିଟାମିନ ଏ

(2) ଭିଟାମିନ ସି

(3) ଭିଟାମିନ ଇ

ପ୍ରଶ୍ନ 79 : ଏଣ୍ଟି ଆକ୍ସିଡେଣ୍ଟ ସ୍ରୋତ କେଉଁଥିରେ ଅଛି ?

ଉତ୍ତର : ଆଣ୍ଟି ଆକ୍ସିଡେଣ୍ଟ ନିମ୍ନଲିଖିତରେ ମିଳେ :

1. ଭିଟାମିନ ଏ: ସବୁଜ ପତ୍ରବାଲା ପନିପରିବା, ରଙ୍ଗୀନ ଫଳ, ପନିପରିବା
2. ଭିଟାମିନ ସି : ଅଁଳା, ସନ୍ତରା, ଅମୃତଭଣ୍ଡା, ମୌସୁମୀ, ସବୁଜ ମରିଚ
3. ଭିଟାମିନ ଇ : ଅଙ୍କୁରିତ ଶସ୍ୟ, ସମସ୍ତ ପ୍ରକାର ଶସ୍ୟ ଓ ଡାଲି

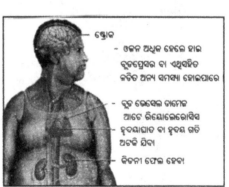

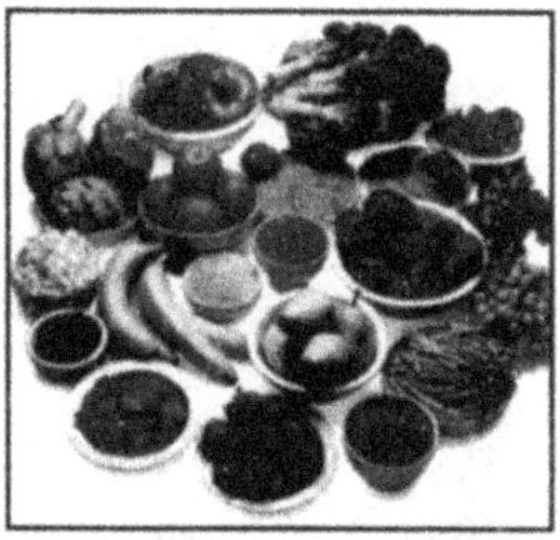

ପ୍ରଶ୍ନ 80 : ଏଣ୍ଟି- ଆକ୍ସିଡେଣ୍ଟ ହାଇପର ଟେନଶନ ସହାୟକ ଅଟେ ?

ଉତ୍ତର : ଆଜ୍ଞା ହଁ, ଏଣ୍ଟି ଆକ୍ସିଡେଣ୍ଟ ହାଇପର ଟେନଶନରେ ବି ଉପକାରୀ ଅଟେ । ଅନେକ ରୋଗରୁ ରକ୍ଷା ବି କରେ ଯେପରି ହୃଦୟାଘାତ ଆଦି ।

ଭିଟାମିନ ସି. ଏକ ଶକ୍ତିଶାଳୀ ଏଣ୍ଟି ଆକ୍ସିଡେଣ୍ଟ ଅଟେ । ଏହା ଶରୀରର ଅଶୁଦ୍ଧ ଦୂର କରି ରକ୍ତଚାପ କମାଇବାରେ ସହାୟକ ହୁଏ । ଏହା କୋଲେଷ୍ଟ୍ରାଲର ସ୍ତରକୁ କମାଏ ତଥା ଧମନୀରେ ଜମା ହେବାକୁ ଦିଏ ନାହିଁ ।

ମେଦବହୁଳତା ତଥା ଉଚ୍ଚ ରକ୍ତଚାପ

ପ୍ରଶ୍ନ 81: ମେଦବହୁଳତା ଉଚ୍ଚରକ୍ତଚାପ ପାଇଁ କିପରି ଉତ୍ତରଦାୟୀ ଅଟେ ?

ଉତ୍ତର : ପ୍ରାୟଃ ଦେଖାଯାଏ ଯେ ମୋଟା ବ୍ୟକ୍ତି ହାଇପର ଟେନଶନ (ଉଚ୍ଚ ରକ୍ତଚାପ)ରେ ବି ଗ୍ରସ୍ତ ହୁଅନ୍ତି । କାରଣ ସେମାନଙ୍କ ଧମନୀରେ ରକ୍ତର ପ୍ରଭାବ ଅଧିକ ହୁଏ । ଯଦି ସେମାନଙ୍କ ଓଜନ କମାଯାଏ ତେବେ ବ୍ଲଡ ପ୍ରେସର ବି କମାଇ ଦିଆଯାଇ ପାରିବ ।

1-2 କି.ଗ୍ରା. ଓଜନ କମିଲେ ବ୍ଲଡ ପ୍ରେସର ବି 1-2 ନିମ୍ନକୁ ଆସେ ।

ପ୍ରଶ୍ନ 82 : କୌଣସି ବ୍ୟକ୍ତି ମେଦବହୁଳତାର କିପରି ପତା ଲଗା ଯାଇପାରିବ ?

ଉତ୍ତର : ଉଚ୍ଚତା ଅନୁସାର ଓଜନର ଅନୁପାତ ଜାଣି, କୌଣସି ବ୍ୟକ୍ତିର ମେଦବହୁଳତାର ସନ୍ଧାନ କରି ହେବ । ଏଥିପାଇଁ ସାଧାରଣ ଚାର୍ଟ ଆସୁଛି ଯେଉଁଥିରୁ ସନ୍ଧାନ ଜଣା ପଡିବ ଯେ

ବ୍ୟକ୍ତି ମୋଟା କି ନୁହେଁ । ଭାରତରେ ଏଲ. ଆଇ.ସି ଚାର୍ଟ ମିଳୁଛି । ଯେଉଁଥିରେ ଉଚ୍ଚତା ତଥା ଓଜନ ତାଲିକା ସମ୍ବନ୍ଧରେ ଜଣାଇ ଦିଆଯାଇଛି ।

ପ୍ରଶ୍ନ 83 : ବି.ଏମ୍. ଆଇ. କାହକୁ କହନ୍ତି ?

ଉତ୍ତର : ବଡି ମାସ ଇଣ୍ଡେକ୍ସ ମେଦବହୁଳତା ମାପିବାର ବୈଜ୍ଞାନିକ ପଦ୍ଧତି ଅଟେ । ଏହା ଆପଣଙ୍କ ଉଚ୍ଚତା ଏବଂ ଓଜନ ଉପରେ ଆଧାରିତ ଅଙ୍କ ହୋଇଥାଏ । ଏହା ସାହାଯ୍ୟରେ ଆପଣ ଜାଣି ପାରିବେ ଯେ ଓଜନ କେତେ ଅଧିକ ।

18.5 ରୁ 24.9	: ଆଦର୍ଶ ଓଜନ
25 ରୁ 29.9	: ଅଧିକ ଓଜନ
30 ରୁ 34.9	: ମେଦବହୁଳତା (ବର୍ଗ - I)
35 ରୁ 39.9	: ମେଦବହୁଳତା (ବର୍ଗ -II)
40 ବା ସେଥିରୁ ଅଧିକ	: ଗମ୍ଭୀର ମେଦବହୁଳତା (ବର୍ଗ -III)

ଉଦାହରଣ ପାଇଁ ଯଦି ବ୍ୟକ୍ତିର ଓଜନ 52 କିଲୋ ତଥା ଉଚ୍ଚତା 1.65 ମି. ତେବେ ଓଜନ (କି.ଗ୍ରା.) / ଉଚ୍ଚତା (ମି) = $52 / (1.65)^2 = 19$

ପ୍ରଶ୍ନ 84 : ମେଦବହୁଳତା କିପରି କମ କରାଯିବ ?

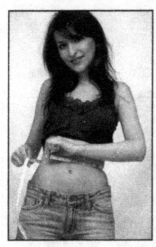

ଉତ୍ତର : ଓଜନ କମାଇବା କୌଣସି ମୁସକିଲ ଘଟଣା ନୁହେଁ । ଏହା କ୍ୟାଲୋରୀର ଆୟ ତଥା ବ୍ୟୟର ସନ୍ତୁଳନ ଅଟେ । ଆହାରରେ ପରିବର୍ତ୍ତନ ଦ୍ୱାରା କ୍ୟାଲୋରୀ ଗ୍ରହଣର ମାତ୍ରା କମିବା / ବଢ଼ିବା ହୋଇପାରିବ । ଆପଣଙ୍କୁ ଓଜନ କମାଇବା ପାଇଁ 'କିଛି ଖାଇବି ନାହିଁ' ନିୟମ ଆପଣାଇବା ଦରକାର ନାହିଁ । ଆପଣଙ୍କ କମ କ୍ୟାଲୋରୀ ବାଲା ହାଲକା ଭୋଜନ ନେବା ଦରକାର । ଓଜନ କମାଇବା ପାଇଁ ଭରପୂର ମାତ୍ରାରୁ ତନ୍ତୁଯୁକ୍ତ ଫଳ ଓ ସବ୍‌ଜୀ ନିଅନ୍ତୁ ତଥା ଭୋଜନରେ ସରଳ ପରିବର୍ତ୍ତେ ଜଟିଳ କାର୍ବୋହାଇଡ୍ରେଟ ସାମିଲ କରନ୍ତୁ । ମୋଟା ବ୍ୟକ୍ତିଙ୍କୁ କଦଳୀ ଚୀକୁ, ଅଙ୍ଗୁର ଓ ଆମ୍ବ ପରି ଫଳ ଖାଇବା ଉଚିତ ନୁହେଁ । ଆପଣଙ୍କୁ ପ୍ରତିଦିନ ବ୍ୟାୟାମ ବା ଚଲବୁଲ କରିବା ଉଚିତ । ମାତ୍ର ତାପରେ ଉଚ୍ଚ କ୍ୟାଲୋରୀ ଯୁକ୍ତ ଭୋଜନ କରିବା ଉଚିତ ନୁହେଁ । ଏହା ପରିବର୍ତ୍ତେ ଆପଣ ତାଜା ଫଳ ଓ ଜୁସ ନେଇ ପାରିବେ ।

ପ୍ରଶ୍ନ 85 : ଅଧିକ ଓଜନ ତଥା ମେଦବହୁଳତାରେ ତଫାତ କେମିତି ଜାଣିହେବ ?

ଉତ୍ତର : ଅଧିକ ଓଜନ ଓ ମେଦବହୁଳତାର ଅନ୍ତର ଡିଗ୍ରୀ ଦ୍ୱାରା ଜଣାପଡେ । ଫେଡେରାଲ ଗାଇଡ ଲାଇନ ପରିଭାଷା ଅନୁସାର ଅଧିକ ଓଜନ ବାଲା ବି.ଏମ୍. ଆଇ. 25 ରୁ 29 ତଥା ମୋଟା ବ୍ୟକ୍ତିର 30 ରୁ 35 ହୋଇଥାଏ ।

ପ୍ରଶ୍ନ ୪6 : ଉଚ୍ଚରକ୍ତ ଚାପ ବ୍ୟତୀତ ମେଦବହୁଳତାରେ ଆଉ କେଉଁ ରୋଗ ହୋଇପାରେ ?

ଉତ୍ତର : ମେଦବହୁଳତାରୁ ମଧୁମେହ, ହୃଦୟରୋଗ, ପକ୍ଷାଘାତ ଓ ସ୍ତ୍ରୀ ମାନଙ୍କ ଠାରେ ସର୍ଭାଇକଲ କ୍ୟାନସରର ବିପଦ ବଢ଼ିଯାଏ ।

ପ୍ରଶ୍ନ 87 : ପୁରୁଷ ଏବଂ ସ୍ତ୍ରୀ ମାନଙ୍କର ବି.ଏମ୍. ଆଇ ଅଲଗା ହୋଇଥାଏ ?

ଉତ୍ତର : ଆଜ୍ଞା ନାଁ, ଓଜନ ତଥା ଉଚ୍ଚତା ତାଲିକା ପରି, ସ୍ତ୍ରୀ ଓ ପୁରୁଷଙ୍କ ବି.ଏମ.ଆଇ. ରେ ଅନ୍ତର ନଥାଏ ।

6. ହାଇପର ଟେନଶନ ଓ କୋରୋନରୀ ଆର୍ଟରୀ ରୋଗ/ ମାୟୋକାର୍ଡିୟଲ ଇଂଫାରକଶନ

ପ୍ରଶ୍ନ 88 : କୋରୋନାରୀ ଆର୍ଟରୀ ରୋଗ କାହାକୁ କହନ୍ତି ?

ଉତ୍ତର : (Coronary Artery Disease) (CAD) ର ଅର୍ଥ କୋରୋନରୀ ଧମନୀରେ ବାଧା ଆସିବା । ଅନ୍ୟ ଶବ୍ଦରେ କହିଲେ ହୃଦୟ ପର୍ଯ୍ୟନ୍ତ ରକ୍ତ ପହଞ୍ଚାଇବା ବାଲା ମାଂସପେଶୀରେ ଜମା ହେବା । ଏପରି ସ୍ଥଳେ ରୋଗୀକୁ ବାମ ପଟରେ ଦରଜ ହୁଏ । ଏହାକୁ ଏଞ୍ଜାଇନା କହନ୍ତି । ଏହା ତେଜଗତିରେ ବଢେ ତଥା ଆରାମ କଲେ କମିଯାଏ । ରୋଗୀର ଛାତି ଓଜନିଆ ଲାଗେ ଜଳନ ଅନୁଭବ ହୁଏ । ଏପରି ରୋଗୀ ହାର୍ଟ ଆଟାକର ଶିକାର ହୋଇ ପାରେ ।

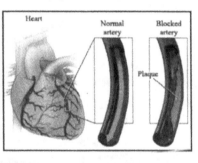

ପ୍ରଶ୍ନ 89 : 'ମାୟୋକାର୍ଡିୟଲ ଇମ୍ଫାରକ୍ଶନ' କାହାକୁ କହନ୍ତି ?

ଉତ୍ତର : କୋରୋନରୀ ହୃଦୟ ରୋଗୀଙ୍କ ଠାରେ 70% ପର୍ଯ୍ୟନ୍ତ ଜମାବ ହୁଏ । ମାତ୍ର ଏହା 80% ବା 90% ହୁଏ ତ ଅଭ୍ୟାସ ସମୟରେ ହୃଦୟକୁ ପର୍ଯ୍ୟାପ୍ତ ରକ୍ତ ମିଳେ ନାହିଁ । ରୋଗୀକୁ ବ୍ୟଥା ହୁଏ । ଏହି ଜଟିଳତାରେ ଧମନୀରେ ରକ୍ତର ସ୍ତର ଜମି ଯାଏ । 80% ଜମାହେଲେ 20% ଜଟିଳତାରେ ଧମନୀରେ ରକ୍ତର ସ୍ତର ଜମିଯାଏ । 80% ରେ 20% ଜମା ହୋଇ ଯାଏ ତ 100% ଜମା ହୋଇଯାଏ । ଏହିପରି ହୃଦୟର ମାଂସପେଶୀ ମରିଯାଏ ।

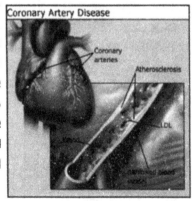

ପ୍ରଶ୍ନ 90 : ହାଇପର ଟେନଶନ CAD/MI ପାଇଁ କିପରି ଉତ୍ତରଦାୟୀ ?

ଉତ୍ତର : ଏଚ.ଟି. କାରଣରୁ ହୃଦୟକୁ ରକ୍ତ ପହଞ୍ଚାଉ ଥିବା ଧମନୀ ସଂକୁଚିତ ହୋଇଯାଏ, ଏଥିରେ ରକ୍ତ ସହଜରେ ଯାଏ ନାହିଁ । ରକ୍ତ ତଥା ଅକ୍ସିଜେନର କମ ହାର୍ଟ ଆଟାକର କାରଣ ହୁଏ । CAD ରୁ ରକ୍ଷା ପାଇଁ ରକ୍ତଚାପକୁ ସାମାନ୍ୟ ରଖିବା ଦରକାର । ଅର୍ଥାତ୍ 120 / 80 mm Hg ବା ସେଥିରୁ କିଛି କମ ।

ପ୍ରଶ୍ନ 91 : କେବଳ ହାଇପର ଟେନଶନ ହିଁ କୋରୋନରୀ ହୃଦୟ ରୋଗ ପାଇଁ ଉତ୍ତରଦାୟୀ କି ?

ଉତ୍ତର : ଆଜ୍ଞା ହଁ, ଏହା ବ୍ୟତୀତ 14-15 କାରକ ଏପରି ଅଟେ । ଯେଉଁଥିରେ ଏହି ରୋଗ ହୋଇପାରେ । ତାହା, ଉଚ୍ଚ କୋଲେଷ୍ଟ୍ରାଲ, ହାଇ ଗ୍ଲିସରାଇଜଡ, ମେଦବହୁଳତା, ନିମ୍ନ ଏଚ.ଡି. ଏଲ. , ହାଇ ଏଚ.ଡି.ଏଫ୍ , ଏଚ.ଡି.ଏଲ ଅନୁପାତ, ଏଲ.ଡି. ଏଲ., ଏଚ.ଡି. ଏଲ. ଅନୁପାତ ଉତ୍ତେଜନା, ମଧୁମେହ, ମେଦବହୁଳତା, ଧୂମ୍ରପାନ, କମ ତନ୍ତୁ, ଏଣ୍ଟି ଅକ୍ସିଡେଣ୍ଟର କମ ଓ ମଦ୍ୟପାନ ଆଦି ।

ପ୍ରଶ୍ନ 92 : (CAD - Coronary Artery Disease) ରୋଗୀଙ୍କ ପାଇଁ କେତେ ବ୍ଲଡପ୍ରେସର ସୁରକ୍ଷିତ ଅଟେ ?

ଉତ୍ତର : ଜେ. ଏନ.ସି. 2003 ଅନୁସାର ଆଦର୍ଶ ରକ୍ତଚାପ 120/80 mmHg ଅଟେ । ଏହି ରୋଗୀଙ୍କ ପାଇଁ 115/75 mmHg ବି ସୁରକ୍ଷିତ ଅଟେ । ଯଦି ଏହା ଏହି ସୀମାରୁ ଅଧିକ ହୋଇଯାଏ ତେବେ ଅନ୍ୟ କାର୍ଡିୟକ ରୋଗ ହେବାର ବିପଦ ବଢ଼ିଯାଏ ।

ପ୍ରଶ୍ନ 93 : କାଡ ରୋଗୀଙ୍କ ବ୍ଲଡ ପ୍ରେସର କୁ କିପରି ନିୟନ୍ତ୍ରଣ କରାଯିବ ?

ଉତ୍ତର : ଉଚ୍ଚରକ୍ତଚାପ ଏକ ଧୀମା ମୃତ୍ୟୁ ଅଟେ । ସାମାନ୍ୟ ବ୍ୟକ୍ତିଙ୍କ ରକ୍ତଚାପ 2% ପ୍ରତି ବର୍ଷ ବଢ଼େ ତେବେ ତ ହାଇପରଟେନସିଭର 4% ଅନିୟନ୍ତ୍ରିତ ରକ୍ତଚାପରେ କୋରୋନାରୀ ରୋଗର ବିପଦ ବଢ଼ିଯାଏ । ଆପଣ ଉତ୍ତେଜନା ଓ ଓଜନ କମାନ୍ତୁ, ଧ୍ୟାନ ତଥା ରୋଗ ଆପଣାନ୍ତୁ । ଖାଦ୍ୟରେ ସଂଜମ ରଖନ୍ତୁ । ଯଦି ତଥାପି କାମ ନ ଦିଏ ଔଷଧ ନିଅନ୍ତୁ । କିନ୍ତୁ ରକ୍ତଚାପକୁ ଅନିୟନ୍ତ୍ରିତ ହେବାକୁ ଦିଅନ୍ତୁ ନାହିଁ ।

7. ହାଇପରଟେନଶନ ଓ ଷ୍ଟ୍ରୋକ୍ (ପକ୍ଷାଘାତ / ସି.ବି.ଏ)

ପ୍ରଶ୍ନ 94 : ହାଇପର ଟେନଶନ ଦ୍ୱାରା ଷ୍ଟ୍ରୋକ/ ସେରିବ୍ରଲ ଭାସ୍କୁଲାର ଏକ୍ସିଡେଣ୍ଟ କିପରି ହୁଏ ?

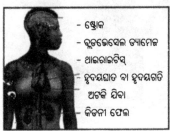

- ଷ୍ଟ୍ରୋକ
- ବ୍ଲଡଭେସେଲ ଡ୍ୟାମେଜ
- ଥାଇରାଇଟିସ୍
- ହୃଦୟଘାତ ବା ହୃଦୟଗତି ଅଟକି ଯିବା
- କିଡନୀ ଫେଲ

ଉତ୍ତର : ରକ୍ତଚାପରେ ବୃଦ୍ଧି ହେଲେ ସେରିବ୍ରଲ ଧମନୀରେ ଜମାବ ବଢ଼ିଯାଏ । ସେମାନେ କମଜୋର ହୋଇ ଯାଆନ୍ତି ଏବଂ ଦିନେ ସେରିବଲ ହାମରେଜ ହୋଇଯାଏ । ଯାହାଦ୍ୱାରା ମସ୍ତିଷ୍କର ମୃତ୍ୟୁ ହୋଇଯାଏ । 50% ରୁ ଅଧିକ ମାମଲାରେ ସେରିବଲ ଭାସ୍କୁଲାର ଏକ୍ସିଡେଣ୍ଟ ବା ଷ୍ଟ୍ରୋକ ଉଚ୍ଚ ରକ୍ତଚାପର କାରଣ ହୁଏ ।

ପ୍ରଶ୍ନ 95: ସି.ବି.ଏ.କାହାକୁ କହନ୍ତି ?

ଉତ୍ତର : ସେରିବ୍ରଲ ଧମନୀ ଅଚାନକ ଫାଟିବାକୁ ସି.ବି.ଏ କୁହାଯାଏ । ମସ୍ତିକର ଉତ୍ତଙ୍କ ପର୍ଯ୍ୟନ୍ତ ରକ୍ତର ଆପୂର୍ତ୍ତି ନ ହୋଇ ପାରିଲେ ଏହା ରକ୍ତ ପାଇଁ ଏହି ଧମନୀ ଉପରେ ଉପରେ ଆଶ୍ରିତ ହୋଇଯାଏ । ଫଳତଃ ଏପରି କ୍ଷେତ୍ରରେ ମୃତ୍ୟୁ ହୋଇଯାଏ । ଏଥିରେ ଶରୀରରେ ଏକ ଅଂଶରେ ପକ୍ଷାଘାତ ହୋଇଯାଏ, ଯାହାକୁ ସି.ବି.ଏ କୁହାଯାଏ ।

ପ୍ରଶ୍ନ 96 : ପକ୍ଷାଘାତ (ସ୍ଟ୍ରୋକ) କାହାକୁ କହନ୍ତି ?

ଉତ୍ତର : ସ୍ଟ୍ରୋକକୁ ଲକୱା ଓ ପକ୍ଷାଘାତ ବି କରନ୍ତି । ଏହା ସି.ବି.ଏ. କାରଣରୁ ହୁଏ । ଯଦି ଏହା ମସ୍ତିଷ୍କର ଡାହାଣ ଅଂଶରେ ହୁଏ ତେବେ ଶରୀରର ବାମ ତଥା ମସ୍ତିଷ୍କ କାମ ଅଂଶରେ ହୁଏ ତେବେ ଶରୀରର ଡାହାଣ ଅଂଶରେ ଲକୱା ମାରିଯାଏ । ଏହାକୁ 'ହେମୀପେରେସିସ' କୁହାଯାଏ । ଏହାକୁ ହେମିପ୍ଲେଗିୟା ବି କୁହନ୍ତି । ପ୍ରାୟତଃ ଶରୀରରେ ନିମ୍ନ ଅଂଗରେ ହୁଏ । ଏହା କରୋନରୀ ହାର୍ଟଡିଜିଜର ରୋଗୀକୁ ପ୍ରାୟତଃ ହୁଏ । ଯେଉଁ ଲୋକଙ୍କ କୋରୋନରୀ ଧମନୀରେ ଜମାବ ସହିତ ଉଚ୍ଚକୋଲେସ୍ଟ୍ରାଲ ପେରାପ୍ଲିଗୀୟା ଏବଂ ଉଚ୍ଚ ହାଇଗ୍ଲିସରାଇଜଡର କାରଣ ହୁଏ । ତାକୁ ବି ଏହା ନିଜ ଆୟତ୍ତକୁ ନେଇଯାଏ ।

ପ୍ରଶ୍ନ 97 : ରକ୍ତଚାପ କିପରି କମ କରାଯିବ ?

ଉତ୍ତର: ପକ୍ଷାଘାତ ରୋଗୀର ରକ୍ତଚାପ 120/80 mm Hg ପର୍ଯ୍ୟନ୍ତ ଆସିବା ଦରକାର । ରକ୍ତଚାପ ନିୟନ୍ତ୍ରିତ ନ ହେବା ପର୍ଯ୍ୟନ୍ତ ବିପଦ ବଢ଼ିପାରେ । ଜୀବନ ଶୈଳୀରେ ପରିବର୍ତ୍ତନ, ତନାବ ପ୍ରବନ୍ଧନ, ଯୋଗ, ଧ୍ୟାନ ତଥା ଆହାରରେ ସଂଯମ ଦ୍ୱାରା ରକ୍ତଚାପ ନିୟନ୍ତ୍ରିତ ହୋଇପାରେ । ରକ୍ତଚାପର ଔଷଧ ବି ଇଞ୍ଜେକ୍ସନ ରୂପେ ଦେଇ ପାରିବେ । ରକ୍ତଚାପ କମିଲେ ରୋଗୀର ସୁଧାର ଆସେ ।

ପ୍ରଶ୍ନ 98 : ସି.ବି.ଏ. ର ଚିକିତ୍ସା କଣ ?

ଉତ୍ତର : ବିଭିନ୍ନ ପ୍ରକାରର ସି.ବି.ଏ ପାଇଁ ବିଭିନ୍ନ ପ୍ରକାର ଚିକିତ୍ସା ହୋଇଥାଏ ।

ପ୍ରଶ୍ନ 99 : ପକ୍ଷାଘାତ କେତେ ପ୍ରକାରର ହୋଇଥାଏ ?

ଉତ୍ତର : ମୋନୋପ୍ଲେଗିୟା , ପେରାପ୍ଲେଗିୟା, ହେମିପ୍ଲେଗିୟା, ହେମିପେରିସିସ ।

ପ୍ରଶ୍ନ 100 : ହେମିପ୍ଲେଗିୟା କଣ ?

ଉତ୍ତର : ହେମିପ୍ଲେଗିୟାରେ ଶରୀରର ଏକ ପଟେ ପକ୍ଷାଘାତ ମାରିପାରେ । ସ୍ନାୟୁ ପ୍ରଭାବିତ ହେବା କାରଣରୁ ରୋଗୀ ନିଜର ଡାହାଣ ବା ବାମ ଅଂଶ ହଲାଇପାରେ ନାହିଁ । ଯଦି ମସ୍ତିଷ୍କର ବାମ ଅଂଶରେ ସ୍ଟ୍ରୋକ ହୁଏ ତେବେ ଶରୀରର ଡାହାଣ ଅଂଶରେ ପକ୍ଷାଘାତ ହୁଏ । ପକ୍ଷାଘାତ ରୋଗୀର ମୃତ୍ୟୁ ହୁଏ ନାହିଁ । ମାତ୍ର ସଠିକ ଦେଖାଚାହାଁ ମିଳିଲେ ସ୍ୱାସ୍ଥ୍ୟରେ ସୁଧାର ଆସେ ।

ପ୍ରଶ୍ନ 101 : ପେରାପ୍ଲେଗିୟା କଣ ?

ଉତ୍ତର : ଏହା ବି ଏକ ପ୍ରକାରର ପକ୍ଷାଘାତ ଅଟେ ଯେଉଁଥିରେ ମସ୍ତିଷ୍କର କୌଣସି ଅଂଶରେ ରକ୍ତ ବିନ୍ଦୁ ଜମା ହୋଇଯାଏ । ଶରୀରର ନିମ୍ନ ଅଂଶକୁ ରକ୍ତ ପ୍ରବାହିତ କରାଇବାବାଲା ସ୍ନାୟୁ ପ୍ରଭାବିତ ହୁଏ ତଥା ଦୁଇ ଗୋଡରେ ପକ୍ଷାଘାତ ମାରିଯାଏ ।

ପ୍ରଶ୍ନ 102 : ହେମିପେରିସିସ କଣ ?

ଉତ୍ତର : ଏଥିରେ ଶରୀରକୁ ପକ୍ଷାଘାତ ତ ହୁଏ ନାହିଁ ମାତ୍ର ମାଂସପେଶୀ କମଜୋର ହୋଇଯାଏ । ହାତ ପାଦ ତ ହେଲେ ମାତ୍ର ମାଂସପେଶୀର ଶକ୍ତି କମ ହୁଏ । ମସ୍ତିଷ୍କର ମୃତ୍ୟୁ ହୁଏ ନାହିଁ । ଏଥିପାଇଁ ଏଥିରେ ସୁଧାର ହୋଇପାରେ । ଏହିରୋଗୀମାନଙ୍କ ଠାରେ ଇଣ୍ଟ୍ରା କାର୍ନିୟଲ ପ୍ରେସର (Intra Carnial Pressure) ବଢ଼ିଯାଏ । ଯେତେବେଳେ ଏହା ସାମାନ୍ୟ ହୁଏ ତେବେ ଏହା ଅନେକାଂଶରେ ସମ୍ଭାଳି ହୁଏ ।

ପ୍ରଶ୍ନ 103 : ସି.ବି.ଏ.ରୁ ରକ୍ଷା ପାଇବା ପାଇଁ କଣ ସାବଧାନ ହେବୁ ?

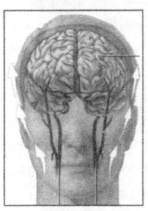

ଉତ୍ତର : ବୃଦ୍ଧାବସ୍ଥାରେ ବ୍ୟକ୍ତିର ରକ୍ତଚାପ, କୋଲେଷ୍ଟ୍ରାଲ ଓ ଟ୍ରାଇଗ୍ଲିସରାଇଡ ସ୍ତର ବଢ଼େ । ଯାହାଦ୍ୱାରା ସି.ବି.ଏ. ହେବାର ସମ୍ଭାବନା ବଢ଼ିଯାଏ । ମେଦବହୁଳତା ଏବଂ ଉତ୍ତେଜନା ବି ଏହାର ନିର୍ଦ୍ଦିଷ୍ଟ କାରଣ ଅଟେ । ଏସବୁ ଘଟଣା ପ୍ରତି ଧ୍ୟାନ ଦେବା ଦରକାର । ଉଚ୍ଚ ରକ୍ତଚାପକୁ ଔଷଧ ଓ ଅନ୍ୟ ସାଧନାରେ କମାଇବା ଉଚିତ । ଏହିପରି ସି.ବି.ଏ. ଠାରୁ ଅନେକାଂଶରେ ସୁଧାର ମିଳେ । ଯଦି ତାଙ୍କୁ ଏହି ରୋଗ ହେବାର ସମ୍ଭାବନା ହୁଏ ତେବେ ତାହାକୁ ଏସ୍ପିରିନ ବା ରକ୍ତ ପତଳା କରିବା ବାଲା ଅନ୍ୟ ଔଷଧ ନେବା ପାଇଁ ପରାମର୍ଶ ଦିଆଯାଏ । ତଦ୍ୱାରା ହେମ୍ରେଜ ହୁଏ ନାହିଁ । ଏହିପରି ପକ୍ଷାଘାତ ଓ ସି.ବି.ଏ. ରୁ ରକ୍ଷା ମିଳି ପାରିବ ।

ପ୍ରଶ୍ନ 104 : ଟାନସିଏଣ୍ଟ ଇସ୍କେମିକ ଆଟାକ (TIA) କଣ ?

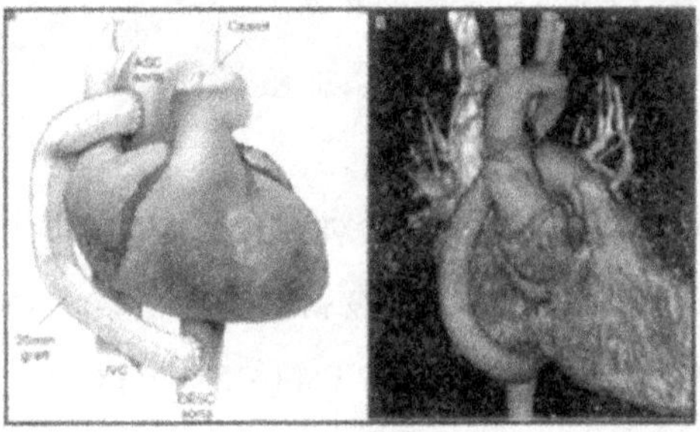

ଉତ୍ତର : T.I.A. ରେ ଉଚ୍ଚରକ୍ତଚାପ ହେତୁ ସେରିବ୍ରଲ ଧମନୀ କିଛି ମିନିଟ ପାଇଁ ସଂଜ୍ଞାହୀନ ହୋଇଯାଏ । ଏହିପରି ପୂରା ଶରୀର ବି କିଛି ମିନିଟ ପାଇଁ ପକ୍ଷାଘାତ ସ୍ତରକୁ ଆସିପାରେ । ରୋଗରେ ସୁଧାର ହେବାପରେ ହାର୍ଟ ଆଟାକରୁ ରକ୍ଷା ମିଳେ । ଏହା ଷ୍ଟ୍ରୋକର ପୂର୍ବାବସ୍ଥା ଅଟେ । ଯଦି ଆପଣ ଏଥିରେ

ଗ୍ରସ୍ତ ଅଟନ୍ତି ତେବେ ଚିକିତ୍ସା କରାନ୍ତୁ । ଉଚ୍ଚ ରକ୍ତଚାପ, କୋଲେଷ୍ଟ୍ରାଲ କମାନ୍ତୁ । ଚର୍ବି କମାନ୍ତୁ ଓ ମେଦବହୁଳତାରୁ ବଞ୍ଚିତ ହୁଅନ୍ତୁ ।

8. ଯୁବାମାନଙ୍କ ଠାରେ ହାଇପରଟେନଶନ

ପ୍ରଶ୍ନ 105: ଯୁବାମାନଙ୍କ ଠାରେ ହାଇପରଟେନଶନ କାହିଁକି ହୁଏ ?

ଉତ୍ତର: ଆଜିକାଲି 15-20 ବର୍ଷ ବୟସରେ ହାଇପର ଟେନଶନ ହେବା ସାମାନ୍ୟ କଥା । ଏ ଲୋକମାନେ ଅଧିକତର ମୋଟା ହୋଇଥାନ୍ତି । ଛଣା ଛଣି ଜିନିଷ ଖାଆନ୍ତି, ଉତ୍ତେଜନାଗ୍ରସ୍ତ ଜୀବନ ଜୀଅଁନ୍ତି ତଥା ବହୁତ କମ ଶାରୀରିକ ଗତିବିଧିରେ ଲିପ୍ତ ହୁଅନ୍ତି ।

ଯଦି 15 ବର୍ଷରୁ ଅଧିକ ବୟସର ବ୍ୟକ୍ତିର ରକ୍ତଚାପ 130/90 mm Hg ରୁ ଅଧିକ ହୁଏ ତେବେ ତାହାଙ୍କୁ ହାଇପର ଟେନସିଭ କୁହାଯାଏ ।

ପ୍ରଶ୍ନ 106 : ଯୁବାମାନଙ୍କ ମଧ୍ୟରେ ହାଇପର ଟେନଶନର କାରଣ କଣ ?

ଉତ୍ତର : ଏହା ଅନେକ ପ୍ରକାର କାରଣରୁ ହୋଇଥାଏ । ସେମାନଙ୍କ ମଧ୍ୟରୁ କେତେକ ନିମ୍ନଲିଖିତ ଅଟେ :-

- ଛଣାଛଣି ମସଲା ଯୁକ୍ତ ଖାଦ୍ୟ
- ଅନୁବଂଶିକ
- ଅତ୍ୟଧିକ ଉତ୍ତେଜନା

ପ୍ରଶ୍ନ 107 : ଯୁବାମାନଙ୍କ ମଧ୍ୟରେ ଉଚ୍ଚରକ୍ତଚାପର ସମସ୍ୟା କିପରି ସୁଧାରିବୁ ?

ଉତ୍ତର : ଯୁବାମାନଙ୍କ ଏହି ସମସ୍ୟା ଦିନକୁ ଦିନ ବଢ଼ି ଚାଲିଛି, ଯାହାକୁ ନିୟନ୍ତ୍ରଣ କରିବା ଆବଶ୍ୟକ । ମୋଟା ବ୍ୟକ୍ତି ଜଲଦି ଏହାର ଶିକାର ହୁଅନ୍ତି । ସେମାନଙ୍କୁ ନିଜର ଓଜନ କମାଇବାକୁ ହେବ । ଉଚ୍ଚ ତନ୍ତୁଯୁକ୍ତ ଓ କମ ଚର୍ବିଯୁକ୍ତ ଭୋଜନ କରିବା ଦରକାର । ଏହା ବ୍ୟତୀତ ଏମାନଙ୍କୁ ଯୋଗ, ଧ୍ୟାନ ଓ ନିୟମିତ ବ୍ୟାୟାମ ଉପରେ ଧ୍ୟାନ ନେବା ଦରକାର । ଯଦି ଏହି ଉପାୟରେ ବି ରକ୍ତଚାପ ନିୟନ୍ତ୍ରିତ ନ ହୁଏ ତେବେ ଏମାନଙ୍କୁ ସୀମିତ ମାତ୍ରାରେ ଔଷଧ ସେବନ ଆରମ୍ଭ କରିବା ଦରକାର ।

ପ୍ରଶ୍ନ 108 : ଯୁବାମାନଙ୍କ ମଧ୍ୟରେ ଆଦର୍ଶ ରକ୍ତଚାପ କଣ ହେବା ଦରକାର ?

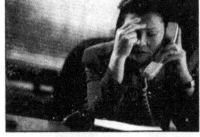

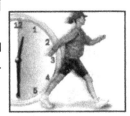

ଉତ୍ତର : 15 ବର୍ଷ ବୟସ ପର୍ଯ୍ୟନ୍ତ ପୁଅ ଝିଅଙ୍କ ରକ୍ତଚାପ 120/80 mm Hg ରୁ କମ୍ ହେବା ଦରକାର । ମାତ୍ର 15-16 ବର୍ଷ ପରେ ଏହା 120/80 mm Hg

ପର୍ଯ୍ୟନ୍ତ ହେବା ଦରକାର । ଯଦି ଏହା 130/80 mm Hg ରୁ ଅଧିକ ହୁଏ ତେବେ ଯୁବାମାନଙ୍କୁ ହାଇପର ଟେନଶନର ସଞ୍ଜ୍ଞା ଦିଆଯାଏ ।

ପ୍ରଶ୍ନ 109 : ଯୁବାମାନଙ୍କ ଠାରେ ହାଇପର ଟେନଶର ଜଟିଳତା କଣ ?

ଉତ୍ତର : ଯୁବାମାନଙ୍କ ଠାରେ ହାଇପର ଟେନଶନର ଜଟିଳତା : ଦେଖିବାରେ ଅସୁବିଧା, ମୁଣ୍ଡବିନ୍ଧା, ବ୍ୟସ୍ତତା, ଉଦ୍‌ବେଗ । କେତେକ ଥର ପକ୍ଷାଘାତ ବି ହୋଇପାରେ । ଏପରି ରୋଗୀଙ୍କୁ ପ୍ରାୟଃ ଗେଷ୍ଟ୍ରୋଇଣ୍ଟେଷ୍ଟାଇନଲ ସମସ୍ୟା ବି ହୋଇଥାଏ ।

9 . ବ୍ୟାୟାମ ତଥା ଉଚ୍ଚ ରକ୍ତଚାପ

ପ୍ରଶ୍ନ 110 : ବ୍ୟାୟାମ ବ୍ଲଡପ୍ରେସର କମାଇବାରେ କିପରି ସହାୟକ ହୁଏ ?

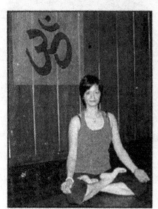

ଉତ୍ତର : ନିୟମିତ ବ୍ୟାୟାମ ଦ୍ୱାରା ଉଚ୍ଚ ରକ୍ତଚାପକୁ କମାଇ ପାରିବେ । ବ୍ୟାୟାମ ଦ୍ୱାରା ମାଂସପେଶୀରେ ଭାସ୍କୁଲାର ନେଟୱାର୍କରେ ବୃଦ୍ଧି ହୁଏ । ରକ୍ତର ପ୍ରବାହ ସୁଚାରୁ ରୂପେ ହୁଏ ତଥା ରକ୍ତଚାପ କମେ । ଯଦି ଏପରି ରୋଗୀ ନିୟମିତ ରୂପେ ବ୍ୟାୟାମ କରନ୍ତି ତେବେ ତାଙ୍କର ରକ୍ତଚାପ କମିବାରେ ଡେରି ହୁଏ ନାହିଁ ତଥା ରୋଗ ପ୍ରତିରୋଧକ କ୍ଷମତା ବି ବଢ଼େ ।

ପ୍ରଶ୍ନ 111: ବ୍ଲଡପ୍ରେସର କମାଇବା ପାଇଁ କେଉଁ ବ୍ୟାୟାମ ଅଛି ?

ଉତ୍ତର : ବ୍ଲଡପ୍ରେସର କମାଇବା ପାଇଁ ଅନେକ ପ୍ରକାର ବ୍ୟାୟାମ ଅଛି । କିନ୍ତୁ ସେମାନଙ୍କ ମଧ୍ୟରେ ଚଲାବୁଲା ସବୁଠାରୁ ଭଲ । ଏହା ଅତିରିକ୍ତ ଯୋଗ ତଥା ଧ୍ୟାନ ବି ଓଜନ ଓ ରକ୍ତଚାପ କମାଇବାରେ ସହାୟକ ହୋଇପାରେ ।

ପ୍ରଶ୍ନ 112 : କେଉଁ ବ୍ୟକ୍ତିକୁ କେତେ ବ୍ୟାୟାମ କରିବା ଦରକାର ?

ଉତ୍ତର : ନିୟମିତ ବ୍ୟାୟାମରେ ଓଜନ ନିୟନ୍ତ୍ରିତ ହେବ ତଥା ରକ୍ତଚାପ କମାଇବାରେ ବି ସହାୟତା ମିଳିବ । ଜଣେ ଉଚ୍ଚ ରକ୍ତଚାପ ରୋଗୀ ସକାଳେ ଅଧଘଣ୍ଟାଏ ଚାଲିବାରେ ଯାଇ ପାରେ । ଦଉଡା ଡିଆଁ ଖେଳିପାରେ ବା ଗୋଟିଏ ସ୍ଥାନରେ ଠିଆ ହୋଇ ଜଗିଙ୍ଗ କରିପାରେ । ଯଦି ଚାହାଁନ୍ତି ଜିମ ବି ଯାଇ ପାରନ୍ତି ।

ପ୍ରଶ୍ନ 113: ଯୋଗ ଦ୍ୱାରା ରକ୍ତଚାପ କମେ କି ?

ଉତ୍ତର : ଆଜ୍ଞା ହଁ, ଯୋଗ ଦ୍ୱାରା ରକ୍ତଚାପ କମେ । ଏହା ସହଜ ନୁହେଁ ମାତ୍ର ମସ୍ତିଷ୍କକୁ ବହୁତ ଲାଭ ହୁଏ । ଉତ୍ତେଜନା କମିଲେ ରକ୍ତଚାପ ବି ନିମ୍ନକୁ ଆସିଯାଏ । ହାଇପର ଟେନଶନ ରୋଗୀ କେତେକ ଆସନ ସାହାଯ୍ୟରେ ନିଜର ରକ୍ତଚାପ କମାଇ ପାରିବେ । ଯେପରି ସର୍ବାଙ୍ଗୀନ, କାୟୋତ୍ସର୍ଗ, ସ୍ୱାସ୍ଥ୍ୟ ବର୍ଦ୍ଧକ ବ୍ୟାୟାମ ଆଦି ।

ପ୍ରଶ୍ନ 114 : ପ୍ରାଣାୟାମ ଦ୍ୱାରା ରକ୍ତଚାପ କମେ କି ?

ଉତ୍ତର : ପ୍ରତିଦିନ 15-20 ମିନିଟ ପର୍ଯ୍ୟନ୍ତ ପ୍ରାଣାୟାମ କରିବା ଦ୍ୱାରା ତନାବ ତଥା ଚାପ କମ ହୁଏ । କାରଣ ଏହା ଦ୍ୱାରା ରକ୍ତରେ ଏଡ୍ରେନାଲିନର ସ୍ତର କମିଯାଏ । ଏହା ଖାଲି ପେଟରେ ସକାଳ ସମୟରେ କରାଯିବା ଉଚିତ । ରୋଗୀକୁ ଅନୁଲୋମ-ବିଲୋମ ପ୍ରାଣାୟାମ ବିଶେଷ ରୂପେ କରିବା ଦରକାର । କେତେକ ଉଚ୍ଚ ପ୍ରାଣାୟାମ ବି ଅଛି ଯେଉଁଥିରେ ରକ୍ତଚାପ ବଢ଼ିବି ପାରେ । ସେଥିପାଇଁ ଏହା କୌଣସି ଅନୁଭବିଙ୍କ ନିର୍ଦ୍ଦେଶରେ ତଥା ଧୀରେ ଧୀରେ କରିବା ଦରକାର ।

10 . ହାଇପର ଟେନଶନର କାରଣ

ପ୍ରଶ୍ନ 115 : ହାଇପର ଟେନଶନର କାରଣ କ'ଣ ?

ଉତ୍ତର : ଆଜିକାଲି ଏହା ଏକ ସାଧାରଣ ରୋଗ ହୋଇଗଲାଣି । ଏହାର ଅନେକ କାରଣ ଅଛି, ଯେଉଁଥିରେ ଉତ୍ତେଜନା ପ୍ରମୁଖ ଅଟେ । ଅଧିକତର ଉତ୍ତେଜନାଗ୍ରସ୍ତ ଲୋକଙ୍କୁ ଉଚ୍ଚରକ୍ତଚାପ ଅଧିକ ହେଉଛି । ଅନ୍ୟ କାରକରେ ମେଦବହୁଳତା, ଖାଇବା-ପିଇବାର ବଦ ଅଭ୍ୟାସ, ଅଧିକ ଲୁଣ ଓ ମଧୁମେହ ଆଦି ସାମିଲ ଅଟେ ।

ପ୍ରଶ୍ନ 116 : ତନାବ ଦ୍ୱାରା ବି ହାଇପର ଟେନଶନ ହୁଏ ?

ଉତ୍ତର : ଆଜ୍ଞା ହଁ, ଉତ୍ତେଜନା ହାଇପର ଟେନଶନର ପ୍ରମୁଖ କାରଣ ଅଟେ । ଉଦବେଗ, ଚିନ୍ତା, ଭୟ ବି ରକ୍ତଚାପ ବଢ଼ାଏ । କାରଣ ତନାବ ସମୟରେ ହୃଦୟର ଗତି ବଢ଼େ । ଧମନୀରେ ସଂକୋଚନ ହୁଏ ତଥା ରକ୍ତଚାପ ବଢ଼ିଯାଏ ।

ପ୍ରଶ୍ନ 117 : ମଦ୍ୟପାନରେ ହାଇପର ଟେନଶନ ହୁଏ କି ?

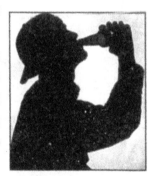

ଉତ୍ତର : ମଦ୍ୟପାନର ଅଳ୍ପ ମାତ୍ରା ବସୋଡିଲେଟର ର କାମ କରିଥାଏ । କିନ୍ତୁ ଯଦି ଏହାକୁ ଅଧିକ ମାତ୍ରାରେ ନିଆଯାଏ ତେବେ ରକ୍ତରେ ଟ୍ରାଇଗ୍ଲିସରିନର ସ୍ତର ବଢ଼ି ଧମନୀ ସଂକୁଚିତ ହୁଏ । ତଥା ହାଇପର ଟେନଶନ ହୋଇଯାଏ । ପ୍ରାୟ ଦେଖାଯାଏ ଯେ ଉତ୍ତେଜନାଗ୍ରସ୍ତ ବ୍ୟକ୍ତି ହିଁ ଅଧିକ ମଦ୍ୟପାନ କରନ୍ତି ।

ପ୍ରଶ୍ନ 118 : ଧୂମ୍ରପାନ ଦ୍ୱାରା ହାଇପରଟେନଶନ ହୁଏ କି ?

ଉତ୍ତର : ଆଜ୍ଞା ହଁ, ଧୂମ୍ରପାନ ଦ୍ୱାରା ହାଇପର ଟେନଶନ ହୁଏ । ଏ ଦୁହେଁ ସାଥ-ସାଥ ଚାଲନ୍ତି । ଏହାଦ୍ୱାରା ଧମନୀରେ ଜମାବ ବି ବଢ଼େ । କାରଣ ଧୂମ୍ରପାନ କରିବା ବାଲାଙ୍କ ଭିତର ମେମ୍ବ୍ରେନ ନିକୋଟିନ ଜମିବା କାରଣରୁ ସଂକୁଚିତ ହୋଇଯାଏ । ଅଧିକ ତନାବ କାରଣରୁ ବି ଲୋକ ଧୂମ୍ରପାନ କରନ୍ତି । ଯାହାଦ୍ୱାରା ହାଇପର ଟେନଶନର ବିପଦ ବି ବଢ଼ିଯାଏ ।

ପ୍ରଶ୍ନ 119 : ଅନିୟମିତ ବ୍ୟାୟାମ ଦ୍ୱାରା ହାଇପର ଟେନଶନ ହୁଏ କି ?

ଉତ୍ତର : ନାଁ, ଅନିୟମିତ ବ୍ୟାୟାମ ଦ୍ୱାରା ହାଇପର ଟେନଶନ ହୁଏ ନାହିଁ । ବର୍ତ୍ତମାନ ଆରାମ ଦାୟକ ଓ ଉତ୍ତେଜନାଯୁକ୍ତ ଜୀବନଶୈଳୀ ଦ୍ୱାରା ହାଇପର ଟେନଶନ ହୋଇପାରେ ।

ପ୍ରଶ୍ନ 120 : ଖାଦ୍ୟପେୟର ଭୁଲ ଅଭ୍ୟାସ ଦ୍ୱାରା ହାଇପରଟେନଶନ ହୋଇ ପାରେ କି ?

ଉତ୍ତର : ଆଜ୍ଞା ହଁ, ଖାଦ୍ୟପେୟର ଭୁଲ ଅଭ୍ୟାସ ଦ୍ୱାରା ହାଇପର ଟେନଶନ ହୋଇପାରେ । ଭୋଜନ ଆମ ଜୀବନର ମୁଖ୍ୟ ଆବଶ୍ୟକତା । ଆମେ କେତେ ଏବଂ କଣ ଖାଉ, ଏହାର ଆମ ସ୍ୱାସ୍ଥ୍ୟ ସହିତ ଗଭୀର ସମ୍ବନ୍ଧ ଅଛି । ଅଧିକ ଲୁଣ, ଛଣା ଭୋଜନ ତଥା ଉଚ୍ଚ କ୍ୟାଲୋରୀ ଯୁକ୍ତ ଭୋଜନ କଲେ ହାଇପର ଟେନଶନର ବିପଦ ବଢ଼େ । ଖାଦ୍ୟପେୟର ଅନିୟମିତ ଓ ଅସ୍ୱାସ୍ଥ୍ୟକର ଭୋଜନ ଅଭ୍ୟାସ ଆମକୁ ହାଇପରଟେନଶନ ଆଡକୁ ନେଇଯାଇପାରେ ।

ପ୍ରଶ୍ନ 121: ଅନୁବଂଶିକତା ବି ଏହାର ଏକ କାରଣ ଅଟେ ?

ଉତ୍ତର : ଅଧିକତର ହାଇପର ଟେନସିଭ୍ ରୋଗୀମାନଙ୍କ ମଧ୍ୟରେ ଏପରି ହୁଏ ନାହିଁ ଯେ ମାତାପିତାଙ୍କ କାରଣରୁ ପିଲାଙ୍କୁ ବି ରକ୍ତ ଚାପ ହୋଇଯୋଏ । କେତେକ ବିଭିନ୍ନ ପର୍ଯ୍ୟାୟବରଣୀୟ କାରକ ମିଶି ହାଇପର ଟେନଶନ ପାଇଁ ଉତ୍ତରଦାୟୀ ହୁଏ ।

11 . ତନାବ ତଥା ହାଇପର ଟେନଶନ

ପ୍ରଶ୍ନ 122 : ଦୈନନ୍ଦିନ ଜୀବନରେ ଉତ୍ତେଜନାର କାରଣ କ'ଣ ?

ଉତ୍ତର : ଆମର ଦୈନନ୍ଦିନ ଜୀବନରେ ଅନେକ କାରଣରୁ ଉତ୍ତେଜନା ହୁଏ । ଆୟ ତଥା ବ୍ୟୟରେ ଅସଂନ୍ତୁଳନ ଉତ୍ତେଜନାର ପ୍ରମୁଖ କାରଣ ଅଟେ । ଆୟତ ସେଇଆ ରହେ କିନ୍ତୁ ଇଚ୍ଛା ତଥା ବ୍ୟୟ ବଢ଼ିଚାଲେ । ଯାହାଦ୍ୱାରା ଅସନ୍ତୁଷ୍ଟି ଓ ଉତ୍ତେଜନା ସୃଷ୍ଟି ହୁଏ ।

ପରିବାରରେ ସମସ୍ତ ସଦସ୍ୟ ବଡ ହେବା ପରେ ନିଜ ନିଜ ଅନୁସାର ସୁବିଧା ଚାହାଁନ୍ତି । କାର, କଂପ୍ୟୁଟର, ଟି.ଭି. ଓ ମୋବାଇଲର ଆବଶ୍ୟକତା ବଢ଼େ । ଏହାକୁ ପୂର୍ଣ୍ଣ କରିବା ପାଇଁ କରଜ କରିବାକୁ ପଡେ । ପରିବାରରେ ଲୋକେ ଆତ୍ମକୈନ୍ଦ୍ରିକ ହୋଇ ଯାଆନ୍ତି ତଥା ଜଣେ ଅନ୍ୟ ଜଣଙ୍କ ପାଇଁ କିଛି କରିବାର ଭାବନା ଶେଷ ହୋଇଯାଏ । କେହି କାହାରି କଥା ଶୁଣନ୍ତି ନାହିଁ । ସମସ୍ତେ ଜଣେ ଅନ୍ୟ ଜଣକ ଉପରେ ଚିଲ୍ଲାଏ । ଏହା ବ୍ୟତୀତ ପ୍ରଦୂଷଣ, ଟ୍ରାଫିକ, କାଇଦା କାନୁନ, ଚୋରୀ, ଧୋକାବାଜି, ଭ୍ରଷ୍ଟାଚାର ଓ ତା ବ୍ୟତୀତ ଟ୍ୟାକ୍ସ, କଷ୍ଟମ ଆଦି ବି ଉତ୍ତେଜନା ସୃଷ୍ଟି କରେ । ଏହି ଉତ୍ତେଜନା ଧୀରେ ଧୀରେ ହାଇପରଟେନଶନ ରୂପ ନିଏ ।

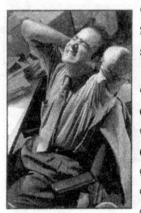

ପ୍ରଶ୍ନ 123 : ଉତ୍ତେଜନାର କାରଣ ହାଇପର ଟେନଶନ କିପରି ହୁଏ ?

ଉତ୍ତର : ଉତ୍ତେଜନା, ଶାରୀରିକ ଚାପ ଅଥବା ଭାବନାତ୍ମକ ଅସନ୍ତୁଷ୍ଟି କାରଣରୁ ଶରୀରରୁ କିଛି ରସାୟନ ନିର୍ଗତ ହୁଏ ଯାହାକୁ 'କେଟା କୋଲାମାଇନସ୍' କୁହାଯାଏ । ଅଧିକ ଉତ୍ତେଜନା ହେଲେ ଏଣ୍ଡ୍ରେନାଲିନର ସ୍ରାବ ହୁଏ । ଏହାଦ୍ୱାରା ସାରା ଶରୀରର ଧମନୀ ସଂକୁଚିତ ହୋଇଯାଏ, ହୃଦୟର ଗତି ବଢ଼ିଯାଏ ତଥା ରକ୍ତଚାପରେ ବୃଦ୍ଧି ହୁଏ ।

ପ୍ରଶ୍ନ 124 : ଉତ୍ତେଜନା ସମୟରେ କଣ ହୁଏ ?

ଉତ୍ତର : ଉତ୍ତେଜନା ସମୟରେ ଶରୀରରେ ନିମ୍ନଲିଖିତ ପରିବର୍ତ୍ତନ ବୃଦ୍ଧି ପାଏ ।

- ହୃଦୟ ଦରରେ ବୃଦ୍ଧି
- ରକ୍ତଚାପରେ ବୃଦ୍ଧି
- ରକ୍ତ ଶର୍କରାରେ ବୃଦ୍ଧି
- ଗ୍ୟାସ୍ଟ୍ରାଇଟିସରେ ବୃଦ୍ଧି, ପକ୍ଷାଘାତ, ଷ୍ଟ୍ରୋକ ଓ ହୃଦୟ ରୋଗ ବି ହୋଇପାରେ । କାରଣ ତନାବ ଦ୍ୱାରା ଶରୀରରେ କୋଲେଷ୍ଟ୍ରାଲର ସ୍ତର ବଢ଼େ ।

ପ୍ରଶ୍ନ 125 : ଉତ୍ତେଜନା କିପରି କମାଇବ ?

ଉତ୍ତର : ଉତ୍ତେଜନାକୁ ତିନି ଚରଣରେ କମାଇ ଯାଇ ପାରିବ:

- ଉତ୍ତେଜନା ହେବାକୁ ଦିଅନ୍ତୁ ନାହିଁ ।
- ଉତ୍ତେଜନା ହେଲେ ଝଟପଟ ଦୂର କରିବାକୁ ଚେଷ୍ଟା କରନ୍ତୁ ।
- ଉତ୍ତେଜନା ସହିତ ନିଜେ ଲଢ଼ନ୍ତୁ । କାରଣ ଏହା ଆମରି ଦ୍ୱାରା ସୃଷ୍ଟି ।

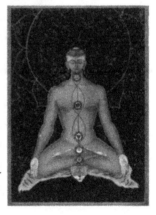

ଉତ୍ତେଜନା ପ୍ରବନ୍ଧନରେ ଆମେ ଏହାକୁ ଖତମ ତ କରିପାରିବା ନାହିଁ ମାତ୍ର କମାଇ ପାରିବା । 50% ଉତ୍ତେଜନା କମାଇଲେ ଉଚ୍ଚ ରକ୍ତଚାପରେ ଅଧିକ କମିଆସିବ । ଆମେ ଆମର ତାର୍କିକ ମସ୍ତିଷ୍କକୁ ବି ପ୍ରଶିକ୍ଷଣ ଦେବାକୁ ହେବ । ଏହା ପାଖଆଖରୁ ଅଭିଜ୍ଞତା ଏକତ୍ର କରେ । ଭାନାତ୍ମକ ମସ୍ତିଷ୍କକୁ ବି ସାଧନା ଆବଶ୍ୟକ । କାରଣ ଯେତେବେଳେ ଆମ ବିରୁଦ୍ଧରେ କିଛି ହୁଏ ତେବେ ଏହା ମସ୍ତିଷ୍କ ଶରୀରର ଗତିବିଧିରେ ବାଧା ଦେଇ ରକ୍ତଚାପ ବଢ଼ାଇ ଦିଏ ।

ପ୍ରଶ୍ନ 126 : କିପରି ଜାଣିବା ଯେ ତନାବ କାରଣରୁ ରକ୍ତଚାପ ବଢୁଛି ?

ଉତ୍ତର : ଉତ୍ତେଜନା ଓ ହାଇପର ଟେନଶନ ଗଭୀର ଭାବେ ସମ୍ବନ୍ଧିତ । ଉତ୍ତେଜନାର କାରଣରୁ ରକ୍ତଚାପ ବଢ଼ିଲା ନାଁ ନାହିଁ, ଏହା ଜାଣିବା ପାଇଁ ଉପର ରିଡିଙ୍ଗ ପତା ଲଗାନ୍ତୁ । ରୋଗୀକୁ ଶବାସନରେ ଶୁଆଇ ଦିଅନ୍ତୁ ଯାହାଦ୍ୱାରା ରକ୍ତଚାପ କମିଯିବ । ପୁଣି ସକାଳୁ ଉଠି ରକ୍ତଚାପ ଜାଂଚ କରନ୍ତୁ ଓ ସଂଧ୍ୟାକୁ ଜାଂଚ କରନ୍ତୁ । ଯଦି ସଂଧ୍ୟା ବେଳା ରକ୍ତଚାପ ଅଧିକ ହୁଏ ତେବେ ଏହା ଉତ୍ତେଜନା କାରଣରୁ ଅଟେ ।

ପ୍ରଶ୍ନ 127 : ଯୋଗ ତନାବ କମାଇବାରେ କିପରି ସହାୟକ ହୁଏ ?

ଉତ୍ତର : ଯୋଗ ଦ୍ୱାରା ଶରୀରର ସମସ୍ତ ମାଂସପେଶୀରେ ହଲଚଲ ସୃଷ୍ଟି ହୁଏ । ଏବଂ ଶିଥିଳ ହୁଏ । କେତେକ ଯୋଗାସନ ମସ୍ତିଷ୍କକୁ ବି ଶିଥିଳ କରିଦିଏ ।

ଯୋଗର ଦୁଇ ଅଙ୍ଗ -ଯମ ଓ ନିୟମ । ଏହା ଉତ୍ତେଜନା ପ୍ରବନ୍ଧନରେ ବିଶେଷ ରୂପେ ସହାୟକ । ଲୋକଙ୍କୁ 'ଯମ' ପରିବର୍ତ୍ତେ 'ନିୟମ' ଆସନ କରିବା ଆବଶ୍ୟକ । ଯୋଗ ବ୍ୟତୀତ ପ୍ରାଣାୟାମ ତଥା ଧ୍ୟାନ ବି ଉଚ୍ଚ ରକ୍ତଚାପ କମାଏ ।

ଅଧ୍ୟୟନରୁ ଜଣାପଡେ ଯେ ଉଚ୍ଚ ରକ୍ତଚାପ ଔଷଧ ତୁଳନାରେ ଧ୍ୟାନ ଦ୍ୱାରା ଅଧିକ ତେଜରେ ଉତ୍ତେଜନା କମାଏ ।

ପ୍ରଶ୍ନ 128 : ଧ୍ୟାନ ଉତ୍ତେଜନା କମାଇବାରେ କିପରି ସହାୟକ ହୁଏ ?

ଉତ୍ତର : 'ପ୍ରେକ୍ଷାଧ୍ୟାନ' ଧ୍ୟାନର ଏକ ପ୍ରଭାବୀ ରୂପ । ଏଥିରେ ଶରୀରର ଉତ୍ତେଜନା ପ୍ରବନ୍ଧନ ସଙ୍ଗେ ସଙ୍ଗେ ହୋଇଯାଏ । ଏହା ପ୍ରାୟଃ ବସିକରି ଆରାମ ଦାୟକ ମୁଦ୍ରାରେ ହୁଏ । ଜଣେ ବିଖ୍ୟାତ ଜୈନ ସନ୍ଥ 'ଆଚାର୍ଯ୍ୟ ଶ୍ରୀ ତୁଳସୀ' ଓ ତାଙ୍କର ଉତ୍ତରାଧିକାରୀ 'ଯୁବା ଆଚାର୍ଯ୍ୟ' ପ୍ରେକ୍ଷାଧ୍ୟାନ ପଦ୍ଧତିକୁ ବିକଶିତ କରୁଛନ୍ତି । ଏହା ବ୍ୟତୀତ ଅନ୍ୟ ବ୍ୟକ୍ତି ବି ପ୍ରେକ୍ଷାଧ୍ୟାନ ପ୍ରଚାରରେ ଲାଗିଛନ୍ତି ।

ପ୍ରଶ୍ନ 129: କାୟୋତ୍ସର୍ଗ କାହାକୁ କହନ୍ତି ?

ଉତ୍ତର : କାୟୋତ୍ସର୍ଗ ବି ଏକ ଶିଥିଳତା ଟେକନିକ ଅଟେ । ଧ୍ୟାନର ଏହି ପ୍ରକ୍ରିୟା ଖୁବ ସରଳ । ଏଥିରେ ପୂରା ଶରୀରକୁ ବିଶ୍ରାନ୍ତି ହୁଏ । ଏଥିରେ ଆପଣଙ୍କ ଶରୀର ଶିଥିଳ ହୋଇଯାଏ ।

କାୟୋତ୍ସର୍ଗ ପାଇଁ ଏପରି ଘର ଠିକ୍ କରନ୍ତୁ ଯେଉଁଠାରେ ଘୋ-ଘୋ ନଥିବ ଓ ତାପମାନ ସ୍ଥିର ଥିବ । ଶୋଇପଡି ଭାବନ୍ତୁ ଯେ ଶରୀରର ଏକ ଅଙ୍ଗ ଶିଥିଳ ହୋଇଛି । ଉତ୍ତେଜନା ସହିତ ଜଡିତ ଉଚ୍ଚ ରକ୍ତଚାପ ରୋଗୀଙ୍କ ପାଇଁ କାୟୋତ୍ସର୍ଗ ବିଶେଷ ରୂପେ ଲାଭଦାୟକ ଅଟେ ।

ପ୍ରଶ୍ନ 130 : ଉତ୍ତେଜନାରୁ କିପରି ମୁକ୍ତି ପାଇବୁ ?

ଉତ୍ତର : ଉତ୍ତେଜନାର ପ୍ରବନ୍ଧନ ତିନି ପ୍ରକାର ହୋଇପାରେ -

- ଉତ୍ତେଜନା ସୃଷ୍ଟି ନ ହେଉ
- ଉତ୍ତେଜନାକୁ ଦୂର କରାଯାଇ ପାରିବ
- ଉତ୍ତେଜନା ପ୍ରବନ୍ଧନ

ଉତ୍ତେଜନା ପ୍ରବନ୍ଧନ, ଉତ୍ତେଜନାର କାରଣ ଓ ସ୍ୱୟଂକୁ ବିଶ୍ରାମ , ପହଞ୍ଚାଇବା ଉପରେ ନିର୍ଭର କରେ । ସର୍ବପ୍ରଥମେ ଆପଣଙ୍କୁ 'ଅନେକାନ୍ତ'କୁ ବୁଝିବାକୁ ହେବ । ଗୋଟିଏ କଥା ପାଇଁ ଅନେକ ମତ ହୋଇପାରେ । ଯଦି କୌଣସି ବ୍ୟକ୍ତି ଏ ସଂପର୍କରେ ଅନ୍ୟ ସହିତ ତର୍କ କରେ ନାହିଁ ତେବେ ସେ ଉତ୍ତେଜନାରୁ ବଞ୍ଚିତ ରହିବ ।

ଉତ୍ତେଜନା ପ୍ରବନ୍ଧନ ପାଇଁ ଉତ୍ତେଜନାର ମୂଳ ପର୍ଯ୍ୟନ୍ତ ପହଞ୍ଚିବାକୁ ହେବ । ସଂପ୍ରେଷଣ ତଥା

ବିଷୟରକୁ ଆଦାନ ପ୍ରଦାନ ବି ଉତ୍ତେଜନା ପ୍ରବନ୍ଧନ ସହିତ ଜଡ଼ିତ ଅଟେ । କାରଣ ଅନେକ ଥର ମନର କଥା ନ କଲେ ବି ରକ୍ତଚାପରେ ବୃଦ୍ଧି ହୁଏ ।

ପ୍ରଶ୍ନ 131 : ମୋତେ କେତେ ଉତ୍ତେଜନା ଅଟେ ?

ଉତ୍ତର : ଉତ୍ତେଜନା ମାପିବା ପାଇଁ କୌଣସି ଏକକ ନାହିଁ । ଦୈନନ୍ଦିନ ଗତିବିଧିକୁ ନିରୀକ୍ଷଣରୁ ଜଣା ପଡେ ଯେ ବ୍ୟକ୍ତି ତନାବ ଗ୍ରସ୍ତ ଅଟେ କି ନାହିଁ ।

ଉଦାହରଣ ପାଇଁ ଯଦି କାର ଚଲାଇବା ସମୟରେ ଡ୍ରାଇଭର ଅନ୍ୟ ଉପରେ ଚିଲ୍ଲାଏ ତେବେ ସେ ଉତ୍ତେଜନାରେ ଅଛି ।

ପ୍ରଶ୍ନ 132 : ଅବଚେତନ ଉତ୍ତେଜନା କାହାକୁ କହନ୍ତି ?

ଉତ୍ତର : ଯଦି ବ୍ୟକ୍ତି ଶୋଇଥିବା ସମୟରେ ତନାବ କାରଣରୁ ଖରାପ ସ୍ୱପ୍ନ ଦେଖେ ତେବେ ତାହାକୁ ଅବଚେତନ ତନାବ କହନ୍ତି ।

ପ୍ରଶ୍ନ 133 : କିପରି ଜାଣି ପାରିବି ଯେ ମୁଁ ଉତ୍ତେଜନାଗ୍ରସ୍ତ ଅଟେ ?

ଉତ୍ତର : ଉତ୍ତେଜନାର ନିମ୍ନଲିଖିତ ଶାରୀରିକ ଲକ୍ଷଣ ହୋଇପାରେ -

- ହାତ ପାପୁଲିରେ ଝାଳ
- ଥଣ୍ଡା ଆଙ୍ଗୁଠି
- ଶୁଖିଲା ମୁଁହ
- ହାତ ଥରିବା
- ବାରବାର ମୂତ୍ର ତ୍ୟାଗ
- ଡାଇରିଆ
- ଶବ୍ଦର ସ୍ୱରରେ ପରିବର୍ତ୍ତନ
- ହୃଦୟ ମଚଲନା ଓ ଅଶାନ୍ତି

ପ୍ରଶ୍ନ 134 : ମୋତେ ଧ୍ୟାନ ବା କାୟୋତ୍ସର୍ଗରେ କେତେ ସମୟ ଦେବା ଆବଶ୍ୟକ ?

ଉତ୍ତର : ଧ୍ୟାନ ଓ କାୟୋତ୍ସର୍ଗ ବହୁତ ଲାଭଦାୟକ ହୋଇଥାଏ । ଏହା ଆମର ଭାବନାତ୍ମକ ମସ୍ତିଷ୍କକୁ ସାଧ କରେ । ଏହା ଆମର ଭାବନା, ଉଦବେଗ ଓ ଈର୍ଷାର ସ୍ଥାନ ଅଟେ । ଏଥିପାଇଁ ଧ୍ୟାନ ଓ କାୟୋତ୍ସର୍ଗ ଉତ୍ତେଜନା କରାଏ । ପ୍ରତିଦିନ 10-15 ମିନିଟ ପର୍ଯ୍ୟନ୍ତ ଧ୍ୟାନ ଅବଶ୍ୟ କରନ୍ତୁ ।

ପ୍ରଶ୍ନ 135 : ଉତ୍ତେଜନା ପ୍ରବନ୍ଧନରେ ହାଇପର ଟେନଶନ ଚିକିତ୍ସା ହୋଇପାରିବ କି ?

ଉତ୍ତର : ଆଜ୍ଞା ହଁ, ଉତ୍ତେଜନା ପ୍ରବନ୍ଧନରେ 90% ହାଇପରଟେନଶନ ମାମଲା ସମ୍ଭାଳି ହୋଇଯାଏ । ଉତ୍ତେଜନା ହିଁ ତ ହାଇପର ଟେନଶନର ମୂଳ ଅଟେ । ଆମେ ଓଜନ କମାଇ, ଧୂମପାନ ରୋକି ଓ ଆହାରରେ ଲୁଣର ମାତ୍ରା କମାଇ ଉଚ୍ଚରକ୍ତଚାପ ସହିତ ଆରାମରେ ଜୀଅଁନ୍ତି । ମାତ୍ର ହଠାତ୍ କୌଣସି ବିବାଦ ହେଲେ ରକ୍ତଚାପ ବଢ଼ିଯାଏ । ଅତଃ ଉତ୍ତେଜନା ପ୍ରବନ୍ଧନ ଦ୍ୱାରା ରକ୍ତଚାପକୁ ନିୟନ୍ତ୍ରଣ କରିପାରିବେ ।

ପ୍ରଶ୍ନ 136: ଲୋକ ନିଜ ନିଜ ଭିତରେ ଲଢ଼ନ୍ତି କାହିଁକି ?

ଉତ୍ତର : ଲଢ଼େଇ ଉତ୍ତେଜନାର ହିଁ ପ୍ରକଟନ । ପ୍ରତ୍ୟେକ ନିଜ ଅନୁସାର ଭାବେ । ମାତ୍ର ଯେତେବେଳେ ଏହି ଭାବନା ପରସ୍ପର ମଧ୍ୟରେ ମୁକାବିଲା ହୋଇଯାଏ ତେବେ ଲଢ଼େଇ ହୁଏ । ପତି-ପତ୍ନୀ ବିଚାର ଓ ମନ ଆପସରେ ମିଳେ ନାହିଁ ତେବେ ଲଢ଼େଇ ହେବା ସ୍ୱାଭାବିକ ଅଟେ । ଅନ୍ୟ ଶବ୍ଦରେ ଆମେ ଯାହା ଚାହେଁ, ଯଦି ତାହା ନ ମିଳେ ତେବେ ଲଢ଼େଇ ହୁଏ । ଆମେ ଅନ୍ୟର ଭାବନାକୁ ବି ବୁଝିବା ଦରକାର । ଏହି ଅନେକାନ୍ତ ଅଟେ ଅର୍ଥାତ୍ ଯେତେ ଲୋକ ସେତେ ଦୃଷ୍ଟି । ଏହାକୁ ସ୍ୱୀକାର କରି ନିଅନ୍ତୁ ଓ ଅନ୍ୟର ଦୃଷ୍ଟିକୁ ସମ୍ମାନ ଦିଅନ୍ତୁ । ଆପସରେ କେବେ ମୁକାବିଲା ହେବ ନାହିଁ ।

ପ୍ରଶ୍ନ 137 : ବିତ୍ତୀୟ ପ୍ରବନ୍ଧନ କିପରି କରିବୁ ?

ଉତ୍ତର : ଆମ ଜୀବନରେ ଧନର ଭୂମିକା ମହତ୍ତ୍ୱପୂର୍ଣ୍ଣ ଅଟେ । କୌଣସି କାମ ପାଇଁ ଧନ ଦରକାର । ଅତଃ ଧନ କ୍ଷେତ୍ରର ସନ୍ତୁଳନ ହେବା ଆବଶ୍ୟକ ଅଟେ । ଅଧିକତର ବ୍ୟକ୍ତି ବିତ୍ତୀୟ ସମସ୍ୟା କାରଣରୁ ହିଁ ଉତ୍ତେଜନାଗ୍ରସ୍ତ ହୁଅନ୍ତି । ସେମାନେ ଆୟରୁ ଅଧିକ ବ୍ୟୟ କରନ୍ତି । ଯଦି ବ୍ୟୟକୁ କମାଇବେ ତେବେ ଉତ୍ତେଜନା ବି କମିଯିବ । ଆୟ ତଥା ବ୍ୟୟର ସନ୍ତୁଳନ ହେବା ଦରକାର ।

ପ୍ରଶ୍ନ 138 : ସତ୍‌ସଙ୍ଗରେ ଉତ୍ତେଜନା କମେ କି ?

ଉତ୍ତର : ଆଜ୍ଞା ହଁ, ଆମର ଅବଚେତନ ମନ ଭଲ କଥାରେ ପୂର୍ଣ୍ଣ । ସତ୍‌ସଙ୍ଗ ଯିବା ଦ୍ୱାରା ଆପଣଙ୍କ ବାରମ୍ବାର ଲାଗି ରହିବ ଯେ ଆପଣଙ୍କୁ କିପରି ବ୍ୟବହାର କରିବା ଉଚିତ ଏବଂ ଭଲ କଥା କଣ ? ଯଦି ଆପଣ ସତ୍‌ସଙ୍ଗର କଥା ଦୈନିକ ଜୀବନରେ ଆପଣାଇବେ ତେବେ ଏହା ଅଧିକ ଲାଭ ଦାୟକ ହେବ । ସତ୍‌ସଙ୍ଗରେ ଯେତେବେଳେ ଆମେ ସେହି ଭଲ କଥାକୁ ବାରମ୍ବାର ଶୁଣେ । ତେବେ ମସ୍ତିଷ୍କ ଉପରେ ଭଲ ପ୍ରଭାବ ପଡେ ଓ ତାହାକୁ ବ୍ୟାବହାରିକ ଜୀବନରେ ପ୍ରୟୋଗର ପ୍ରେରଣା ମିଳେ ।

ପ୍ରଶ୍ନ 139 : ଅହଂକୁ କିପରି ନିୟନ୍ତ୍ରଣ କିପରି କରିବ ?

ଉତ୍ତର : ଅହଂ ଲୋକଙ୍କୁ ଶିଖାଏ ଯେ ସେ ସର୍ବଶ୍ରେଷ୍ଠ ଅଟେ । ଯେତେବେଳେ ସେ ନିଜର ସତ୍ୟତା କାୟମ କରିପାରେ ନାହିଁ । ତେବେ ଉତ୍ତେଜନା ସୃଷ୍ଟି ହୁଏ । ଆପଣଙ୍କୁ ଅନ୍ୟର ଇଚ୍ଛା ଓ ନିଜର ସଫଳତା ଖୋଜିବାକୁ ହେବ । ଆପଣଙ୍କୁ ବୁଝିବାକୁ ହେବ ଯେ ଆପଣ ଜୀବନର ପ୍ରତ୍ୟେକ କ୍ଷେତ୍ରରେ ଶ୍ରେଷ୍ଠ ହୋଇ ପାରିବେ ନାହିଁ । ବେଶ୍ ଏତିକି ଜାଣିବାପରେ ଉତ୍ତେଜନା ଗାୟବ ହୋଇଯିବ ।

ପ୍ରଶ୍ନ 140 : କିପରି କଥାବାର୍ତ୍ତା କରିବୁ ଯାହାଦ୍ୱାରା ଉତ୍ତେଜନା ଉତ୍ପନ୍ନ ହେବ ନାହିଁ ?

ଉତ୍ତର : ସଂପ୍ରେଷଣ ମାଧ୍ୟମରେ ହିଁ ବ୍ୟକ୍ତି ନିଜର ବିଚାର ବା ଭାବନା ପ୍ରକଟ କରେ । କେତେକ ଲୋକ ସଂପ୍ରେଷଣ କାରଣରୁ ଉତ୍ତେଜନା ନିୟନ୍ତ୍ରଣକୁ ଆସିଯାଆନ୍ତି । ଆମକୁ

ସବୁବେଳେ ଏପରି କହିବା ଦରକାର ଯାହା ଦ୍ୱାରା ଅନ୍ୟ କାହାରି ଭାବନା ଆହତ ନହେଉ । ଯଦି କାହାରି କାମ ପସନ୍ଦ ନ ଆସେ ତେବେ ତାକୁ ମୁହଁ ଉପରେ କୁହନ୍ତୁ ନାହିଁ - "ତୁମେ ଏକ ବେଅକଲ, କେଉଁ କାମ କେମିତି କରିବାକୁ ହେବ ଜଣାନାହିଁ" । ଆପଣ କହିବ ଉଚିତ୍ - "ଆପଣଙ୍କ କାମରେ ମୁଁ ଖୁସି ନୁହେଁ । ଆପଣଙ୍କ ଏ କାମ ଏପରି କରିବା ଉଚିତ । ଏହିପରି ସାମନାବାଲାକୁ ଅପମାନ ହେବ ନାହିଁ ଏବଂ ଆପଣଙ୍କ ସନ୍ଦେଶ ବି ପହଞ୍ଚିଯିବ । ସବୁବେଳେ ନରମ ସ୍ୱରରେ କଥା କୁହନ୍ତୁ । କାହାରି ମନରେ ଦୁଃଖ ଦିଅନ୍ତୁ ନାହିଁ ।

ପ୍ରଶ୍ନ 141 : ଇଣ୍ଟରଭ୍ୟୁ ବା ପରୀକ୍ଷାକୁ ଯିବା ସମୟରେ ରକ୍ତଚାପ କାହିଁକି ବଢ଼ିଯାଏ ?

ଉତ୍ତର : ଉତ୍ତେଜନା ହିଁ ହାଇପର ଟେନଶର ମୂଳ ଅଟେ । ପରୀକ୍ଷା ଅଥବା ଇଣ୍ଟରଭ୍ୟୁ ସମୟରେ ଉତ୍ତେଜନା ଅଧିକ ହୁଏ । ସେହି ସମୟରେ ଏଣ୍ଡ୍ରେନାଲିନର ସ୍ରାବ ଅଧିକ ହୁଏ । ଏହି ହର୍ମୋନ ରକ୍ତ ପ୍ରବାହ ତଥା ହୃଦୟ ଗତି ବଢ଼ାଇ ଦିଏ, ଯାହାଦ୍ୱାରା ରକ୍ତଚାପ ବି ବଢ଼ିଯାଏ ।

12 . ବିବିଧ

ପ୍ରଶ୍ନ 142 : ଫୁସଫୁସର ବ୍ଲଡ ପ୍ରେସର କଣ ?

ଉତ୍ତର : ସାମାନ୍ୟ ମିନୀମଲ ପଲମୋନରୀ ଭାଲବ ରିଗର୍ଗିଟେଶନରେ ଡାୟସ୍ଟୋଲିକ ଗ୍ରେଡିଏଣ୍ଟ = 3.9 mm Hg

ଅନୁମତି ସାମାନ୍ୟ (= 6 mm Hg) ଡାହାଣ ଆର୍ଟିୟଲ ଚାପ ବୈଜ ଚାପ = 3.4+ 9.9 mm Hg

ଅନୁମାନିତ ବଢ଼ିଥିବା ବେଜ ପ୍ରେସର

ନିରନ୍ତର ବେବ ଡାପଲର ଟ୍ରେସିଂଗ , ଟ୍ରାଂସ ଧୋରୋସିଂକ ଜାଂଚ ମିନିମଲ ପଲମୋ ନରି ଭାଲବ ରିଙ୍ଗର୍ଗିଟେଶନରେ ଡାୟସ୍ଟୋଲିକ ଗ୍ରେଡିଏଣ୍ଟ = 15.2 mm Hg

ଅନୁମାନିତ ସାମାନ୍ୟ (6 mm Hg) ଡାହାଣ ଆର୍ଟିୟଲ ଚାପ ବେଜ ପ୍ରେସର = 15.2 +6 = 21. 2 Hg

ପ୍ରଶ୍ନ 143 : ପଲମୋନରୀ ହାଇପର ଟେନଶନ କଣ ?

ଉତ୍ତର : ଏହା ରକ୍ତ ନଳିକାର ଅବସ୍ଥା ଅଟେ, ଯେଉଁଥିରେ ଫୁସ୍‌ଫୁସରେ ଉଚ୍ଚ ରକ୍ତଚାପ ହୋଇଯାଏ । ପଲମେନରି (ଫୁସ୍‌ଫୁସରେ) + ହାଇପର ଟେନଶନ (ରକ୍ତଚାପ) । ଯେତେବେଳେ ହୃଦୟରେ ଫୁସ୍‌ଫୁସ ଆଡକୁ ରକ୍ତ ନେଇଥିବା ନଳିକା ଉଚ୍ଚ ହୁଏ । ତେବେ ହୃଦୟର ଡାହାଣ ଅଂଶ ଉପରେ ଚାପ ପଡେ । ଏହାକୁ ପଲମୋନରୀ ହାଇପର ଟେନଶନ କୁହାଯାଏ ।

ପ୍ରଶ୍ନ 144 : ପଲମୋନରୀ ହାଇପର ଟେନଶନର ଲକ୍ଷଣ କଣ ?

ଉତ୍ତର: ପଲମୋନରୀ ହାଇପର ଟେନଶନର ଲକ୍ଷଣ : କାମ କରିବା ସମୟରେ ଶ୍ୱାସ ନେବାରେ ଅସୁବିଧା, କ୍ଳାନ୍ତି ଅନୁଭବ ହେବା, ବେହୋଶୀ ଓ ଛାତିରେ ବ୍ୟଥା । ଏହି ଲକ୍ଷଣ କାରଣରୁ କିଛି ଗତିବିଧି ତଥା ବ୍ୟାୟାମକୁ ସୀମିତ କରିବାକୁ ପଡିଥାଏ ।

ପ୍ରଶ୍ନ 145 : ପଲମୋନରୀ ହାଇପର ଟେନଶନର ପ୍ରମୁଖ କାରଣ କ'ଣ ଅଟେ ?

ଉତ୍ତର : ଏହା ଅନେକ କାରଣରୁ ହୁଏ । କେତେକ କାରଣ ଅଜ୍ଞାତ ହୋଇଥାଏ । ତେବେ ଏହାକୁ ପ୍ରାଇମେରୀ ପଲମୋନରୀ ଏଚ.ଟି. କହନ୍ତି । ସେକେଣ୍ଡରିରେ କାରଣ ଯେପରି ଏମଫୀ ସୀମା ବା ମାଂସ ସହିତ ଜଡିତ ତକଲିଫ । ଅନ୍ୟ କାରଣ - କଂଜେସ୍ଟିଭ ହାର୍ଟଫେଲ, ହୃଦୟରେ ଜନ୍ମଗତ ଦୋଷ, ପଲମୋନରୀ ଧମନୀରେ ରକ୍ତର ପୁରୁଣା ବିନ୍ଦୁ, ଏଡସ ଓ କିଛି ଡାଇଟି ଔଷଧ (ଫେନଫ୍ଲୁରାମାଇନ) ଆଦି । ଏ ଔଷଧ ଉପଲବ୍ଧ ନୁହେଁ ।

ପ୍ରଶ୍ନ 146: ପଲମୋନରୀ ହାଇପର ଟେନଶନର ଚିକିତ୍ସା କଣ ?

ଉତ୍ତର : ଏଥିପାଇଁ ଅଲଗା ଚିକିତ୍ସା କରାଯାଏ । ଏ ରୋଗ ଗମ୍ଭୀର ଅଟେ । କିନ୍ତୁ ଚିକିତ୍ସା ସମ୍ଭବ ଅଟେ । ଅକ୍ସିଜେନ ସାହାଯ୍ୟରେ ହାର୍ଟକୁ ଫଙ୍କ୍ସିଙ୍ଗ ସୁଧାର କରାଯାଇ ପାରେ । ଡାଇୟୁରେଟିକ୍ସ, ରକ୍ତକୁ ପତଳା କରିବା ଔଷଧ ପଲମୋନରୀ ଏଚ.ଟି କମାଇପାରେ । କେବେ କେବେ ଲଙ୍ଗସ୍ ଟ୍ରାନ୍ସପ୍ଲାଣ୍ଟ ବି କରିବାକୁ ପଡିପାରେ ।

ପ୍ରଶ୍ନ 147 : ଦୁଇ ବାହୁରେ ଅଲଗା ଅଲଗା ବ୍ଲଡ ପ୍ରେସର ହୁଏ କି ?

ଉତ୍ତର : ଆଜ୍ଞା ହଁ, ଏହା ଦୁଇବାହୁରେ ଅଲଗା ଅଲଗା ହୋଇଥାଏ । ଡାହାଣ ହାତରେ ବାମ ତୁଳନାରେ ଅଧିକ ଚାପ ହୁଏ । ମାତ୍ର ଅନ୍ତର 5-6 mm Hg ରୁ ଅଧିକ ନୁହେଁ । ଡାହାଣ ହାତକୁ ରକ୍ତର ଆପୂର୍ତ୍ତି ପ୍ରଥମେ ମିଳେ । ଏଥିପାଇଁ ଏପରି ହୁଏ ।

ପ୍ରଶ୍ନ 148 : ବ୍ଲଡ ପ୍ରେସର ଗୋଡରେ ମପାଯାଇ ପାରିବ କି ?

ଉତ୍ତର : ଆଜ୍ଞା ହଁ, ଏହା ଗୋଡରେ ବି ମପାଯାଇ ପାରିବ । ଯେତେବେଳେ ରକ୍ତଚାପ କମ ଥାଏ ବା ବ୍ରାକିୟଲ ଧମନି କାମ ନକରେ ତେବେ ଗୋଡରେ ବି ରକ୍ତଚାପ ଜାଂଚ କରାଯାଇପାରେ । ଗୋଡର ଫିମୋରଲ ଧମନୀରେ ବି ଏହି ଶବ୍ଦ ଶୁଣ ଯାଇପାରେ ।

ପ୍ରଶ୍ନ 149 : ଉପର ବାହୁ ତଥା ଗୋଡରେ ରକ୍ତଚାପ ଅଲଗା ଅଲଗା ହୁଏ ?

ଉତ୍ତର : ଆଜ୍ଞା ହଁ, ଏହା ଅଲଗା ହୋଇଥାଏ । ପ୍ରାୟଃ ଗୋଡରେ ରକ୍ତଚାପ, ଉପର ବାହୁର 90% ହୋଇଥାଏ । ମାତ୍ର ଗୋଡର ଧମନୀ ସଂକୁଚିତ କାରଣରୁ କମ ବି ହୋଇପାରେ ।

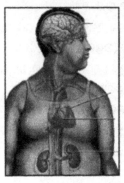

ପ୍ରଶ୍ନ 150 : ଯଦି ବ୍ୟକ୍ତି ଅଧିକ ମୋଟା ହୁଏ ତେବେ ତାର ରକ୍ତଚାପ କିପରି ଜାଂଚ କରାଯିବ ?

ଉତ୍ତର : ମୋଟା ବ୍ୟକ୍ତିଙ୍କ ପାଇଁ ସାମାନ୍ୟରୁ ବଡ କଫ ବଜାରରେ ମିଳେ । ଏହାକୁ ସହଜରେ ମୋଟା ବାହୁ ଉପରେ ବାନ୍ଧି ପାରନ୍ତି । ଆମେ ମୋଟା ରୋଗୀର ବଳାଗଣ୍ଠିରୁ ବି ମାପି ପାରିବା ।

ପ୍ରଶ୍ନ 151: ପିଲାମାନଙ୍କର ସାମାନ୍ୟ ରକ୍ତଚାପ କେତେ ହୋଇଥାଏ ?

ଉତ୍ତର : ପିଲାମାନଙ୍କର ରକ୍ତଚାପ ଆୟୁ ଅନୁସାର ଅଲଗା ଅଲଗା

ହୋଇଥାଏ । ଯଦି ତିନି ବର୍ଷର ତେବେ ସାମାନ୍ୟ ରକ୍ତଚାପ 107/69mm Hg ରୁ ଉପରକୁ ହେବ । ଦଶବର୍ଷ ଆୟୁରେ 117/75 mm Hg ରୁ ଅଧିକ ହେବା ଦରକାର ।

ପ୍ରଶ୍ନ 152 : ମେଦବହୁଳତାରେ ବି ହାଇପର ଟେନଶନ ହୋଇପାରେ ?

ଉତ୍ତର : ଆଜ୍ଞା ହଁ, ମେଦବହୁଳତା ସହିତ ହାଇପର ଟେନଶନର ଗଭୀର ସମ୍ବନ୍ଧ ଅଛି । ମୋଟା ଲୋକ ଓଜନ କମାଇଲେ ରକ୍ତଚାପ କମିଯାଏ । ଏହା ସିଦ୍ଧ ହୋଇ ସାରିଛି ଯେ ଓଜନ ବଢ଼ିବା ହିସାବରେ ରକ୍ତଚାପ ବି ବଢ଼େ ।

13. ହୃଦୟ ଓ ତାର କାର୍ଯ୍ୟ

ପ୍ରଶ୍ନ 153 : ହୃଦୟ ଓ ତାର କାର୍ଯ୍ୟ କଣ ?

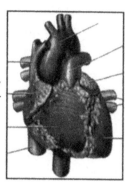

ଉତ୍ତର : ହୃଦୟ ପୂରା ଶରୀରରେ ରକ୍ତ ପ୍ରବାହିତ କରେ । ଏହା ଏକ ମିନିଟରେ 72 ଥର ଧକ୍ ଧକ୍ ହୁଏ । ଏଥିରେ ଚାରଟି କକ୍ଷ ହୋଇଥାଏ । କକ୍ଷ 1 ଓ 3 ପ୍ରଥମେ ପମ୍ପ କରନ୍ତି । ଏଥିଯୋଗୁଁ 1-2, 3-4 ରେ ରକ୍ତ ପ୍ରବାହିତ ହୋଇପାରେ ।

ପୁଣି କକ୍ଷ 2 ଓ 4 ଏକ ସଙ୍ଗରେ ପମ୍ପ କରନ୍ତି । ଦ୍ୱିତୀୟ କକ୍ଷରେ ଏହା ଫୁସ୍‌ଫୁସ୍ କୁ ଯାଏ, ଯେଉଁଠାରେ ଏହା ଅକ୍‌ସିଜେନ ସହିତ ମିଶି ତୃତୀୟ କକ୍ଷକୁ ଯାଆନ୍ତି । ସେଠାରୁ ଏହା ଚତୁର୍ଥ କକ୍ଷକୁ ଯିବାପରେ ପୂରା ଶରୀରରେ ପ୍ରବାହିତ ହୁଏ ।

ପ୍ରଶ୍ନ 154 : ହୃଦୟ ରକ୍ତଚାପ ବଢ଼ାଇବା ପାଇଁ କିପରି ଦାୟୀ ?

ଉତ୍ତର : ଏହା ପୂରା ଶରୀରକୁ ରକ୍ତ ପମ୍ପ କରେ । ଯଦି ରକ୍ତଚାପ ସାମାନ୍ୟ ହେବ ତେବେ ହୃଦୟ ବି ସାମାନ୍ୟ ପ୍ରଣାଳୀରେ କାମ କରିବ । ଯଦି ହୃଦୟ ଗତି ବଢ଼ିବ ତେବେ ରକ୍ତଚାପ ବି ବଢ଼ିବ । ଉତ୍ତେଜନାରେ ହୃଦୟର ପମ୍ପ କରିବା ଶକ୍ତି ବଢ଼ିବ । ଏହା ଅଧିକ ବଳରେ ସଂକୁଚିତ ହେବ ଓ ରକ୍ତଚାପ ବଢ଼ିବ । ଶରୀରରେ ଏଡ୍ରେନାଲିନ, ଏଞ୍ଜିଓଟେନସିନ ଆଦି କିଛି ହର୍ମୋନ ବି ତିଆରି ହୁଏ, ଯାହା ହୃଦୟରେ ରକ୍ତଚାପକୁ ବଢ଼ାଇ ଦିଏ ।

ପ୍ରଶ୍ନ 155 : ଉଚ୍ଚରକ୍ତଚାପ ହୃଦୟକୁ କିପରି ପ୍ରଭାବିତ କରେ ?

ଉତ୍ତର : ଉଚ୍ଚ ରକ୍ତଚାପ ହୃଦୟକୁ ବି ପ୍ରଭାବିତ କରେ । ଚତୁର୍ଥ କକ୍ଷ 120 mm Hg ଚାପରେ ପମ୍ପ କରେ କିନ୍ତୁ ପମ୍ପିଙ୍ଗର ଶକ୍ତି ବଢ଼ିବା ଦ୍ୱାରା ରକ୍ତର ଚାପ ବି ବଢ଼ିଯାଏ । ଯଦି ଚାପ 150-160 mm Hg ହୋଇଗଲା ତେବେ ହୃଦୟକୁ ପମ୍ପିଙ୍ଗରେ ଅଧିକ ଶକ୍ତି ଲଗାଇବାକୁ ପଡେ । ତା ଦ୍ୱାରା ସଂଚରଣ ପ୍ରକ୍ରିୟା ଚାଲୁ ରହେ । ଏପରି ଦୀର୍ଘ ସମୟ ପର୍ଯ୍ୟନ୍ତ ହେଲେ ହୃଦୟର ମାଂସପେଶୀ କମଜୋର ହୋଇଥାଏ । ଏହାକୁ ଏଲ.ବି.ଏଚ. Left Ventricular Hypertrophy କହନ୍ତି । ଏଠାରେ ହୃଦୟକୁ ଅଧିକ ରକ୍ତର

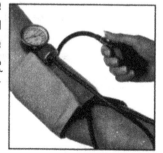

ଆବଶ୍ୟକତା ହୁଏ । ଏହି କାରଣରୁ ଏଞ୍ଜାଇନା ବି ହୋଇ ପାରେ । ପ୍ରାୟ ହାର୍ଟଆଟାକ ସମୟରେ ରକ୍ତଚାପ ବି ବହୁ ଅଧିକ ହୁଏ । ହୃଦୟ ରକ୍ତକୁ ସଠିକ ପ୍ରଣାଳୀରେ ପମ୍ପ କରିପାରେ ନାହିଁ, ଫୁସ୍ ଫୁସ୍‌ରେ ପାଣି ଭରିଯାଏ । ଯାହାଦ୍ୱାରା ଦମ୍ ଅଟକି ଯାଏ । ଏହାକୁ ଏଲ. ଭି. ଏଫ୍. (Left Ventricular Feiture) କହନ୍ତି ।

14 . ନିମ୍ନ ରକ୍ତଚାପ

ପ୍ରଶ୍ନ 156 : ନିମ୍ନ ରକ୍ତଚାପ ଅର୍ଥାତ୍ ହାଇପୋଟେଶନ କାହାକୁ କହନ୍ତି ?

ଉତ୍ତର : ଆମର ସାମାନ୍ୟ ରକ୍ତଚାପ 120/80 mm Hg ଅଟେ । ଯେତେବେଳେ ସିସ୍ଟୋଲିକ ବ୍ଲଡ ପ୍ରେସର 100 mm Hg ରୁ କମ ତଥା ଡାୟସ୍ଟୋଲିକ 70 mm Hg ରୁ କମ ହୋଇଯାଏ । ଏହାକୁ ନିମ୍ନ ରକ୍ତଚାପ ବା ହାଇପେଟେଶନ କୁହାଯାଏ ।

ପ୍ରଶ୍ନ 157 : ନିମ୍ନ ରକ୍ତଚାପକୁ କିପରି ଚିହ୍ନିବୁ ?

ଉତ୍ତର : ନିମ୍ନ ରକ୍ତ ଚାପରେ ରୋଗୀ ଠିଆ ହେଲେ କମଜୋରୀ ଅନୁଭବ କରେ । କାରଣ ତା ଶରୀରର ଉପର ଅଂଶ ମସ୍ତିଷ୍କ ପର୍ଯ୍ୟନ୍ତ ରକ୍ତ ପହଞ୍ଚେ ନାହିଁ । ମୁଣ୍ଡ ବୁଲାଇବା ବ୍ୟତୀତ ଝାଳ ଆସେ । ଅଳସପଣ ଲାଗି ରହେ । ସେ ଜଲଦି ଥକ୍‌କି ଯାଏ ।

ପ୍ରଶ୍ନ 158: ନିମ୍ନ ରକ୍ତଚାପର କାରଣ କଣ ?

ଉତ୍ତର : ପ୍ରାୟ ନିମ୍ନ ରକ୍ତଚାପ ରୋଗୀଙ୍କ ଲକ୍ଷଣ ସାମନାକୁ ଆସେ ନାହିଁ । ଏହା ଭିଟାମିନର କମ, ଖାଦ୍ୟ ପେୟର ଭୁଲ ଅଭ୍ୟାସ ତଥା ଡାୟରିଆ ଆଦି କାରଣରୁ ଶରୀରରେ ପାଣିର କର୍ମଯୋଗୁଁ ହୁଏ ।

ପ୍ରଶ୍ନ 159 : ରକ୍ତର ଆଦର୍ଶ ଚାପ କଣ ?

ଉତ୍ତର : ଆମର ଆଦର୍ଶ ବ୍ଲଡପ୍ରେସର 120 / 80 mm Hg ଅଟେ । ବର୍ତ୍ତମାନ ନୂତନ ଶୋଧ ଅନୁସାର 115/ 75 mm Hg ହେବା ଦରକାର ।

ପ୍ରଶ୍ନ 160 : ଲୋ ବ୍ଲଡ ପ୍ରେସରର ଚିକିତ୍ସା କଣ ?

ଉତ୍ତର : ଅଧିକତର ମାମଲାରେ କୌଣସି ଚିକିତ୍ସାର ଆବଶ୍ୟକତା ନାହିଁ । କାରଣ ରୋଗୀକୁ ଜଣା ହିଁ ପଡେ ନାହିଁ । କେବଳ ଲକ୍ଷଣ ଦେଖିଲେ ହିଁ ଚିକିତ୍ସାର ଆବଶ୍ୟକତା ହୁଏ । ଯଦି ସାମାନ୍ୟ ରକ୍ତଚାପ ଅଚାନକ କମିଯାଏ ତେବେ ଜାଣିବା ଦରକାର ଏହା ଡାୟରିଆ ବା ପାଣିର କମ ଯୋଗୁ ହୋଇଛି । ଏହା ଜର, ରକ୍ତାଳ୍ପତା ଦ୍ୱାରା ବି ହୋଇପାରେ । ଆମକୁ କାରଣ ଅନୁସାର ଉପଚାର କରିବା ଉଚିତ । ଯଦି କିଛି ସମୟ ପାଇଁ ଏପରି ହୁଏ ତେବେ ରୋଗୀକୁ ନମକୀନ ଭୋଜନ ବା ଏକ କପ ଚାହା/କଫି ଦିଅନ୍ତୁ । ଯଦି ମାମଲା ଗମ୍ଭୀର ହୁଏ ତେବେ ସାଲାଇନ ଡ୍ରିପ ଦେଇ ପାରନ୍ତି । ଲୋ ବ୍ଲଡ ପ୍ରେସର ରୋଗୀକୁ ହସ୍‌ପିଟାଲରେ ପ୍ରଥମେ ଏହି ଉପଚାର ଦିଆଯାଏ ।

ଯଦି ଶରୀର ଭିତରେ କେଉଁ ଠାରେ ରକ୍ତସ୍ରାବ ଦେଉଥାଏ ତେବେ ବ୍ଲଡ ପ୍ରେସର କମ ହୋଇଯାଏ । ଏଥିରେ ରକ୍ତ ବଦଳି ପାରେ ।

ପ୍ରଶ୍ନ 161 : ଯଦି ରକ୍ତଚାପ ଅଚାନକ କମିଯାଏ ତେବେ କଣ କରିବୁ ?

ଉତ୍ତର : ଯଦି ରକ୍ତଚାପ ଅଚାନକ କମିଯାଏ ତେବେ ସନ୍ଧାନ ନେବା କଥା ଯେ ଏହା କୌଣସି ଦୁର୍ଘଟଣା, ଭିତରି ରକ୍ତସ୍ରାବ ଡାଇରିଆ ବା ଦ୍ରବର କମ ଯୋଗୁ ବା ଅନ୍ୟ କେଉଁ କାରଣରୁ ଅଟେ । ଏପରି ମାମଲାରେ କାରଣ ଅନୁସାର ଚିକିତ୍ସା କରାଯିବା ଉଚିତ । ତଦ୍ୱାରା ରକ୍ତଚାପ ବଢ଼ିଆ ଯାଇପାରେ ।

15. ରୀନଲ ହାଇପର ଟେନଶନ

ପ୍ରଶ୍ନ 162 : ରୀନଲ ହାଇପର ଟେନଶନ/ ରୀନୋଭାସ୍କୁଲାର ହାଇପର ଟେନଶନ କାହାକୁ କହନ୍ତି?

ଉତ୍ତର : ବୃକକ ପର୍ଯ୍ୟନ୍ତ ରକ୍ତ ନେଇଯାଉଥିବା ଧମନୀ କୋଲେଷ୍ଟ୍ରାଲ ଓ ଟ୍ରାଇଗ୍ଲିସରାଇଜଡ ଜମା ହେବା ଦ୍ୱାରା ସଂକୁଚିତ ହୋଇଯାଏ । ଏହି ଜମାବ ଦ୍ୱାରା ବୃକକରେ ରକ୍ତଚାପ ବଢ଼ିଯାଏ । ଏହାକୁ ରୀନଲ ହାଇପର ଟେନଶନ ବା ରୀନୋଭାସ୍କୁଲାର ହାଇପର ଟେନଶନ କୁହାଯାଏ ।

ପ୍ରଶ୍ନ 163 : ରୀନଲ ହାଇପର ଟେନଶନର କାରଣ କଣ ?

ଉତ୍ତର : ରକ୍ତଚାପ ହୃଦୟ ଦ୍ୱାରା ପମ୍ପ କରାଯାଇ ରକ୍ତ ଅନୁସାର ଧମନୀର ଆକାର ଓ ଅବସ୍ଥା ଉପରେ ନିର୍ଭର କରେ । ଏହା ଅତିରିକ୍ତ ଆହୁରି ବି କାରକ ଉତ୍ତରଦାୟୀ ଅଟେ । ଯେପରି : ଶରୀରରେ ଜଳ ଓ ଲୁଣର ମାତ୍ରା, ବୃକକର ଅବସ୍ଥା ସ୍ନାୟୁ ତନ୍ତ୍ର କିମ୍ବା ରକ୍ତ କଣିକା ତଥା ଶରୀରରେ ବିଭିନ୍ନ ହର୍ମୋନର ସ୍ତର ।

ରୀନୋଭାସ୍କୁଲାର ହାଇପର ଟେନଶନ ଏକ ସେକେଣ୍ଡାରୀ ହାଇପରଟେନଶନ ଅଟେ । ଏହା ହାଇପର ଟେନଶନର 5% ନୁ ବି କମ ରୋଗୀମାନଙ୍କ ଠାରେ ଦେଖାଯାଏ । ଏହାର ଲକ୍ଷଣ 30 ପୂର୍ବରୁ ବା 50 ବର୍ଷ ଆୟୁ ପରେ ବଢ଼େ ଯାହା ବୃକକର ରକ୍ତ ନଳିକାର କ୍ଷତି ଉପରେ ନିର୍ଭର କରେ । ଏହି ଧମନୀ ସଂକୁଚିତ ହେଲେ ବୃକକ ପର୍ଯ୍ୟନ୍ତ ପୂରା ରକ୍ତ ଯାଇପାରେ ନାହିଁ । ରକ୍ତ ପ୍ରବାହର ମାତ୍ରା କମିଲେ ଏକ ହର୍ମୋନ 'ରେନିନ'ର ଅଧିକ ମାତ୍ରାରେ ସ୍ରାବ ହୁଏ, ଯାହା ରକ୍ତଚାପ ବଢ଼ାଇବା ପାଇଁ ଉତ୍ତରଦାୟୀ ଅଟେ ।

ପ୍ରଶ୍ନ 164 : ରୀନଲ ହାଇପର ଟେନଶନର ଲକ୍ଷଣ କଣ ?

ଉତ୍ତର : କେବେ କେବେ ମୁଣ୍ଡ ବିନ୍ଧା ହୁଏ । ଯଦି ହାଇପର ଟେନଶନ ଗମ୍ଭୀର ହୁଏ ତେବେ ନିମ୍ନଲିଖିତ ଲକ୍ଷଣ ହୋଇପାରେ :

- କ୍ଳାନ୍ତି
- ଭ୍ରମ
- ଦୃଷ୍ଟିଶକ୍ତିରେ ତଫାତ
- ଦେହ ବୁଲାଇବା ତଥା ବାନ୍ତି
- ଏଞ୍ଜାଇନା ପରି ଛାତିରେ ଯନ୍ତ୍ରଣା
- କଞ୍ଜେସ୍ଟିଭ ହାର୍ଟ ଫେଲୋର

ପ୍ରଶ୍ନ 165 : ଉଚ୍ଚ ରକ୍ତଚାପ ବୃକକକୁ କିପରି ପ୍ରଭାବିତ କରେ ?

ଉତ୍ତର : ବୃକକ ପ୍ରଭାବିତ ହୁଏ , କାରଣ ସେ ପର୍ଯ୍ୟନ୍ତ ରକ୍ତ ପହଞ୍ଚାଇବା ବାଲା ରୀନଲ ଧମନୀ, ରକ୍ତଚାପ କାରଣରୁ ସଂକୁଚିତ ହୋଇଯାଏ । ତଥା ବୃକକ ପର୍ଯ୍ୟନ୍ତ ରକ୍ତ ଆରାମରେ ପ୍ରବାହିତ ହୋଇପାରେ ନାହିଁ । ଏହାଦ୍ୱାରା କିଡନୀର ସାମାନ୍ୟ କାର୍ଯ୍ୟକ୍ଷମତା ପ୍ରଭାବିତ ହୁଏ । ଯଦି ଏହି ଅବସ୍ଥା ଦୀର୍ଘ ସମୟ ପର୍ଯ୍ୟନ୍ତ ରହିଲେ ତେବେ କିଡନୀ ଫେଲ ବି ହୋଇପାରେ ।

ପ୍ରଶ୍ନ 166 : ରୀନଲ ହାଇପର ଟେନଶନ ରୋଗୀକୁ କିପରି ଆହାର ଦେବା ଉଚିତ ?

ଉତ୍ତର : ଏପରି ରୋଗୀକୁ କମ ପ୍ରୋଟିନ ଯୁକ୍ତ ଆହାର ଦିଅନ୍ତୁ । କାରଣ ରୀନଲ ରୋଗୀର ୟୁରିଆ ମୂତ୍ର ସହିତ ବାହାରି ପାରେ ନାହିଁ । କମ ଗୁଣବତା ପ୍ରୋଟିନ ଖାଦ୍ୟ ପଦାର୍ଥ (ଡାଲି, ବ୍ରେଡ ଓ ସବ୍‌ଜୀ) ଉପରେ ରୋକ ଲଗାଇବା ଉଚିତ ତଥା ଉଚ୍ଚ ଗୁଣବତ୍ତା ବାଲା ପ୍ରୋଟିନ (ଦ୍ରବ୍ୟ /ଚୀଜ) ଅଳ୍ପ ମାତ୍ରାରେ ନେଇ ପାରନ୍ତି । ଉଚ୍ଚ ରକ୍ତଚାପ ଯୋଗୁଁ ଲୁଣ ଉପରେ ବି ରୋକ ଲଗାଇବା ଦରକାର । ଫସଫରସର କମ ମାତ୍ରା ଦେବା ଦରକାର । କାରଣ ଏଥିରେ ପ୍ରୋଟିନର ଭରପୂର ମାତ୍ରା ଥାଏ ।

ପ୍ରଶ୍ନ 167: ରୀନଲ ହାଇପର ଟେନଶନ ପ୍ରାୟଃ କେଉଁ ଆୟୁରେ ହୁଏ ?

ଉତ୍ତର : ଏହା ପ୍ରାୟ 30 ବର୍ଷରୁ 50 ବର୍ଷ ଆୟୁ ପରେ ହୁଏ । ଏହା ବୃକକର ରକ୍ତ ନଳିକାର ଲୋକସାନ ଉପରେ ନିର୍ଭର କରେ । ଏହା ସେକେଣ୍ଡାରୀ ହାଇପର ଟେନଶନ ଅଟେ ଯାହା ହାଇପର ଟେନଶନ ରୋଗୀମାନଙ୍କ ମଧ୍ୟରେ 5% ରୁ ବି କମ୍ ହୁଏ ।

ପ୍ରଶ୍ନ 168 : ରୀନଲ ହାଇପର ଟେନଶନ କାହାକୁ ହୋଇପାରେ ?

ଉତ୍ତର : ଉଚ୍ଚ ରକ୍ତଚାପ, ଉଚ୍ଚ କୋଲେଷ୍ଟ୍ରାଲ ଓ ଟ୍ରାଇଗ୍ଲିସରାଇଜଡ ତଥା କମ ଏଚ.ଡି.ଏଲ. ଯୁକ୍ତ ବ୍ୟକ୍ତିଙ୍କୁ ରୀନଲ ହାଇପର ଟେନଶନ ହୁଏ । ମଦ୍ୟପାନ ତଥା ଧୂମ୍ରପାନ କରୁଥିବା ତଥା ମୋଟା ବ୍ୟକ୍ତି ବି ଏହି ରୋଗରେ ଗ୍ରସ୍ତ ହୋଇପାରନ୍ତି ।

ପ୍ରଶ୍ନ 169 : ମେଦବହୁଳତା ଏହାକୁ ପ୍ରଭାବିତ କରେ କି ?

ଉତ୍ତର : ଆଜ୍ଞା ହଁ, ମେଦବହୁଳତା ଏହାକୁ ପ୍ରଭାବିତ କରିପାରେ । ମୋଟାବ୍ୟକ୍ତି ମାନଙ୍କ ଠାରେ କୋଲେଷ୍ଟ୍ରାଲ ଓ ହାଇଗ୍ଲିସରାଇଜଡର ସ୍ତର ଅଧିକ ହୋଇଥାଏ । ଯାହା ରୀନଲ ଧମନୀରେ ଜମାବ ସୃଷ୍ଟି କରେ ତଥା ରକ୍ତଚାପ ବଢ଼ାଏ । ରୀନଲ ହାଇପର ଟେନଶନ ରୋଗୀଙ୍କୁ ବ୍ୟାୟାମ ଓ କମ କ୍ୟାଲୋରୀ ଯୁକ୍ତ ଆହାର ଦ୍ୱାରା ନିଜର ଓଜନ କମାଇବା ଦରକାର ।

ପ୍ରଶ୍ନ 170 : ରୀନଲ ହାଇପରଟେନଶନର ଚିକିତ୍ସା କଣ ?

ଉତ୍ତର : ଏହାର ଲକ୍ଷ୍ୟ ଏହି ଯେ, ରକ୍ତଚାପ ନିୟନ୍ତ୍ରିତ ହେଉ । ଡାଇୟୁରୋଟିକ୍ସ ଅଲଫା ତଥା ବୀଟା ବ୍ଲକର୍ସ, କାଲସିୟମ ଚେନେଲ ବ୍ଲକର୍ସ ଆଦି ସମୂହର ଔଷଧ ଦିଆଯାଇପାରେ । ଯଦି ଲକ୍ଷଣ ଗମ୍ଭୀର ଅଟେ ତେବେ ତାହାକୁ ଡାଏଜୋକ୍ସାଇଡ ବା ନାଇଟ୍ରୋପ୍ରୁସାଇଡ ଦେଇ ପାରନ୍ତି । ପ୍ରତ୍ୟେକ ଲୋକଙ୍କ ଉପରେ ଔଷଧ ଅଲଗା ପ୍ରକାର ପ୍ରଭାବ ପକାଏ । ବି.ପି. ବାରମ୍ବାର ଜାଂଚ ହେବା ଦରକାର । ଔଷଧରେ ପରିବର୍ତ୍ତନ ବି ପଡିପାରେ ।

ଧମନୀକୁ ଅପରେସନ ଦ୍ୱାରା ବି ସୁଧାରିବା ଦରକାର ପଡିଥାଏ । ବେଲୁନିଙ୍ଗ ଏଞ୍ଜିଓପ୍ଲାସ୍ଟି ବି ହୋଇପାରେ ।

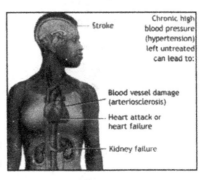

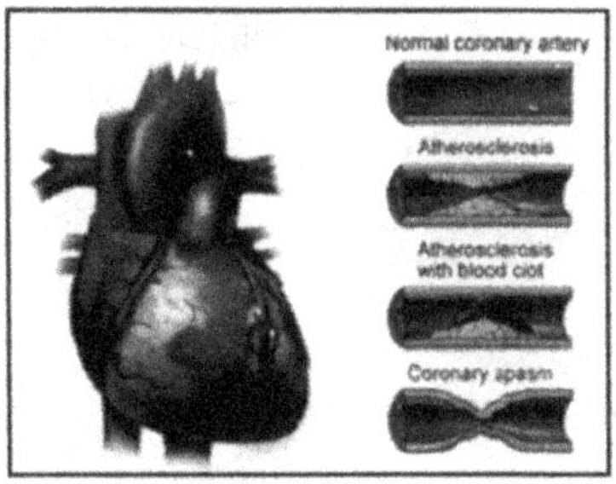

ଜୀବନ ଶୈଳୀରେ ପରିବର୍ତ୍ତନ ଆଣନ୍ତୁ, ଓଜନ କମାନ୍ତୁ, ବ୍ୟାୟାମ କରନ୍ତୁ, ଧୂମ୍ରପାନ ଓ ମଦ୍ୟପାନ କରନ୍ତୁ ନାହିଁ । ଖାଦ୍ୟରେ ସଞ୍ଜମ ରଖନ୍ତୁ । ଏହା ଦ୍ୱାରା ଅଧିକ ପ୍ରଭାବ ପଡିବ ।

16 . ହାଇପରଟେନଶନ ର ଜଟିଳତା

ପ୍ରଶ୍ନ 171 : ହାଇପର ଟେନଶନର ଜଟିଳତା କଣ ?

ଉତ୍ତର : ହାଇପର ଟେନଶନର ପ୍ରମୁଖ ଜଟିଳତା :

- କୋରୋନରୀ ଧମନୀ ରୋଗ ତଥା ହାର୍ଟ ଫେଲଓର
- ରୀନଲ ଫେଲିଓର
- ପକ୍ଷାଘାତ
- ଏଥ୍ରୋସସ୍କ୍ଲେରୋସିସ
- ରେଟିନୋପେଥୀ

ପ୍ରଶ୍ନ 172 : ହାଇପର ଟେନଶନ ହୃଦୟକୁ କିପରି ପ୍ରଭାବିତ କରେ ?

ଉତ୍ତର: ହାଇପର ଟେନଶନ ଆର୍ଟିଟିଓସକ୍ଲେରୋସିସ ଓ ଧମନୀର ଜମାଟରେ ମୁଖ୍ୟ ଭୂମିକା ଗ୍ରହଣ କରେ । ହାଇପର ଟେନଶନରେ ନଳିକାର କୋମଳତା ଘଟେ । ଏଥିରେ 'ସ୍ୱୀରୋମାସ' ରୂପେ କୋଲେଷ୍ଟ୍ରାଲ ଓ ଟ୍ରାଇଗ୍ଲିସରାଇଜଡ଼ ଜମା ହେବାକୁ ଲାଗେ । ଯାହାଦ୍ୱାରା ରକ୍ତର ପ୍ରବାହ ସୁରୁରୁ ରହେ ନାହିଁ । ଓ ଇସେମିକ ରୋଗ ହୋଇଥାଏ ।

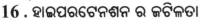

ଏପରି ରୋଗୀଙ୍କ ଠାରେ କୋରୋନରୀ ଧମନୀ ରୋଗରେ ଅଧିକ ମୃତ୍ୟୁ ହୁଏ । ପ୍ରାୟଃ ଭେଣ୍ଟିକୁଲର ହାଇପରଟ୍ରୋଫିର ସମସ୍ୟା ବି ହୋଇଯାଏ ।

ପ୍ରଶ୍ନ 173: ହାଇପର ଟେନଶନ ମସ୍ତିଷ୍କକୁ କିପରି ପ୍ରଭାବିତ କରେ ?

ଉତ୍ତର: ଏହା ମସ୍ତିଷ୍କକୁ ବି ପ୍ରଭାବିତ କରିପାରେ । ଚର୍ବିଯୁକ୍ତ ପ୍ଲେକର ଜମାବରେ ଧମନୀ ସଂକୁଚିତ ହୋଇଯାଏ । ଏହି କୋଲୋଷ୍ଟ୍ରାଲ ଜମାବକୁ ବି ଧମନୀର ଦ୍ୱାରରୁ ଅଲଗା କରିଦିଏ । ଯାହା ମସ୍ତିଷ୍କ ପର୍ଯ୍ୟନ୍ତ ଯାଉଥିବା ରକ୍ତ ପ୍ରବାହକୁ ରୋକି ଦିଏ । (ଇମ୍ବୋଲିକ ଷ୍ଟ୍ରୋକ), ଧମନୀର ଦ୍ୱାରକୁ କମଜୋର କରିଦିଏ ।

ପ୍ରଶ୍ନ 174 : ହାଇପରଟେନଶନ ଆଖିକୁ କିପରି ପ୍ରଭାବିତ କରେ ?

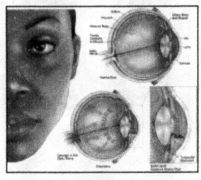

ଉତ୍ତର: ଉଚ୍ଚରକ୍ତଚାପ କାରଣରୁ ଆଖିର ଧମନୀ ନଷ୍ଟ ହୋଇଯାଏ । ରେଟିନାରୁ ଦ୍ରବ ବାହାରେ ତଥା ରେଟିନା ବି କ୍ଷତିଗ୍ରସ୍ତ ହୋଇଯାଏ । ରେଟିନାରେ ଅଧିକ ଚାପ ବଢ଼ିଲେ ବ୍ୟକ୍ତି ଅନ୍ଧ ବି ହୋଇଯାଏ । ଏହାର ଚିକିତ୍ସା ନେତ୍ରରୋଗ ବିଶେଷଜ୍ଞ କରନ୍ତି । ବ୍ରେନ ହେମରେଜ ହୋଇଯାଏ । ବାର ବାର ଚାପ ଦ୍ୱାରା ଧମନୀର ଦ୍ୱାର ମୋଟା ହୋଇଯାଏ । କେତେକ ବ୍ୟକ୍ତିଙ୍କୁ ହେମ ରହେଜିକ ଷ୍ଟ୍ରୋକ (Hemorrhagic Stroke) ବି ହୋଇଯାଏ ।

ପ୍ରଶ୍ନ 175 : ହାଇପର ଟେନଶନ ରୋଗୀମାନଙ୍କୁ 'କାର୍ଡିୟକ ଅରେଷ୍ଟ' କାହିଁକି ହୁଏ ?

ଉତ୍ତର : ହାଇପର ଟେନଶନ ଓ କୈଡ ରୋଗୀମାନଙ୍କୁ ପ୍ରାୟଃ 'କାର୍ଡିୟକ ଅରେଷ୍ଟ' ହୋଇଯାଏ । କାରଣ ଭିତର ମେମ୍ବ୍ରେନ ଚର୍ବିର ଜମାବରେ ପତଳା ହୋଇଯାଏ । ଉଚ୍ଚ ରକ୍ତଚାପ ଦ୍ୱାରା ଫାଟିକରି ଏହା ଧମନୀରେ ଜମିଯାଏ ଅର୍ଥାତ୍ ଧମନୀର 100% ଜମାବ । ଏହାକୁ ହିଁ 'ହାର୍ଟ ଆଟାକ' କାଡିୟକ ଅରେଷ୍ଟ କହନ୍ତି ।

ପ୍ରଶ୍ନ 176 : ଅପରେଶନ ପୂର୍ବରୁ ରକ୍ତଚାପ ନିୟନ୍ତ୍ରିତ କରିବା ଆବଶ୍ୟକ କାହିଁକି ?

ଉତ୍ତର : ଶରୀରରେ କେତେକ କୃତ୍ରିମ ଧମନୀ ହୋଇଥାନ୍ତି । ଯଦି ଚାପ ଅଧିକ ହୋଇଯାଏ ତଥା କଟା ହୁଏ । ତେବେ ଅଧିକ ରକ୍ତସ୍ରାବ ହୁଏ । ଏପରି ଅବସ୍ଥାରେ ରୋଗୀ ମରି ବି ଯାଇପାରେ । ଅପରେଶନ ପୂର୍ବରୁ ରକ୍ତ ଚାପକୁ ନିୟନ୍ତ୍ରିତ କରାଯାଏ, ଯଦି ରୋଗୀର ରକ୍ତଚାପ ଅଧିକ ଥାଏ । ତେବେ ତାକୁ ବେହୋଶ ଔଷଧ ଦେବା ବିପଦ ହୋଇଥାଏ ।

17 . ମହିଳା ଓ ହାଇପର ଟେନଶନ

ପ୍ରଶ୍ନ 177: ମହିଳାଙ୍କ ପାଇଁ ସାମାନ୍ୟ ରକ୍ତଚାପ କେତେ ?

ଉତ୍ତର : ବୈଜ୍ଞାନିକ ରୂପେ ମହିଳା ଓ ପୁରୁଷଙ୍କ ରକ୍ତଚାପ ଏକା ହୋଇଥାଏ । ମାତ୍ର ଜଣାଯାଏ ଯେ ମହିଳାଙ୍କ ରକ୍ତଚାପ ପୁରୁଷଙ୍କ ତୁଳନାରେ କମ ହୁଏ । ଭାରତରେ ମହିଳାଙ୍କ ରକ୍ତଚାପ ପ୍ରାୟ 110/70 mm Hg ହୋଇଥାଏ । ସମ୍ଭବତଃ ମାସିକ ଧର୍ମ ଓ ରକ୍ତାଳ୍ପତା ଦ୍ୱାରା ରକ୍ତର କମ ଯୋଗୁଁ ଏପରି ହୋଇପାରେ । ସଠିକ କାରଣ ଅଜଣା ।

ଗୋଟିଏ ଏହା ବି ଅଟେ ଯେ ମହିଳାଙ୍କ ଉପରେ ପୁରୁଷଙ୍କ ପରି ରୋଜଗାର କରିବାର ଅତିରିକ୍ତ ଚାପ ନଥାଏ ।

ପ୍ରଶ୍ନ 178 : ମହିଳାଙ୍କ ଠାରେ ଉଚ୍ଚ ରକ୍ତଚାପ କାହିଁକି ହୁଏ ?

ଉତ୍ତର : ଆଜି ମହିଳାଙ୍କ ମଧ୍ୟରେ ଉଚ୍ଚ ରକ୍ତଚାପ ସାଧାରଣ ହୋଇଯାଉଛି । ଏହା ଜୀବନରେ ଉତ୍ତେଜନା ବଢ଼ିବା ଦ୍ୱାରା ହେଉଛି । ପ୍ରଥମେ ମହିଳାଙ୍କ ଉପରେ କାମର ଏତେ ବୋଝ ନଥିଲା । ମାତ୍ର ଏବେ ଘରେ କାମ ସହିତ ବାହାରର ଦାୟିତ୍ୱ ସମ୍ଭାଳିବାକୁ ପଡୁଛି । ତାଙ୍କ ଉପରେ ପ୍ରତ୍ୟେକ ସ୍ଥାନରେ ଭଲ ପ୍ରଦର୍ଶନର ଚାପ ଲାଗି ରହୁଛି ।

କେତେକ ମହିଳାଙ୍କର ଓଜନ ବଢ଼ି ଯାଉଛି । ସେମାନେ ଉଚ୍ଚ ଚର୍ବିଯୁକ୍ତ ଖାଦ୍ୟ ଖାଉଛନ୍ତି । ଏହା ଉଚ୍ଚ ରକ୍ତଚାପର ଏକ କାରଣ ହୋଇପାରେ ।

ପ୍ରଶ୍ନ 179 : ପ୍ରୀ ଡେଲିଭରୀ ହାଇପର ଟେନଶନ କାହାକୁ କହନ୍ତି ?

ଉତ୍ତର : ଡେଲିଭରୀ ପୂର୍ବରୁ ମହିଳାଙ୍କ ଶରୀରରୁ ଖରାପ ହର୍ମୋନ ବାହାରେ ଯାହା ଟାକ୍ସିମିୟା (ପ୍ରୀଇକ୍ଲେମ୍ପସିୟା) କୁହାଯାଏ । ଏହା ରକ୍ତଚାପ ତଥା ମୂତ୍ରରେ ପ୍ରୋଟିନର ମାତ୍ରା ବଢ଼ାଇ ଥାଏ । ଏପରି ମହିଳାଙ୍କ ହାତ ପାଦରେ ଜଳନ, ମୁଣ୍ଡବିନ୍ଧା, ଓଜନ ବଢ଼ିବା, ମୁଣ୍ଡ ବୁଲାଇବା ଓ ପେଟ ଯନ୍ତ୍ରଣାର ମାତ୍ରା ବଢ଼ିଯାଏ । ଏହାକୁ ପୀ.ଆଇ. ଏଚ. ବି କହନ୍ତି ।

ପ୍ରଶ୍ନ 180 : ପୋଷ୍ଟ -ଡେଲିଭରୀ ହାଇପର ଟେନଶନ କାହାକୁ କହନ୍ତି ?

ଉତ୍ତର : କେତେ ଥର ଗର୍ଭାବସ୍ଥାରେ ବି ଏସେନସିଆଲ ବା ସେକେଣ୍ଡାରୀ ହାଇପର ଟେନଶନ ହୁଏ । ବର୍ତ୍ତମାନ ଏହି ରକ୍ତଚାପ ଅଧିକ ସମୟ ବଢ଼ିକରି ରହୁଛି । ମାତ୍ର ଗର୍ଭାବସ୍ଥାରେ ହିଁ ଏହା ଜଣାପଡେ । ଏହାକୁ ପୋଷ୍ଟ ଡେଲିଭରୀ ବା 'କ୍ରନିକ ହାଇପର ଟେନଶନ' କୁହନ୍ତି । ଏହା ପିଲା ଜନ୍ମ ହେବା ପରେ ବି ଜାରି ରହେ । ଏପରି ମହିଳା ମାନଙ୍କ ଠାରେ ପ୍ରୀ. ଇକ୍ଲେମ୍ପସିୟା ହେବାର ବିପଦ ବଢ଼ିଯାଏ ।

ପ୍ରଶ୍ନ 181 : ଆମକୁ ପ୍ରୀ- ଡେଲିଭରୀ ହାଇପର ଟେନଶନ ପାଇଁ ଔଷଧ ନେବାକୁ ହେବ ?

ଉତ୍ତର : ଆଜ୍ଞା ହଁ, ଯଦି ଗର୍ଭାବସ୍ଥାରେ ଡେଲିଭରୀ ପର୍ଯ୍ୟନ୍ତ ହାଇପର ଟେନଶନ ନିୟନ୍ତ୍ରିତ ନ ହୁଏ ତେବେ ଔଷଧ ନେବାକୁ ହେବ । କାରଣ ଏହା ଭ୍ରୁଣକୁ ବି କ୍ଷତି ପହଞ୍ଚାଏ । ଅତ୍ୟଧିକ ରକ୍ତସ୍ରାବ ବି ହୋଇପାରେ । ସେଥିପାଇଁ ଔଷଧ ନେବା ଦରକାର ।

ପ୍ରଶ୍ନ 182 : ଡେଲଭରୀ ପରେ ଏ ପ୍ରକାରର ହାଇପର ଟେନଶନର କ'ଣ ହୁଏ ?

ଉତ୍ତର: ପ୍ରାୟ ଡେଲିଭରୀ ସମୟରେ, ରକ୍ତଚାପ ସାମାନ୍ୟ ହୋଇଯାଏ । ଏପରି ସ୍ଥିତିରେ କାରଣ ଜାଣି ସମାଧାନ କରିବାର ଚେଷ୍ଟା କରିବା ଦରକାର; ଯେପରି ଓଜନ ଓ ଉତ୍ତେଜନା କମାଇବା ଆଦି ଯାହା କି ରକ୍ତଚାପ ବଢ଼ାଇବାରେ ପ୍ରମୁଖ କାରକ ଅଟେ ।

ପ୍ରଶ୍ନ 183 : ଆହାର ଦ୍ୱାରା ପୋଷ୍ଟ ଡେଲିଭରୀ ହାଇପର ଟେନଶନରେ ଆରାମ ମିଳେ ?

ଉତ୍ତର : ଆଜ୍ଞା ହଁ, ଆହାର ନିୟନ୍ତ୍ରଣ, ନିୟମିତ ବ୍ୟାୟାମ ତଥା ତନାବ ପ୍ରବନ୍ଧନ ଦ୍ୱାରା ପୋଷ୍ଟ ଡେଲିଭରୀ ହାଇପର ଟେନଶନରେ ଆରାମ ଆସିପାରେ ।

ପ୍ରଶ୍ନ ଗର୍ଭନିରୋଧକ ଗୋଲି ସେବନରେ ରକ୍ତଚାପ ବଢ଼େ କି ?

ଉତ୍ତର ଜନ୍ମ ନିୟନ୍ତ୍ରଣ କରିବା ପାଇଁ ଅଧିକ ମାତ୍ରାରେ ଗର୍ଭ ନିରୋଧକ ଗୋଲି ସେବନ କରାଯାଏ । ଏଥିରେ ଏସ୍ଟ୍ରୋଜେନ ଓ ଥାଏ ପ୍ରୋଜେଷ୍ଟ୍ରୋରନର ମାତ୍ରା ଅଧିକ ହୋଇଥାଏ ଯାହାଦ୍ୱାରା ରକ୍ତଚାପ ବଢ଼ି ଯାଉଥିଲା । ଏବେ ଏହି ଔଷଧରେ ସିଷ୍ଟୋଲିକ ରକ୍ତଚାପ ଅଳ୍ପ ବଢ଼େ । ଯଦି ଏହି ଔଷଧ ନେବା ଦ୍ୱାରା ରକ୍ତଚାପ ବଢ଼େ ତେବେ ଔଷଧ ବନ୍ଦ କରି ପ୍ରଥମେ ଉଚ୍ଚ ରକ୍ତଚାପକୁ ବୁଝିବା ଉଚିତ ।

ପ୍ରଶ୍ନ ମେନୋପୋଜ ଦ୍ୱାରା ମହିଳାମାନଙ୍କ ଠାରେ ହାଇପରଟେନଶନ ହୁଏ କି ?

ଉତ୍ତର ମହିଳାମାନଙ୍କ ଠାରେ ପ୍ରୋଜେଷ୍ଟେରାନ ଓ ଥାଏ ଏସ୍ଟ୍ରୋଜେନ ହର୍ମୋନ ରକ୍ତଚାପ ନିୟନ୍ତ୍ରଣରେ ସହାୟକ ହୁଏ । ମେନୋପୋଜ (ରଜନିବୃତ୍ତି) ପରେ ଏହି ହରମୋନର ସ୍ରାବ ହୁଏ ନାହିଁ । ଯାହାଦ୍ୱାରା ରକ୍ତଚାପ ବଢ଼େ ଓ ଥାଏ କାର୍ଡିଓଭାସକୁଲାର ରୋଗର ବିପଦ ବଢ଼ିଯାଏ । ଏପରି ମହିଳାମାନଙ୍କର 'ହରମୋନାଲ ରିପ୍ଲେସମେଣ୍ଟ ଥେରାପି' ର ଉପଦେଶ ଦିଆଯାଏ । ଏହାଦ୍ୱାରା ହାଇପରଟେନଶନ ଓ କାର୍ଡିଓଭାସ୍କୁଲାର ରୋଗର ବିପଦ ବଢ଼ିଯାଏ ।

ବୈକଳ୍ପିକ ଉପଚାର ହାଇପରଟେନଶନ ନିୟନ୍ତ୍ରଣ

ପ୍ରଶ୍ନ ଉଚ୍ଚ ରକ୍ତଚାପର ବିକଳ୍ପିକ ଚିକିତ୍ସା କଣ ?

ଉତ୍ତର ଉଚ୍ଚ ରକ୍ତଚାପ ରୋଗୀଙ୍କ ପାଇଁ ଔଷଧ ବିନା ଅନେକ ବୈକଳ୍ପିକ ଚିକିତ୍ସାର ଉପାୟ ଅଛି । ଯଦି ତାଙ୍କୁ ଉଚିତ ଆହାରର ଅଭିଜ୍ଞତା ଅଛି ସେ ହାଇପରଟେନଶନ ନିୟନ୍ତ୍ରଣ ଦିଗରେ ପ୍ରଭାବୀ ପଦକ୍ଷେପ ଉଠାଇ ପାରିବେ ।

ହାଇପରଟେନଶନକୁ ବ୍ୟାୟାମ ଯୋଗ ଉତ୍ତେଜନା ପ୍ରବନ୍ଧନ ଓ ଥାଏ ଚଲାବୁଲା ଦ୍ୱାରା ନିୟନ୍ତ୍ରଣ କରିପାରିବେ । ଯଦି ମଦ୍ୟପାନ ବହୁଳତାରେ ଗ୍ରସ୍ତ ଅଟନ୍ତି ତେବେ ଓଜନ କମାଇଲେ ଲାଭ ହୋଇପାରେ ।

ପ୍ରଶ୍ନ ଯୋଗ ହାଇପରଟେନଶନ ନିୟନ୍ତ୍ରଣରେ ସହାୟକ ହୁଏ କି ?

ଉତ୍ତର ହଁ ଯୋଗ ସହାୟକ ଅଟେ । ଏହା ମାନସିକ ଶିଥିଳତାରେ ସହାୟକ ହୁଏ । ଯାହାଦ୍ୱାରା ବ୍ୟକ୍ତିର ପର୍ଯ୍ୟାବରଣ ପ୍ରତି ନିଜ ପ୍ରତିକ୍ରିୟାରେ ସୁଧାର ହୁଏ । ଅନେକ ଆସନ ଏପରି ଅଟେ ଯାହା ରକ୍ତଚାପ ସାମାନ୍ୟ କରିବାରେ ସହାୟକ ଅଟେ । ଅଧିକ ପ୍ରଭାବୀ ଆସନ ଯମ ନିୟମ ।

ଉତ୍ତେଜନା ପ୍ରବନ୍ଧନରେ ବି ଏହା ସହାୟକ ଅଟେ । କାରଣ ଯଦି ଆପଣ ଉତ୍ତେଜନା ଉପରେ କାବୁ ପାଇ ନେବେ ତେବେ ହାଇପରଟେନଶନ ସ୍ୱୟଂ ନିୟନ୍ତ୍ରିତ ହୋଇଯିବ ।

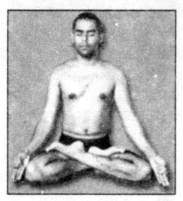

ପ୍ରଶ୍ନ : **ନିୟମିତ ବ୍ୟାୟାମ ହାଇପରଟେନଶନକୁ ନିୟନ୍ତ୍ରିତ କରିପାରେ କି ?**

ଉତ୍ତର : ଆଜ୍ଞା ହଁ । ଏହା ଅନେକାଂଶରେ ସମ୍ଭବ ଅଟେ । ଉତ୍ତେଜନା ଯୁକ୍ତ ଆରାମଦାୟକ ଜୀବନଶୈଳୀ ତଥା ବ୍ୟାୟାମର ଅଭାବରେ ମେଦବହୁଳତା ସୃଷ୍ଟି ହୁଏ ଯାହାକି ହାଇପରଟେନଶନ ପାଇଁ ବିପଦ ଅଟେ । ନିୟମିତ ବ୍ୟାୟାମ ଦ୍ୱାରା ଓଜନ କମିବା ତଥା ରକ୍ତଚାପ କମ କରିବାରେ ସହାୟତା ହେବ । ହାଇପରଟେନଶନ ରୋଗୀଙ୍କୁ କଠିନ ବ୍ୟାୟାମ କରିବା ପରିବର୍ତ୍ତେ ସକାଳର ହାଲକା ଚାଲାବୁଲା କରିବା ଦରକାର ।

ପ୍ରଶ୍ନ : **ନିୟମିତ ଚାଲବୁଲ ଦ୍ୱାରା ହାଇପରଟେନଶନ ନିୟନ୍ତ୍ରିତ ହୁଏ କି ?**

ଉତ୍ତର : ଆଜ୍ଞା ହଁ । ଏହା ଏକ ପ୍ରଭାବି ଉପାୟ । ନିୟମିତ ଚାଲବୁଲ କରେ ଓଜନ କମେ ଏବଂ ଓଜନ କମିଲେ ରକ୍ତଚାପ ବି କମିବ ।

ପ୍ରଶ୍ନ : **ଧ୍ୟାନ ହାଇପରଟେନଶନ ନିୟନ୍ତ୍ରଣରେ ସହାୟକ ହୁଏ କି ?**

ଉତ୍ତର : ଆଜ୍ଞା ହଁ । ଧ୍ୟାନ ହାଇପରଟେନଶନ ନିୟନ୍ତ୍ରଣରେ ସହାୟକ ଅଟେ । ଏହା ଏପରି ଅନେକ ସମସ୍ୟାକୁ ସମାଧାନ କରେ ଯାହା ବ୍ୟକ୍ତିକୁ ମାନସିକ ଟେନଶନ ସୃଷ୍ଟି ହୁଏ । ଧ୍ୟାନ କଲେ ଉତ୍ତେଜନା ଏବଂ ରକ୍ତଚାପ କମିବାରେ ବିଳମ୍ବ ହୁଏ ନାହିଁ । ନିରନ୍ତର ମାନସିକ ମନ୍ତ୍ର ଜପ ଦ୍ୱାରା ବି ଆପଣ ବାହାର କିଂବା ଘରର ଉତ୍ତେଜନାରୁ ମୁକ୍ତି ପାଇପାରିବେ ।

ପ୍ରଶ୍ନ : **'କାୟୋତ୍ସର୍ଗ' ହାଇପରଟେନଶନ ନିୟନ୍ତ୍ରଣରେ ସହାୟକ ହୁଏ କି ?**

ଉତ୍ତର : କାୟୋତ୍ସର୍ଗ ଏକ ଶିଥିଳତା ପଦ୍ଧତି । ଏହା ଧ୍ୟାନର ଏକ ରୂପ ଅଟେ । କିନ୍ତୁ ଏହାକୁ କରିବା ବହୁତ ସହଜ ଅଟେ । ଏହାକୁ କଲେ ତନାବ ଓ ରକ୍ତଚାପ ସହଜରେ କମିଯାଏ ।

କାୟୋତ୍ସର୍ଗରେ ଶରୀରକୁ ଗୋଡ଼ [illegible] ମୁଦ୍ରାରେ ଆଣିବା ପରେ ଶିଥିଳ କରେ । ଏଥିପାଇଁ ଶାନ୍ତ ଓ ଆରାମଦାୟକ ପରିବେଶ ଦରକାର [illegible] ଏଠାରେ ଶିଥିଳ [illegible] ସଜାଗତା ବି ମହତ୍ତ୍ୱ ରଖେ ।

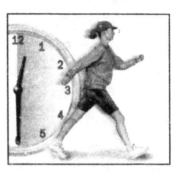

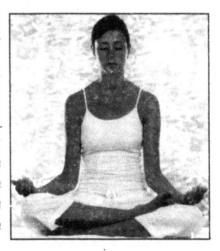

19. ଡାଇବିଟିଜ ମେଲାଇଟସ ଓ ହାଇପର ଟେନଶନ

ପ୍ରଶ୍ନ 192 : ମଧୁମେହ କାହାକୁ କହନ୍ତି ?

ଉତ୍ତର: ମଧୁମେହ ଏକ ଏପରି ଅବସ୍ଥା ଅଟେ ଯେଉଁଥିରେ; ରକ୍ତରେ ଗ୍ଳୁକୋଜର ସ୍ତର ସାମାନ୍ୟ ସୀମାରୁ ଅଧିକ ହୋଇଯାଏ । ଅଗ୍ନାଶୟରେ 'ଉତ୍ପାଦିତ ହର୍ମୋନ' 'ଇନସୁଲିନ'ର ଅଭାବ ବା ଅକ୍ଷମତା କାରଣରୁ ଏପରି ଅବସ୍ଥା ଆସେ । ବ୍ଲଡ ସୁଗାର ସାମାନ୍ୟ ସୀମା :

(ଫାଷ୍ଟିଙ୍ଗ) ଉପବାସ : 70-110 mg / dl

ପୋଷ୍ଟ ପାଣ୍ଡିୟଲ (ଖାଇବାର ଦୁଇଘଣ୍ଟା ପରେ) 110 ରୁ 140 mg \ dl

ରେଣ୍ଡମ : < 1.40 mg / dl

କୌଣସି ବ୍ୟକ୍ତିଙ୍କୁ ମଧୁମେହ ରୋଗୀ ଘୋଷିତ କରିବା ପାଇଁ କେବଳ ଥରେ ରିଡିଙ୍ଗ ଅଧିକ ହୁଏ ନାହିଁ । କମ ସେ କମ ତିନି ସକରାତ୍ମକ ଫଳାଫଳ ମିଳିବା ଦରକାର ।

ପ୍ରଶ୍ନ 193 : ମଧୁମେହର ଲକ୍ଷଣ କଣ ?

ଉତ୍ତର : ମଧୁମେହ ଏପରି ରୋଗ ଅଟେ ଯେଉଁଥିରେ ଦୀର୍ଘ ସମୟ ପର୍ଯ୍ୟନ୍ତ ବି ଲକ୍ଷଣ ସାମନାକୁ ଆସେ ନାହିଁ । ଏହି ରୋଗ ଶରୀରର ସମସ୍ତ ଅଙ୍ଗରେ ଜଟିଳତା ଆଣେ । ଯଦି ରୋଗୀ କୌଣସି ଜଟିଳତା ବାବଦରେ କହେ ତେବେ ଜାଂଚ ପରେ ରୋଗ ଚିହ୍ନଟ ପଡେ ।

ମଧୁମେହ ରୋଗୀର ତିନି ପ୍ରମୁଖ ଲକ୍ଷଣ ତିନି 'ପ' ଅଟେ ।

ପୋଲିୟୁରିୟା (ବାରମ୍ବାର ମୂତ୍ର ତ୍ୟାଗ କରିବା), ପୋଲିଡିପ୍ସିଆ (ବହୁତ ଶୋଷ ଲାଗିବା) , ପୋଲି ଫାଗିଆ (ଭୋକ ବଢ଼ିବା) । ଏହା ବ୍ୟତୀତ ଓଜନ କମିବା ବି ଏହାର ଲକ୍ଷଣ ଅଟେ । ମଧୁମେହ ରୋଗୀଙ୍କ ଘା' ଶୀଘ୍ର ଶୁଖେ ନାହିଁ । ବାରମ୍ବାର ସଂକ୍ରମଣ ହେଉଥାଏ । ଅଧିକ ମୂତ୍ର ତ୍ୟାଗ ଦ୍ୱାରା ପାଣି କମିଯାଏ ଓ ଅଧିକ ଶୋଷ ଲାଗେ । ଅଧିକ ମୂତ୍ର ତ୍ୟାଗ ଦ୍ୱାରା ଓଜନ କମେ, କାରଣ ମୂତ୍ରରେ ଗ୍ଳୁକୋଜ ଯିବାରେ ଲାଗେ । ଥକ୍କା ପଣ, ମାଂସପେଶୀ କମଜୋରୀ ଓ ଆଳସ୍ୟ ବଢ଼େ । ନଂପୁସକତା ହୋଇପାରେ ।

ପ୍ରଶ୍ନ 194 : ଶରୀରରେ ସୁଗାରର ସାମାନ୍ୟ ସ୍ତର କେତେ ?

ଉତ୍ତର: ଆମର ସାମାନ୍ୟ ଫାସ୍ଟିଙ୍ଗ ସୁଗାର 70-100 mm % ହୋଇଥାଏ । ଆମକୁ ଏହି ସ୍ତରକୁ ବଜାୟ ରଖିବା ଦରକାର । 12 ଘଣ୍ଟା ଉପବାସ ବାଦ ବ୍ଲଡ ସୁଗାରର ଉଚିତ ସ୍ତର ଜାଂଚ ହୁଏ । ଏ ସମୟରେ ଆମର ସୁଗାର ସ୍ତର ବିଲକୁଲ ସାମାନ୍ୟ ହୋଇଥାଏ ।

ଯେଉଁ ବ୍ଲଡ ସୁଗାର ଦିନରେ କେବେ ବି ମପାଯାଏ (ପୂର୍ବ 12 ଘଣ୍ଟାରେ କିଛି ଖାଇଥିବେ) । ତେବେ ତାହାକୁ ରେଣ୍ଡମ ବ୍ଲଡ ସୁଗାର କୁହନ୍ତି । ଯାହାକୁ ଭୋଜନର ଦୁଇ ଘଣ୍ଟା ପରେ ମାପ କରାଯାଏ ।

ତାହାକୁ ପୋଷ୍ଟ ପାଣ୍ଡିୟାଲ ବ୍ଲଡ ସୁଗାର କୁହାଯାଏ । ଏହା 140 mg % ରୁ ଅଧିକ ହେବା ଉଚିତ ନୁହେଁ ।

ପ୍ରଶ୍ନ 195: ଡାୟବିଟିଜ ମେଲାଇଟସ ଦ୍ୱାରା ହାଇପର ଟେନଶନ କିପରି ହୁଏ ?

ଉତ୍ତର: ବର୍ତ୍ତମାନ ଏ ଦୁହିଁଙ୍କ ମଧରେ କୌଣସି ସିଧା ସମ୍ବନ୍ଧ ନାହିଁ । ଦେଖାଯାଏ ଯେ ଏଥିରୁ ଗୋଟିଏ ରୋଗ ହେଲେ, ପ୍ରାୟ ଅନ୍ୟଟି ହୁଏ ପ୍ରକୃତ କାରଣ ତ ଅଜ୍ଞାତ ଅଟେ । ମାତ୍ର ସମ୍ଭାବନା ଏହା ଯେ ମଧୁମେହରେ ଆର୍ଟେରୀକୁ କ୍ଷତି ପହୁଁଞ୍ଚେ । ଯାହାଦ୍ୱାରା ଉଚ୍ଚ ରକ୍ତଚାପ ହୋଇପାରେ ।

ପ୍ରଶ୍ନ 196 : ଡାୟବିଟିଜ ମେଲାଇଟ୍ସ ରୋଗୀ ବେଳେ ବେଳେ ହାଇପର ଟେନଶନସିଭ କାହିଁକି ହୁଏ ?

ଉତ୍ତର: ପ୍ରକୃତ କାରଣ ତ ଜଣାନାହିଁ । କିନ୍ତୁ ଏହା ବେଳେବେଳେ ହାଇପର ଟେନସିଭ ହୁଏ । ଏହା ବ୍ୟତୀତ ମେଦବହୁଳତା, ଗତିବିଧିରେ କମ ତଥା ଉତ୍ତେଜନା ବି ଦୁଇ ରୋଗର ସାଧାରଣ ଅଟେ ।

ପ୍ରଶ୍ନ 197: ଡାୟବିଟୀଜ ମେଲାଇଟ୍ସ ଓ ଉଚ୍ଚ ରକ୍ତଚାପ ରୋଗୀକୁ କିପରି ଖାଦ୍ୟ ଦେବା ଉଚିତ ?

ଉତ୍ତର : ଏପରି ରୋଗୀକୁ ପ୍ରତିଦିନ ବ୍ୟାୟାମ କରିବା ଦରକାର । ବେଳେବେଳେ ମୋଟା ରୋଗୀଙ୍କ ଠାରେ ଏହି ଦୁଇ ରୋଗ ଦେଖାଯାଏ । ନିୟମିତ ବ୍ୟାୟାମ ଦ୍ୱାରା କେବଳ ଓଜନ କମେ ନାହିଁ ବରଂ ବ୍ଲଡପ୍ରେସର ସୁଗାର ବି କମିଯାଏ ।

ପ୍ରଶ୍ନ 199 : ଯୋଗ ଦ୍ୱାରା ମଧୁମେହ ରୋଗୀଙ୍କ ହାଇପର ଟେନଶନ କମି ପାରିବ କି ?

ଉତ୍ତର : ଆଜ୍ଞା ହଁ, ଯୋଗ ଦ୍ୱାରା ଉଚ୍ଚ ରକ୍ତଚାପ ଓ ମଧୁମେହ ସୁଗାରର ସ୍ତର କମିଯାଏ । ଏ ଦୁହିଁଙ୍କୁ କମାଇବା ପାଇଁ କେତେକ ପ୍ରକାର ଆସନ ଅଛି । ଏକ ଅର୍ଦ୍ଧମତ୍ସ୍ୟେନ୍ଦ୍ରାସନ । ଏହା ମଧୁମେହ ରୋଗୀଙ୍କ ପାଇଁ ଲାଭଦାୟକ ଅଟେ । ଏଥିରେ ଇନସୁଲିନ ର ସ୍ରାବରେ ତେଜ ଆସେ । ଯାହାଦ୍ୱାରା ବ୍ଲଡସୁଗାର (ରକ୍ତ ଶର୍କରା) ସ୍ତର କମିଯାଏ । ପ୍ରାୟଃ ମୋଟା ବ୍ୟକ୍ତି ହିଁ ଏହି ରୋଗରେ ଗ୍ରସ୍ତ ହୁଅନ୍ତି । ଅତଃ ନିୟମିତ ଯୋଗାଭ୍ୟାସ କରିବା ଦ୍ୱାରା ଓଜନ କମେ ତଥା ରକ୍ତଚାପ ବି କମିଯାଏ ।

ପ୍ରଶ୍ନ 200 : ମଧୁମେହ ରୋଗୀଙ୍କ ହାଇପର ଟେନଶନ କିପରି ନିୟନ୍ତ୍ରିତ କରାଯିବ ?

ଉତ୍ତର: ମଧୁମେହ ରୋଗୀର ହାଇପର ଟେନଶନ ନିୟନ୍ତ୍ରିତ କରିବା ପାଇଁ ତନାବ ଓ ଓଜନ କମାଇବାକୁ ହେବ । ନିୟମିତ ଯୋଗ ତଥା ବ୍ୟାୟାମ କରିବାକୁ ହେବ ତଥା ଖାଦ୍ୟ ସଂଯମ ରକ୍ଷା କରିବାକୁ ହେବ । ତାଙ୍କୁ ଲୁଣ, ଚିନି ଓ ସରଳ କାର୍ବୋହାଇଡ୍ରେଟରୁ ବଂଚିତ ହେବାକୁ ହେବ । ଏହା ବ୍ୟତୀତ ଦୁଇ ରୋଗକୁ ନିୟନ୍ତ୍ରିତ କରିବାକୁ ହେଲେ ଔଷଧ ନେବା ବି ଆବଶ୍ୟକ ।

ପ୍ରଶ୍ନ 201 : ହାଇ ବ୍ଲଡ ପ୍ରେସର ତଥା ହାଇବ୍ଲଡ ସୁଗାର ରୋଗୀଙ୍କୁ କେଉଁ ଔଷଧ ଦିଆଯାଏ ?

ଉତ୍ତର: ଏପରି ରୋଗୀଙ୍କୁ ପ୍ରାୟଃ : ACE ଇନ୍ହିବିଟର୍ସ ଦିଆଯାଏ । ଏପରି ରୋଗୀଙ୍କ ପାଇଁ ଆହାର ତଥା ଜୀବନଶୈଳୀରେ ପରିବର୍ତ୍ତନ ଅଧିକ ଉପକାରୀ ହୁଏ । ଏହି ପୁସ୍ତକରେ ଏପରି ଔଷଧର ଉଦାହରଣ ବି ଦିଆଯାଇଛି ।

□

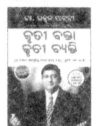
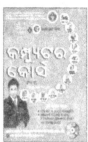
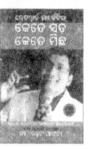
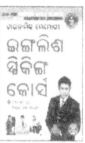

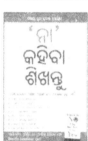

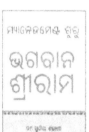
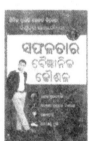
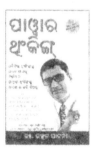
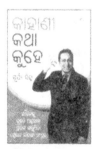
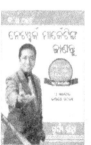
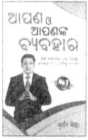
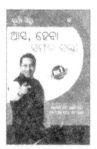

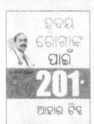
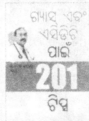
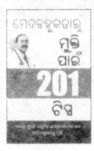
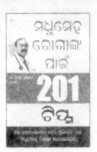
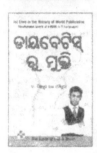
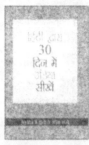
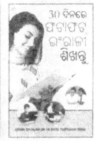
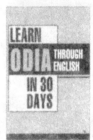
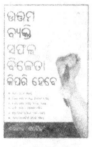
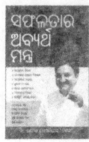
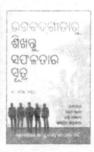
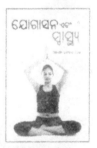
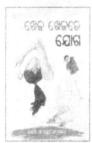
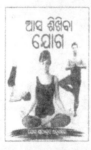
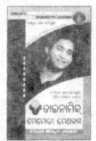
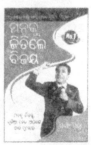

CPSIA information can be obtained
at www.ICGtesting.com
Printed in the USA
BVHW030402220623
666151BV00002B/489

9 789352 965670